AF537869

Dominik Groß

DIE GESCHICHTE DES ZAHNARZTBERUFS IN DEUTSCHLAND

Einflussfaktoren · Begleitumstände · Aktuelle Entwicklungen

Dominik Groß

DIE GESCHICHTE DES ZAHNARZTBERUFS IN DEUTSCHLAND

Einflussfaktoren · Begleitumstände · Aktuelle Entwicklungen

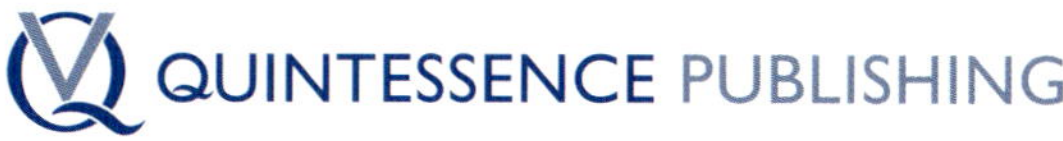

Berlin | Barcelona | Chicago | Istanbul | London | Mailand | Mexiko-Stadt | Moskau | Paris | Prag | Seoul | Tokio | Warschau

Für Melina und Janis

Bibliografische Informationen der Deutschen Nationalbibliothek
Die Deutsche Nationalbibliothek verzeichnet diese Publikation in der Deutschen Nationalbibliografie; detaillierte bibliografische Daten sind im Internet über <http://dnb.ddb.de> abrufbar.

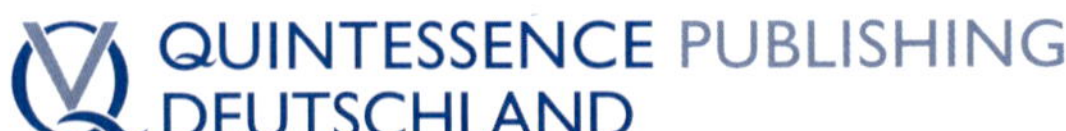

Quintessenz Verlags-GmbH
Postfach 42 04 52, D-12164 Berlin
Ifenpfad 2–4, D-12107 Berlin
www.quintessenz.de

Lektorat: Viola Lewandowski, Quintessenz Verlags-GmbH, Berlin
Layout und Herstellung: René Kirchner, Quintessenz Verlags-GmbH, Berlin
Druck: Grafički Zavod Hrvatske d.o.o.

ISBN: 978-3-86867-411-8
Printed in Croatia

Die Geschichte des Zahnarztberufs in Deutschland.[1] Eine thematische Einführung

Das heutige Erscheinungsbild und das Selbstverständnis der deutschen Zahnärzteschaft sind das Ergebnis komplexer historischer Entwicklungen und Umbrüche.

In manchen Fällen wurden diese Entwicklungen von Vertretern des Berufsstands gezielt angestoßen und vorangetrieben – deutlich häufiger waren sie allerdings auf veränderte politische Rahmenbedingungen, auf Einzelinitiativen oder schlicht auf historische Zufälle zurückzuführen. Diese Einflussgrößen haben dem zahnärztlichen Berufsstand – teilweise in gezielten und harten Auseinandersetzungen, teilweise nahezu unmerklich – sein heutiges Gesicht verliehen.

Das vorliegende Buch hat das Ziel, die Entwicklung des Zahnarztberufs in sechzehn – jeweils abgeschlossenen – Kapiteln nachzuzeichnen.[2] Zu diesem Zweck werden wir uns auf eine Zeitreise begeben, die in vielen Fällen bis ins frühe 19. Jahrhundert zurückführt – und damit in die Zeitphase, in der die heutige zahnärztliche Profession ihren Anfang nahm.

Der erste Blick (Kapitel 1) soll jedoch zunächst den Vorgängern der zahnärztlichen Berufsgruppe gelten: den „Zahnbrechern" und „niederen Wundärzten". Sie prägten das ursprüngliche (zumeist negative) öffentliche Image der Zahnbehandler – ein Fremdbild, von dem sich die späteren Zahnärzte nur langsam distanzieren konnten.

1. Im vorliegenden Buch wird allein aus Gründen des Leseflusses durchgängig das generische Maskulinum verwendet; es sind jedoch stets beide Geschlechter gemeint.

2. Dieser Band ist aus der Reihe „Die Entwicklung des Zahnarztberufs" hervorgegangen, die in den Jahren 2015 und 2016 in zwölf Teilen in den „Zahnärztlichen Mitteilungen" erschienen ist. Sie wurde für diese Buchfassung wesentlich erweitert, redigiert, aktualisiert und bis in die Gegenwart fortgeschrieben. Ich danke dem Deutschen Ärzte-Verlag und der Redaktion der ZM für den großzügigen Umgang mit dem Copyright.
Eine inhaltliche Grundlage lieferte zudem meine Dissertation: Groß D. Die schwierige Professionalisierung der deutschen Zahnärzteschaft (1867–1919) (= Europäische Hochschulschriften, Reihe 3, 609). Frankfurt a. M.: Lang, 1994.
Mein besonderer Dank gilt Johannes Wolters, der dieses Buchprojekt spontan unterstützt hat, Viola Lewandowski für das professionelle Lektorat und Michaela Thal für ihre akribischen Korrekturlesearbeiten.

Das zweite Kapitel beschäftigt sich dann mit der Zeitphase, in der Zahnbehandler in Deutschland erstmals als eigenständige Berufsgruppe genannt werden (1825) und eine gemeinsame Identität auszubilden versuchen. Es dokumentiert zugleich die noch zaghaften und oft vergeblichen Bemühungen der jungen Zahnärzteschaft um berufliche Konsolidierung und öffentliche Anerkennung.

Anschließend gilt es die Freigabe der Heilkunde (1869/72) zu thematisieren, die sich als existentielle Bedrohung des Berufsstandes erwies: Fortan war es in Deutschland auch ungeprüften Laien erlaubt, medizinische Behandlungen – und damit auch Zahnbehandlungen – durchzuführen; lediglich die Führung (zahn-) arztähnlicher Berufsbezeichnungen war den Laientherapeuten untersagt. Auf die zahlenmäßig kleine und immer noch wenig gefestigte Berufsgruppe der Zahnärzte hatte diese „Kurierfreiheit" besonders weitreichende Auswirkungen, denn schon bald stellten die nichtapprobierten Heilpersonen im Bereich der Zahnheilkunde die Mehrheit (Kapitel 3).

Mit der Zeit entwickelte sich aus jenen ungeprüften Zahnbehandlern die Berufsgruppe der Dentisten: Letztere wurde zu einem zentralen Hindernis für den zahnärztlichen Professionalisierungsprozess, denn schon bald tobte ein anhaltender Konkurrenzkampf zwischen beiden zahnbehandelnden Ständen, der die Zahnärzteschaft und ihre Berufspolitik letztlich über acht Jahrzehnte hinweg beschäftigen – und auch prägen – sollte. Dieser „Dualismus" und seine späte politische Lösung stehen im Mittelpunkt von Kapitel 4.

Als ähnlich hürdenreich und schwierig erwies sich das Streben der Zahnärzteschaft nach einer Akademisierung des Berufsstandes und einem universitären Promotions- und Habilitationsrecht: Kapitel 5 zeichnet die wesentlichen Etappen dieser Bemühungen nach, die aus dem Zahnarztberuf letztlich eine moderne Profession gemacht und ihm eine Angleichung an das Sozialprestige der Ärzteschaft beschert haben.

Dem Ringen der Zahnbehandler um die Akzeptanz und Anerkennung der bildungsbürgerlich geprägten Ärzte kam ebenfalls große Bedeutung zu. Kapitel 6 zeigt dementsprechend, wie stark der Widerstand der Ärzte gegen eine Aufwertung des (in deren Wahrnehmung nachgeordneten) Zahnarztberufs war und wie hartnäckig andererseits die zahnärztliche Forderung nach einer vollständigen Integration an den medizinischen Fakultäten ausfiel; dieser Streit zwischen der etablierten Ärzteschaft und der um Gleichberechtigung bemühten Zahnärzteschaft mündete erst im Verlauf des 20. Jahrhunderts in ein Verhältnis auf Augenhöhe.

Besonders aktuell und modern erscheint uns das Thema „Frauen in der Zahnheilkunde". Es wird heute zumeist unter dem Schlagwort „Feminisierung" diskutiert. Doch auch hier zeigt der Blick zurück, dass die Rolle der Zahnärztin vor 120 Jahren, aber auch noch viele Jahrzehnte danach, unter völlig gegensätzlichen Vorzeichen verhandelt wurde (Kapitel 7).

Eine wichtige Schrittmacherfunktion kam der Schulzahnpflege und damit der kindlichen Zahnprophylaxe zu, die – wie zu zeigen sein wird – im letzten Drittel des 19. Jahrhunderts und im ersten Drittel des 20. Jahrhunderts einen erheblichen Aufschwung nahmen. Kapitel 8 geht aber auch der Frage nach, warum und auf welche Weise die Schulzahnkliniken aus der heutigen beruflichen Landschaft verschwunden sind und wer bzw. was ihren Platz einnahm.

Nahezu gegensätzlich entwickelte sich die in Kapitel 9 thematisierte Bedeutung der gesetzlichen Krankenkassen für die Zahnbehandler: Die „Kassenbehandlung" ist heute ein zentraler Bestandteil des zahnärztlichen Tätigkeitsprofils, doch dieses Potenzial wurde lange nicht erkannt. Die zunehmende Bedeutung der „Kassenfrage" verdankt sich einer Vielzahl politischer Rahmensetzungen, ist aber auch das Ergebnis zäher und z. T. erbittert geführter Machtkämpfe zwischen Zahnärzten, Dentisten, Ärzten und den Kassen.

Zu einem wichtigen Faktor der Professionalisierung wurde die zahnärztliche Standes- und Wissenschaftspolitik: Ihr Erfolg war, wie in der Retrospektive deutlich wird, an ein funktionierendes Vereins- und Verbandsnetz gebunden. Tatsächlich wurden die betreffenden Vereinsstrukturen erst nach 1850 schrittweise geschaffen bzw. optimiert. Kapitel 10 zeigt, wie der Vereins- und Verbandsausbau vonstattenging und wie es schlussendlich gelang, die Schlagkraft der zunächst wenig koordiniert bzw. halbherzig wirkenden zahnärztlichen Initiativen zu erhöhen.

Wichtig für die Wahrnehmung der Zahnheilkunde als aufstrebende wissenschaftliche Disziplin wurden zudem die zahnärztlichen Fachzeitschriften, die im selben Zeitraum an Bedeutung gewannen: In Kapitel 11 wird erläutert, wie diese nicht nur zu einem Sprachrohr standespolitischer Initiativen wurden, sondern auch das Fachwissen der Zeit prägten und den fachlichen Austausch und die Weiterbildung der niedergelassenen Zahnärzte verbesserten.

Auch die Ausdifferenzierung des Fachs in die vier grundständigen Teildisziplinen Zahnerhaltung, Prothetik, Kieferorthopädie (KFO) und MKG-Chirurgie nahm weitreichenden Einfluss auf den heutigen Zahnarztberuf und dessen öffentliche Wahrnehmung. Sie vollzog sich, wie in Kapitel 12 dargelegt wird, vor allem zwischen 1800 und 1950 und prägt bis heute die zahnärztliche Ausbildung an den medizinischen Fakultäten – ungeachtet der Tatsache, dass die Spezialisierung seit der Jahrhundertmitte weiter fortgeschritten ist und mittlerweile deutlich mehr Subdisziplinen umfasst.

Ebenso wirkten (welt-)politische Ereignisse auf die Zahnärzteschaft zurück: Besonders einschneidend für die zahnärztliche Berufsgruppe war hierbei die Zeit des „Dritten Reiches". Während man lange davon ausging, dass das Gros der Berufskollegen weitgehend unpolitisch agierte, wissen wir heute, dass eine nicht unerhebliche Zahl von Zahnärzten in unterschiedlichste NS-Verbrechenskomplexe verstrickt war. Nicht weniger erschütternd sind die Schicksale jüdischer bzw. politisch verfolgter Berufsvertreter, die entrechtet, in die Emigration getrieben oder sogar getötet wurden. Auch die Rolle der Zahnärzte im „Dritten Reich" ist demnach ein wichtiger, z. T. noch weiter aufzuarbeitender Teil der Berufsgeschichte, und auch sie nahm Einfluss auf den zahnärztlichen Professionalisierungsprozess – ebendies ist das Thema von Kapitel 13.

Gleiches gilt für die politischen Folgen des Zweiten Weltkriegs: So bedeutete die Teilung Deutschlands letztlich auch die Spaltung der Zahnärzteschaft sowie ein Auseinanderdriften der Versorgungsstrukturen und Rahmenbedingungen zahnärztlicher Tätigkeit in Ost und West. Auch dies hatte vielschichtige Folgen auf das zahnärztliche Berufsbild und Selbstverständnis, wie in Kapitel 14 beleuchtet wird.

Anschließend ist zu zeigen, wie die globalen (zahn-)medizinischen Entdeckungen und Entwicklungen auf die Zahnheilkunde und ihre Fachvertreter hierzulande zurückwirkten – angefangen von der Etablierung der Narkose bis hin zu den heutigen bildgebenden Verfahren. Sie gaben der Zahnmedizin und der zahnärztlichen Tätigkeit ein neuzeitliches, naturwissenschaftlich geprägtes Gesicht und führten sie zudem sukzessive an die Medizin heran (Kapitel 15).

Das letzte Kapitel widmet sich schließlich den rezenten und aktuellen Herausforderungen der zahnärztlichen Profession und ihren Rück- und Auswirkungen auf den Berufsstand. Unter dem Titel „Quo vadis? Eine Profession im Umbruch" bietet es zugleich einen Ausblick auf mögliche künftige Entwicklungen – und deren Fallstricke.

Inhaltsverzeichnis

1 Von „Zahnbrechern“ und „niederen Wundärzten“: Behandler in vorzahnärztlicher Zeit

Bereits lange vor der Etablierung einer zahnärztlichen Berufsgruppe gab es Personen, die sich dem „Zähnereißen“ und der Behandlung des Zahnschmerzes widmeten. Sie werden in der medizinhistorischen Fachliteratur meist als „Zahnbrecher“, „Zahnreißer“ oder (lateinisch) „Dentatoren“ bezeichnet[7,11,19,21].

Das Profil eines Zahnbrechers

Die Zahnbrecher gehörten – ähnlich wie die Bruch- und Steinschneider bzw. die Starstecher als Vorläufer der modernen Chirurgen bzw. Augenärzte – zur Gruppe der fahrenden „Operateure“[2,20,23]. Im Vergleich zu den akademischen Ärzten und auch zu manchen handwerklich ausgebildeten Wundärzten („Handwerkschirurgen“) standen sie in einem niedrigen sozialen Ansehen. Sie übten ihre Tätigkeit in der Regel nicht an einem festen Ort aus, sondern traten bereits seit dem 14. Jahrhundert als sogenannte „Wanderheiler“ in Erscheinung. Dabei nahmen sie Zahnextraktionen vor und verkauften häufig auch vermeintliche Wundertinkturen gegen Zahnschmerz sowie Zahnreinigungsmittel. Gelegentlich erfolgte auch das Ausbrennen eines schmerzhaften Zahns. Die „Behandlung“ wurde in der Regel auf öffentlichen Plätzen – z. B. dem Marktplatz eines Dorfes oder einer Stadt – vorgenommen, aber auch in den örtlichen Gasthöfen bzw. verschiedentlich im Haus des jeweiligen Patienten (Abb. 1-1)[11].

Der erste namentlich bekannte deutsche Zahnbehandler war ein gewisser Ottinger, der wahrscheinlich in der ersten Hälfte des 15. Jahrhunderts wirkte; er zog Zähne und hinterließ der Nachwelt zudem einige Therapieempfehlungen, darunter einen Wangenumschlag aus in Essig gesottenem Hanf zur Beseitigung von Zahnschmerzen[23]. Auch von dem legendären Wanderheiler Johann Andreas Eisenbarth (1663–1727) ist überliefert, dass er sich u. a. als Zahnreißer betätigte[24].

Von einer standardisierten Ausbildung waren die Zahnbehandler bis ins 19. Jahrhundert hinein weit entfernt. Auch der Medizinhistoriker George Pierce Geist-Jacobi (1867–1930) betonte in seiner „Geschichte der Zahnheilkunde“ die traditionell geringe Qualifikation der „Zahnbrecher“ und kam zu folgendem Resümee[3]:

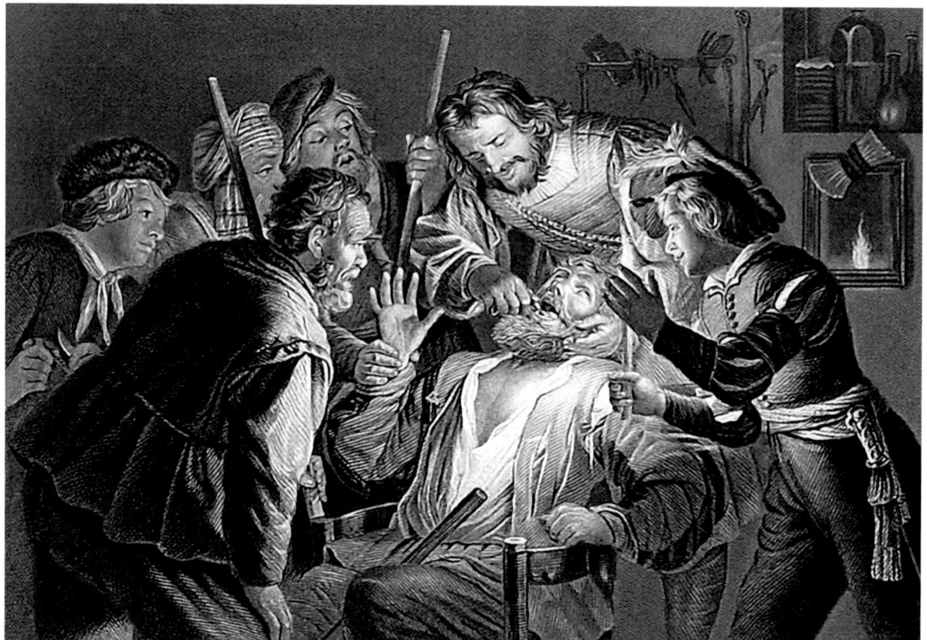

Abb. 1-1 Der Zahnbrecher, Stahlstich um 1850 von William French, nach einem Gemälde von Gerrit van Honthorst.

> „In den Händen solcher Menschen lag also Jahrhunderte lang fast ausschließlich die Ausübung der Zahnheilkunde, kein einziger Arzt fühlte sich berufen, sich damit zu beschäftigen, auch die Gründung der ersten Universitäten brachte nicht die geringste Aenderung.“

Ärzte und Handwerkschirurgen

Tatsächlich befassten sich die gelehrten Ärzte traditionell *nicht* mit dem Extrahieren von Zähnen. Das Gleiche galt für die Gruppe der höher qualifizierten Handwerkschirurgen, für die sich in der Neuzeit Bezeichnungen wie „Medikochirurgen“, „Höhere Wundärzte“, „Wundärzte 1. Klasse“ oder „Wundärzte 1. Abteilung“ durchsetzten. *Wenn* sich ein Wundarzt der „Zahnreißkunde“ widmete, so handelte es sich in der Regel um einen Vertreter der „niederen Handwerkschirurgen“, die oft auch als Bader oder Barbiere bezeichnet wurden[5,6]. Schon Guy de Chauliac (ca. 1300–1368), der wohl bedeutendste chirurgische Schriftsteller des 14. Jahrhunderts, beklagte in seinem wegweisenden Werk „Chirurgia magna“, dass die zeitgenössischen Ärzte die Zahnoperationen üblicherweise den Bar-

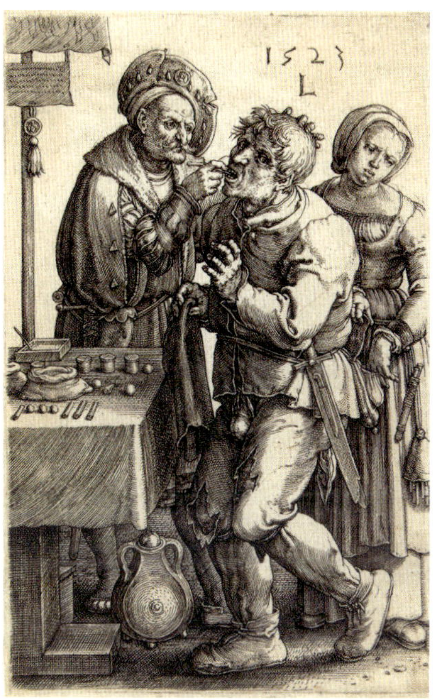

Abb. 1-2 Der Zahnreißer, Lucas van Leyden, 1523, Kupferstich, Rijksmuseum, Amsterdam.

bieren bzw. Zahnbrechern („barbitonsoribus et dentatoribus") überließen – mit verheerenden Folgen für die Patienten. Paracelsus (1493–1541) skizzierte im 16. Jahrhundert ebenfalls ein negatives Bild von den Zahnbehandlern seiner Zeit: „und sind auch die besten zahnbrecher, und ist war, den sie brechen den zan ab und lassen den stumpf darinnen"[11].

Vor allem seit dem 16. Jahrhundert finden sich dementsprechend zahlreiche furchterweckende Abbildungen, Kupferstiche und Holzschnitte, die Zahnbrecher bei der Arbeit zeigen (Abb. 1-2 und 1-3)[11]. Auch in der Belletristik spielten Zahnschmerz und Zahnbrecher als Motive eine nicht unerhebliche Rolle, so z. B. in Giovanni Boccaccios (1313–1375) berühmtem „Il Decamerone" (1349–1353) oder einige Jahrhunderte später in Jonathan Swifts (1667–1745) populärem Roman „Gullivers Reisen" („Travels into Several Remote Nations of the World", 1726)[13,15].

Wie aber erklärt sich das geringe Interesse der höher qualifizierten Heilpersonen an der Zahnheilkunde? Im Wesentlichen waren hierfür drei Gründe maßgeblich: ein geringes Sozialprestige, begrenzte Therapiemöglichkeiten und eine unattraktiv geringe Honorierung der Zahnbehandler.

Der Zanbrecher.

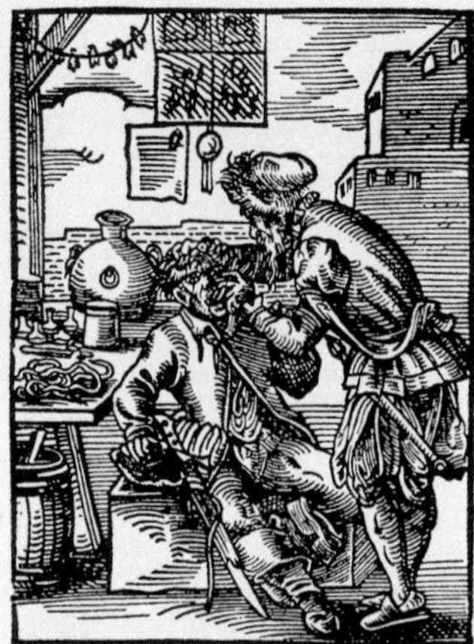

Wolher/wer hat ein bösen Zan/
Denselben ich außbrechen kan/
On wehtagn / wie man gbiert die Kinder/
Auch hab ich Kramschatz nicht destmindr/
Petrolium vnd Wurmsamen/
Thriacks vnd viel Mückenschwam̃en/
Hab auch gut Salbn / für Flöhe vñ Leuß/
Auch Puluer für Ratzen vnd Meuß.

Abb. 1-3 Der Zahnbrecher, aus Jost Ammans Ständebuch von 1568, mit Versen von Hans Sachs.

Geringer sozialer Status

Zum Ersten standen der Zahnbrecher und seine Tätigkeit, das Zähnebrechen oder Zähnereißen, bis weit in das 19. Jahrhundert hinein in einem geringen Ansehen; schon die Bezeichnungen „Zahnreißer“ oder „Zahnbrecher“ machen deutlich, dass diese Maßnahmen nach herkömmlicher Einschätzung keine besonderen Fachkenntnisse und Techniken erforderten, sondern eher brachial vonstattengingen. Das Zähnebrechen lag in den Augen der Ärzte und der qualifizierteren Wundärzte schlichtweg jenseits ihrer Zuständigkeit – und zudem unter deren sozialem Niveau. Insbesondere die Ärzte betrachteten sich traditionell als Vertreter des Gelehrtenstandes; sie verstanden sich faktisch als Internisten und überließen das „blutige Handwerk“ grundsätzlich den Chirurgen. Tatsächlich bedeutet der Begriff „Chirurgie“ (altgriechisch χειρουργία) in wörtlicher Übersetzung Handarbeit oder Handwerk. Besagte „Handwerker“ waren wiederum, wie oben angedeutet, in Kompetenzklassen unterteilt, die unterschiedliche Prüfungsanforderungen zu erfüllen hatten und verschiedene Tätigkeitsschwerpunkte besaßen. So bestanden etwa im Königreich Württemberg um 1815 gleich vier Klassen von

Wundärzten. Während sich die „höheren Wundärzte" der I. und II. Klasse bis ins 19. Jahrhundert hinein in der Regel größeren bzw. komplexeren Operationen mit dem Messer widmeten, beschäftigten sich die Wundärzte der III. und IV. Klasse mit den sogenannten „Badergeschäften" (Schröpfen, Aderlass, Blutegelsetzen, Rasieren) – und z. T. eben auch mit dem Zähnereißen[5,6,15].

Allen Wundärzten war gemeinsam, dass sie im Unterschied zu den Ärzten nicht dem universitär gebildeten „Gelehrtenstand" angehörten, sondern eine handwerkliche Ausbildung durchliefen. Erst mit der Gründung des „Deutschen Reiches" (1871) wurde die Ausbildung zum Chirurgen in ganz Deutschland an das Studium der Medizin gebunden; nun erst wurden die Chirurgen Teil des Ärztestandes. Die Gründe für diesen Wandel lagen auf der Hand: Das Tätigkeitsfeld der Chirurgen war – bedingt durch verbesserte Möglichkeiten der Schmerz- und Narkosebehandlung und durch die zunehmende Relevanz keimfreien Arbeitens – so umfangreich und anspruchsvoll geworden, dass eine Akademisierung unumgänglich erschien. Der klassische „Handwerkschirurg" hatte ausgedient – der moderne Chirurg war fortan ein spezialisierter Arzt[5].

Der schlechte Ruf der fahrenden Zahnbrecher und ihr geringes soziales Ansehen hielten also ambitionierte Heilpersonen lange Zeit von einer Tätigkeit als Zahnbehandler ab. So lässt sich etwa für die Stadt Frankfurt am Main vom Ende des 15. bis zum Anfang des 18. Jahrhunderts kein einziger *ortsansässiger* Zahnbehandler nachweisen[6,11]. Dazu passt, dass ein preußisches Medizinaledikt die Zahnbehandler noch 1725 ausdrücklich zu den Gewerbetreibenden und fahrenden Heilern zählte[22].

Erste Versuche der staatlichen Obrigkeit, die Qualifikation der Zahnbehandler zu standardisieren, sind immerhin seit dem Ende des 17. Jahrhunderts belegt. So erließ Kurfürst Friedrich Wilhelm von Brandenburg (1620–1688) am 12. November 1685 ein Medizinaledikt, das die praktische Ausübung der Zahnheilkunde von einer Prüfung vor einer staatlichen Kommission abhängig machte. Die staatliche Umsetzung jener Bestimmungen lag jedoch im Argen: Auch nach 1685 blieb letztlich die große Mehrheit der preußischen „Zahnheilkundigen" ungeprüft[11,22].

In Paris wurde die Tätigkeit als chirurgisch und restaurativ tätiger Zahnbehandler dagegen am 11. Mai 1699 nicht nur de jure, sondern auch tatsächlich von einem Eignungstest abhängig gemacht – hier finden wir somit erste Hinweise auf einen „aufkeimenden" Zahnarztberuf[22].

Begrenztes Tätigkeitsspektrum

Zudem war das Tätigkeitsspektrum der Zahnbehandler bis in die Neuzeit hinein sehr begrenzt. Eine „Zahnheilkunde" nach heutigem Verständnis existierte noch nicht. Während wir heute wissen, wie Karies entsteht, war damals der Glaube an den Zahnwurm weit verbreitet (Abb. 1-4). Das Reinigen und Ziehen der Zähne

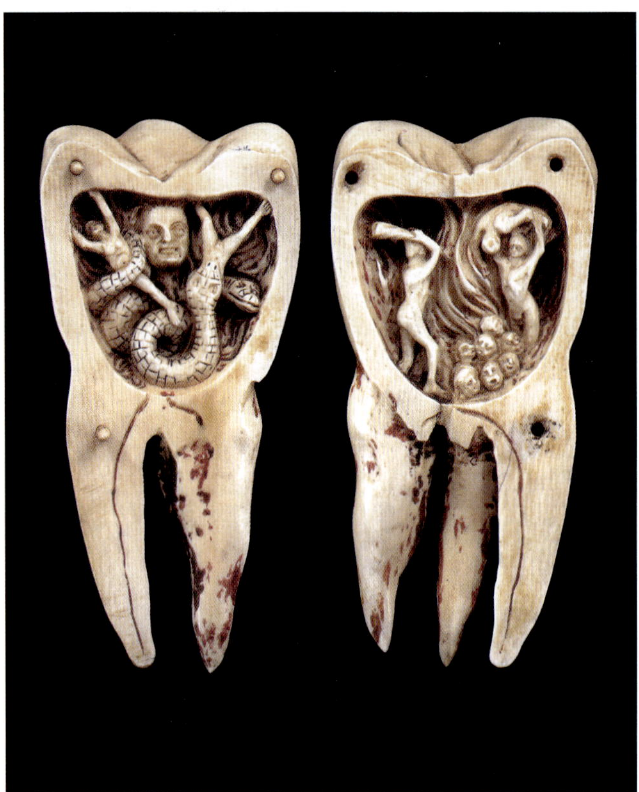

Abb. 1-4 Darstellung des Zahnwurms, Südfrankreich, 18. Jh., Elfenbeinschnitzerei. © Deutsches Medizinhistorisches Museum Ingolstadt (Replik).

blieben die wesentlichen Verrichtungen; hinzu kam bisweilen der bereits erwähnte Verkauf von Wundermitteln, die Zahnschmerzen beseitigen oder das Ausfallen des Zahnes beschleunigen sollten. Bis zum 19. Jahrhundert waren die Möglichkeiten und die Funktionalität prothetischer und zahnerhaltender Maßnahmen begrenzt; letztere standen zudem nur einer zahlenmäßig kleinen, zahlungskräftigen gesellschaftlichen Schicht offen. Ohnehin waren die technischen und apparativen Möglichkeiten stark eingeschränkt: Die Lokalanästhesie war zu diesem Zeitpunkt ebenso wenig „erfunden“ wie die Vollnarkose, die Prinzipien von Desinfektion und Sterilisation oder die Fußtretbohrmaschine – alle hier genannten Entwicklungen sind letztlich Errungenschaften des mittleren und späten 19. Jahrhunderts; auch viele spezifische Erfindungen in der Zahnerhaltung bzw. der Prothetik erfolgten erst nach 1800 (vgl. Kapitel 12 und 15). Andere Teildisziplinen wie die Kieferorthopädie oder die Parodontologie konsolidierten sich dagegen erst nach 1900, und die moderne Mund-, Kiefer-, Gesichtschirurgie (MKG) verdankt sich letztlich vor allem den operativen Erfahrungen, die ihre frühen Vertreter im Rahmen der beiden Weltkriege – insbesondere bei der Versorgung von Schusswunden – gewannen (vgl. Kapitel 12).

Kurz und gut: Vor 1800 war die Zahnbehandlung zumeist eine *ultima ratio*, bei der das Zähnereißen im Mittelpunkt stand. Vor dem Hintergrund der stark eingeschränkten Behandlungsmöglichkeiten erschien es Ärzten und qualifizierten Wundärzten schlichtweg wenig lohnend und herausfordernd, sich auf dieses Gebiet zu spezialisieren[4,6,10].

Schlechte Honorierung

Schließlich wurden gerade das „Zähnereißen" wie auch das Ausbrennen von Zähnen schlecht bezahlt: Noch in den württembergischen Medizinaltaxen der 1820er Jahre war die Extraktion eines Zahnes lediglich mit 24 Kreuzern (Kr) veranschlagt. Demgegenüber wurde ein Aderlass mit bis zu einem Gulden (1 Gulden entsprach 60 Kreuzern) honoriert. Selbst das Schröpfen – das wie der Aderlass zu den niederen Badertätigkeiten gehörte – wurde in der Regel besser bezahlt, ganz zu schweigen von der Behandlung von Knochenbrüchen, die mit bis zu 12 Gulden (fl) entlohnt wurden (vgl. Tabelle 1-1). Auch diese finanziellen Aspekte hielten qualifizierte Heilpersonen vielfach davon ab, sich auf die Zahnheilkunde zu spezialisieren[6].

Tabelle 1–1 Auszüge aus den Medizinaltaxen für Wundärzte der 2. Kompetenzklasse (1823 und 1830, Königreich Württemberg)[6]

Verrichtung	Taxe von 1823	Taxe von 1830
Krankenbesuch (erstes Mal)	24 kr	20 kr
Schriftlicher Krankenbericht	1 fl 30 kr	1 fl 30 kr
Anwendung eines Katheters	36 kr–1 fl 30 kr	36 kr–1 fl 30 kr
Einbringen von Kerzen in die Harnröhre	30 kr–1 fl	30 kr–1 fl
Scheidenvorfall	1–2 fl	1–2 fl
Hasenschartenoperation	12 fl	8 fl
Lösung des Zungenbändchens	1 fl 30 kr	1 fl
Zahnextraktion	24 kr	15–20 kr
Ausbrennen und Plombieren eines Zahns (ohne Plombe)	1 fl	1 fl
Aderlass an gefährlichen Stellen	15 kr–1 fl	30–40 kr
Schröpfen (bis zu 6 Köpfe)	36 kr	36 kr
Setzen von Blutegeln	18–36 kr	18–36 kr
Einrichtung von Knochenbrüchen je nach Knochengröße	3,3–7 fl	
Amputation von Finger oder Zehe	3–5 fl	

Zahnextraktion und Zahnbehandlung in vorzahnärztlicher Zeit

Doch wie musste man sich das Zähnereißen in vorzahnärztlicher Zeit vorstellen? Auf welche Instrumente griff man zurück und worin sah man Alternativen zur Zahnextraktion[1,12,16,17,18]?

Zunächst einmal ergibt sich aus dem überlieferten Schrifttum, dass die *vollständige* Entfernung von Zahnkrone und Zahnwurzeln anders als heute *nicht* die Regel darstellte. Zwar sprachen sich einzelne Lehrbuchautoren bereits in der Antike für die Extraktion des ganzen Zahnes aus. Doch das war die Theorie – in der Praxis wurde der Zahn häufig abgebrochen, sodass die Wurzeln ganz oder teilweise in situ verblieben; insofern war der Begriff „Zähnebrechen" durchaus wörtlich zu verstehen. Ohnehin müssen wir unterscheiden zwischen dem Lehrbuchwissen gelehrter Autoren, die oft selbst gar nicht als Zahnbehandler tätig waren, und den tatsächlichen Praktiken der Wanderheiler, welche vielfach hinter dem Wissensstand der schriftlichen Quellen zurückblieben, diese nicht kannten bzw. nicht adäquat umzusetzen wussten.

Auffällig ist, dass sich viele der frühen Abhandlungen zur Zahnentfernung auf gelockerte Zähne beziehen: So wird etwa schon in den antiken hippokratischen Schriften die Extraktion lockerer Zähne zur Beseitigung von Zahnschmerzen beschrieben. Aristoteles (384–322 v. Chr.) erwähnte um 330 v. Chr. in seiner „Mechanik" eine *eiserne* Zange (*odontagra*) zur Zahnentfernung. Unter Ausnutzung der Hebelwirkung sei der Zahn leichter zu bewegen als mit den bloßen Fingern – wobei Letzteres darauf hinweist, dass auch er von gelockerten Zähnen sprach[12].

Auch die Römer benutzten eiserne und bronzene Zahnzangen. Der römische Schriftsteller Celsus beschreibt um 100 n. Chr. in seiner Schrift „Corpus medicorum" neben der eigentlichen Zahnzange noch eine Zange zur Entfernung von Wurzelresten, die er „*rizagra*" nannte. Galen (129–199 n. Chr.) warnte allerdings vor dem Gebrauch einer Zahnzange, da der Zahn hierbei brechen könne. Er empfahl vielmehr eine *medikamentöse* Lockerung des Zahns mittels Ätzmitteln; anschließend könne der Zahn mit den bloßen Fingern extrahiert werden[12].

Die Ärzte und Wundärzte des Mittelalters sprachen sich dagegen mehrheitlich für eine medikamentöse Therapie der Zahnschmerzen aus. Doch gab es Ausnahmen: Der berühmte arabischstämmige Arzt Abulcasis (Abū l-Qāsim Chalaf ibn Abbās az-Zahrāwī) (936–1013) riet immerhin in schwierigen Fällen zum Einsatz der Zange – allerdings erst, nachdem der Zahn in der Alveole mittels eines Skarifiziermessers gelockert worden sei. Er wies bemerkenswerterweise darauf hin, dass der schuldige Zahn *vollständig* zu entfernen sei. Zudem riet Abulcasis zu einer nachfolgenden Spülung der Mundhöhle mit Salz, Essig oder Wein[12,14].

Die mittelalterliche Medizinschule von Salerno empfahl Zahnextraktionen nur für den Fall des Scheiterns medikamentöser Behandlungsversuche (z. B. durch Einreibungen mit Hefe, Wolfsmilch oder Froschfett). In dieser Epoche wird gele-

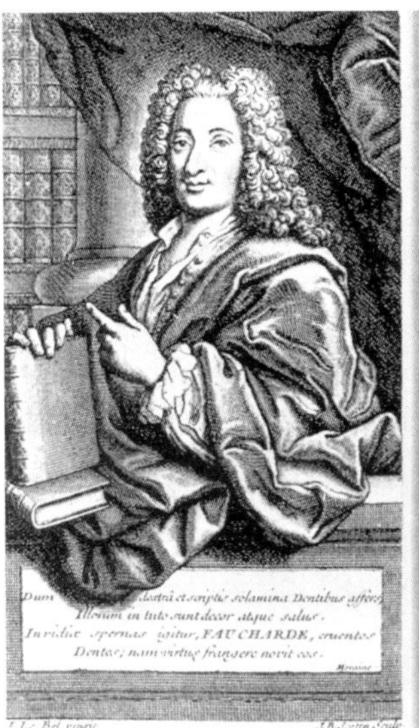

LE CHIRURGIEN
DENTISTE,
OU
TRAITE' DES DENTS,
OU L'ON ENSEIGNE LES MOYENS de les entretenir propres & ſaines, de les embellir, d'en réparer la perte & de remédier à leurs maladies, à celles des Gencives & aux accidens qui peuvent ſurvenir aux autres parties voiſines des Dents.

Avec des Obſervations & des Réflexions ſur pluſieurs cas ſinguliers.

Ouvrage enrichi de quarante-deux Planches en taille douce.

Par PIERRE FAUCHARD, Chirurgien Dentiſte à Paris.

Deuxiéme Edition revûë, corrigée & conſidérablement augmentée.

TOME PREMIER.

A PARIS,
Chez PIERRE-JEAN MARIETTE, ruë S. Jacques aux Colonnes d'Hercule.
Et chez l'Auteur, ruë des grands Cordeliers.

M. DCC. XLVI.
Avec Approbations & Privilége du Roi.

Abb. 1-5 Frontispiz und Titelblatt aus P. Fauchard, Le Chirurgien Dentiste, 1746.

gentlich auch eine Arsenapplikation zur Bekämpfung von Zahnschmerzen empfohlen. Aus dem 13. Jahrhundert stammt das wohl älteste Zeugnis für die Heilige Apollonia als Patronin des Zahnschmerzes; als Attribute trug (und trägt) sie bezeichnenderweise zumeist Zahn und Zange[8,14].

Der oben bereits erwähnte Guy de Chauliac sprach sich als Erster für den Einsatz eines Pelikans aus. Zweck dieses Instrumentes war es, den geschädigten Zahn mit dem schnabel- bzw. klaueartigen Haken innen zu fassen und dann mithilfe einer Rotationsbewegung herauszuhebeln. Der heute verpönte Pelikan war bis zum 18. Jahrhundert weit verbreitet[11,12].

Der berühmte französische Wundarzt Ambroise Paré (1510–1590) forderte wiederum, dass der erkrankte Zahn zunächst gelockert und dann mit einem Stoßeisen, einem Pelikan oder einer Zange extrahiert werden müsse. Nach dem Eingriff sollten ein Aderlass durchgeführt, das Alveolarfach mit den Fingern komprimiert und der Mund mit Essigwasser gespült werden[12].

Eine genaue Unterscheidung der verfügbaren Extraktionsinstrumente findet sich erstmals bei Pierre Fauchard (1678–1761, Abb. 1–5)[9]. Mittlerweile waren die verschiedensten Geräte (u. a. Zahnzange, Pelikan, Überwurf, Schlüssel und Geißfuß) in Gebrauch, ohne dass sich eines dieser Instrumententypen eindeutig durchgesetzt hätte (Abb. 1-6 bis 1-9). Hinzu kam nach 1803 noch die pyramidenartige Wurzelschraube nach Jacob Joseph Serre (1759–1830). Erst 1841 stellte der Engländer John Tomes (1815–1895) ein neuartiges, differenziert ausgestaltetes Set anatomisch geformter Zangen vor und begründete damit den Siegeszug der Zangenextraktion. Für die Wurzelentfernung empfahl Tomes die Verwendung von Hebeln (1859)[12].

Teutſchen Chirurgei. XXXVIII

gůt den mund fein gemach vnnd ſeuberlich damit auffzuſchrauben/nit allein dem Patienten lufft vnd labung zugeben/ſonder jm auch vnderweilen mit be quemer artznei zuhelffen ꝛc.

So wie nun des munds gedencken / kommen vns auch die zän für / welche mit jrem ſcharpffen vnleidlichen ſchmertzẽ trefflich vil Jnſtrument durch die notturfft erfunden haben.

Vnd ſeind alle diſe Jnſtrumentlin ſo hernach verzeychnet ſtehn/ nicht an. ders geordnet/dann allein die zän damit zuſeubern / reinigen/ vnnd ſchaben/ Werden von den alten Dentrificia genant/ welche diſer zeit bei den Walhen/ die ſich leibliches ſchmuckens vil mehr wann wir Teutſchen gebrauchen/noch im brauch/die zän damit friſch vnd ſauber zubehalten.

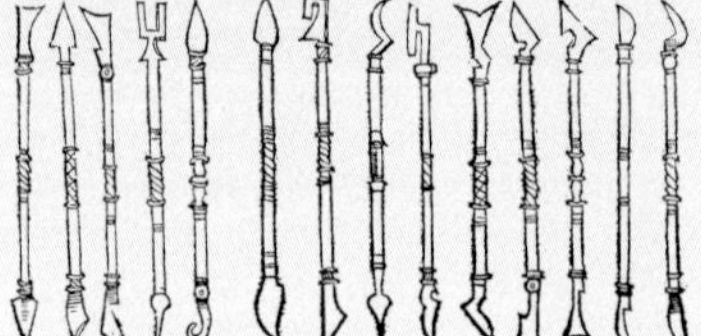

Diſe hernachfolgende Jnſtrument/ wie du ſie nach einander fürgemalt ſi. heſt/ Als nemlich/ Entenſchnabel/Pellican/Zänzangen/ Vberwürff/ Geyß. füßlin vnd dergleichen/ wie ſie genant werden mögen/ ſeind mancherley art vnd geſtalt geformiert/nach dem ſie ein jeder Meyſter nach ſeiner hand weyß zubrauchen vnnd regieren. Deren hab ich dir die aller gemeyneſten vnnd ge- breuchlichſten fürreiſſen oder malen laſſen. Wie ſie aber zugebrauchen ſeind/ ſampt der gantzen zänartznei/ findeſt du hernach in folgender Chirurgei wei. tern bericht in einem beſondern Capitel/in dem letſten Theyl. Wiewol wir auch kurtz verſchinener zeit ein beſonder Büchlin haben außgehn laſſen / da. rinnen alle fehl vnd gebrechen der augen vnnd zän gnůgſamlichen beſchribẽ vnd angezeygt werden.

Entenſchnabel zu den ſtümpffen:

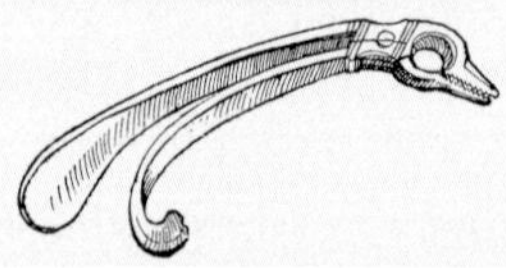

Abb. 1-6 Zahnreiniger und Wurzelzange, 1559.

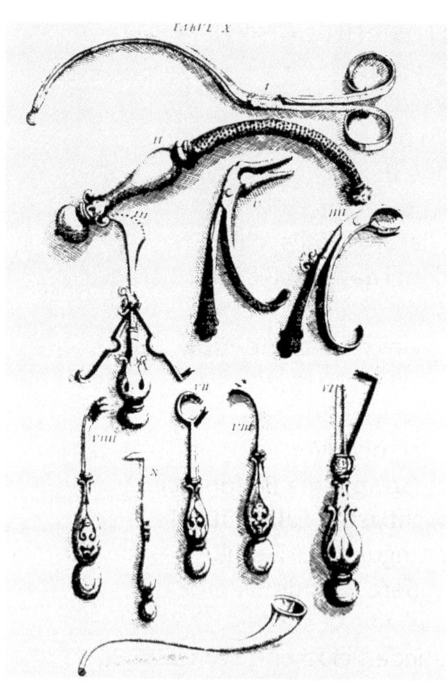

Abb. 1-7 Extraktionsinstrumente, 1655.

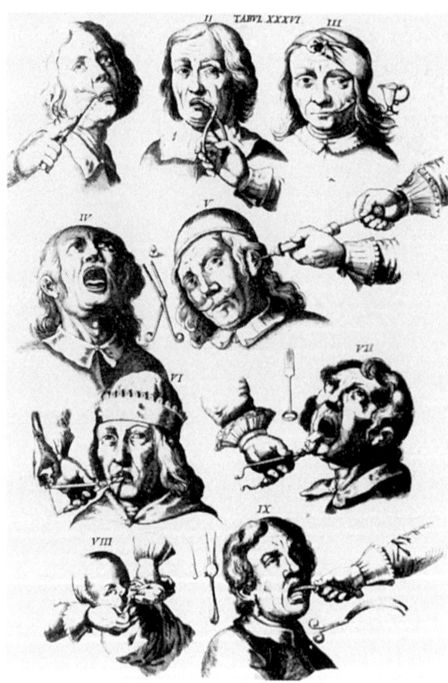

Abb. 1-8 Stomatologische Eingriffe, 1655.

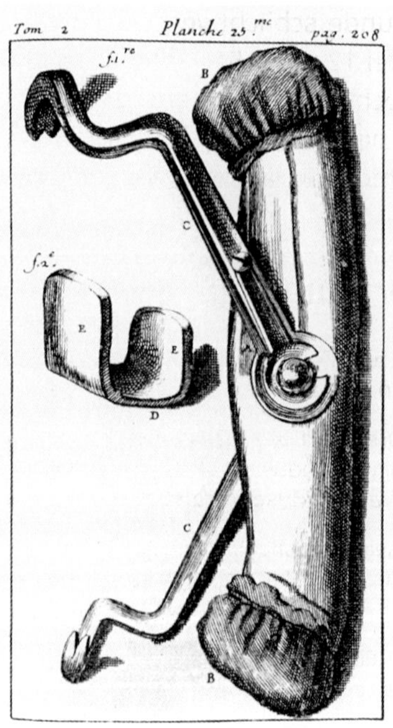

Abb. 1-9 Pelikan und Bleiplatte zur Kompression bei Nachblutungen, 1746.

Das Ende der Zahnbrecher und das Medizinalreglement von 1825

Zu dieser Zeit hatten die Wanderheiler - und damit auch die Zahnbrecher - ihre alte Bedeutung allerdings eingebüßt. An ihre Stelle waren nun auch in Deutschland die ersten Zahnärzte getreten. Eine wesentliche Voraussetzung für die Etablierung eines einheitlich ausgebildeten zahnärztlichen Berufsstandes stellte dabei das preußische Medizinalreglement von 1825 dar: Hierin wurden die Zahnärzte unter den Heilpersonen erstmals als eigenständige Gruppe aufgeführt und zugleich konkrete Anforderungen an den zahnärztlichen Beruf festgelegt. Insofern kann das Jahr 1825 gewissermaßen als „Geburtsjahr" des Zahnarztberufs in Deutschland gelten, zumal die meisten übrigen Staaten des Deutschen Bundes nach dem Vorbild Preußens bald ähnliche Bestimmungen erließen[10].

Obwohl die Einführung eines zahnärztlichen Prüfungsreglements den formal wichtigsten Faktor für die Herausbildung des Zahnärztestands und die Zurückdrängung der Zahnbrecher darstellte, hatte der Rückzug der Wanderheiler noch andere Gründe: Zum einen hatte sich der Typ des fahrenden Gesellen überlebt: Die „modernen" Heiler waren zumeist ortsansässig geworden - sie hatten sich „niedergelassen". Zum anderen genügten die einfachen Zahnbrecher angesichts der zunehmenden Bedeutung von Zahnerhaltung und Prothetik, des Aufkommens von Anästhesie und Antiseptik und deren Einfluss auf die operative Zahnheilkunde schlichtweg nicht mehr den fachlichen Anforderungen der Zeit (vgl. Kapitel 12 und 15).

Doch von einer beruflichen Konsolidierung oder gar einer arztgleichen Stellung war die deutsche Zahnärzteschaft zunächst noch weit entfernt - und die kommenden Jahrzehnte sollten mehr als schwierig werden (vgl. Kapitel 2 und 3).

Literatur

1. Czech D. Die geschichtliche Entwicklung der Zahnextraktion vom 16. Jahrhundert bis zu John Tomes. Diss. med. Erlangen 1946.
2. Drees A. Die ‚Operateure'. Stein- und Bruchschneider. Starstecher und Zahnreißer. In: Blutiges Handwerk - Klinische Chirurgie. Zur Entwicklung der Chirurgie 1750–1929. Münster: Westfäl. Museumsamt, 1988/89:22–27.
3. Geist-Jacobi GP. Geschichte der Zahnheilkunde vom Jahre 3700 v. Chr. bis zur Gegenwart. Tübingen: Pietzcker, 1896.
4. Groß D. Die schwierige Professionalisierung der deutschen Zahnärzteschaft (1867–1919) (= Europäische Hochschulschriften, Reihe 3, 609). Diss. phil. Saarbrücken 1993. Frankfurt a. M.: Lang, 1994.
5. Groß D. Die Aufhebung des Wundarztberufs: Ursachen, Begleitumstände und Auswirkungen am Beispiel des Königreichs Württemberg (1806–1918) (= Sudhoffs Archiv, Beiheft 41). Stuttgart: Steiner, 1999.

6. Groß D. Die Handwerkschirurgen als Gründer des Zahnarztberufs: Legendenbildung oder historische Realität? Würzb Medizinhist Mitt 1999;18:359–374.
7. Groß D. Wandernde Dentatoren bei der Arbeit: Zahnheilkunde zwischen Aberglauben und Empirie. In: Jeismann M (Hrsg.). Das 16. Jahrhundert. Freiheit und Glauben. München: Beck, 2000:49–55.
8. Groß D. Apollonia. In: Gerabek WE, Haage BD, Keil G, Wegner W (Hrsg.). Enzyklopädie Medizingeschichte. Berlin, New York: de Gruyter, 2005:76f.
9. Groß D. Pierre Fauchard. In: Gerabek WE, Haage BD, Keil G, Wegner W (Hrsg.). Enzyklopädie Medizingeschichte. Berlin, New York: de Gruyter, 2005:392f.
10. Groß D. Zahnarzt. In: Gerabek WE, Haage BD, Keil G, Wegner W (Hrsg.). Enzyklopädie Medizingeschichte. Berlin, New York: de Gruyter, 2005:1515.
11. Groß D. Zahnbrecher. In: Gerabek WE, Haage BD, Keil G, Wegner W (Hrsg.). Enzyklopädie Medizingeschichte. Berlin, New York: de Gruyter, 2005:1515f.
12. Groß D. Zahnextraktion. In: Gerabek WE, Haage BD, Keil G, Wegner W (Hrsg.). Enzyklopädie Medizingeschichte. Berlin, New York: de Gruyter 2005:1516f.
13. Groß D. Zwischen Liebespfand und Höllenqual: Zähne und Zahnschmerzen im Spiegel der Literatur. Jahrbuch Literatur und Medizin 2007;3:31–49.
14. Groß D, Keil G. Zahnheilkunde. In: Lexikon des Mittelalters. Bd. 9: Werla bis Zypresse. München: LexMa-Verl., 1998:465.
15. Groß D, Steinmetzer J. Zahn/Zahnarzt/Zahnschmerz. In: von Jagow B, Steger F (Hrsg.). Literatur und Medizin. Ein Lexikon. Göttingen: Vandenhoeck & Ruprecht, 2005:860–868.
16. Hansen C-H. Zur geschichtlichen Entwicklung der zahnärztlichen Extraktionstechnik. Diss. med. Düsseldorf 1955.
17. Hoffmann-Axthelm W. Die Geschichte der Zahnheilkunde. 2. Auflage. Berlin: Quintessenz, 1985.
18. Kortenkamp W. Die Verfahren der Zahnentfernung im Wandel der Zeiten. Diss. med. Köln 1955.
19. Nowak I. Untersuchungen über den sogenannten Zahnbrecher an Hand von Medizinalverordnungen des 16.–18. Jahrhunderts. Diss. med. Dresden 1966.
20. Probst C. Fahrende Heiler und Heilmittelhändler: Medizin von Marktplatz und Landstraße. Rosenheim: Rosenheimer, 1992.
21. Schlosser H. Vom Zahnreißer zum eidgenössisch diplomierten Zahnarzt. Aus Basels zahnärztlicher Entwicklungsgeschichte im 19. Jahrhundert. Zürich: Berichthaus, 1936.
22. Strübig W. Geschichte der Zahnheilkunde. Eine Einführung für Studenten und Zahnärzte. Köln: Dt. Ärzte-Verlag, 1989.
23. Wegner W. Ottingen (Ottinger). In: Gerabek WE, Haage BD, Keil G, Wegner W (Hrsg.). Enzyklopädie Medizingeschichte. Berlin, New York: de Gruyter, 2005:1085.
24. Winckler J. Des verwegenen Chirurgus weltberühmbt Johann Andreas Doctor Eisenbart Zahnbrechers, Bänkelsängers, Okulisten, Steinschneiders Tugenden und Laster auf Reisen und Jahrmärkten. Reprint. Emsdetten: Lechte, 1984.

2 Zwischen Wunsch und Wirklichkeit: Die Anfänge des Zahnarztberufs in Deutschland und in anderen Staaten

Obwohl das preußische Medizinalreglement (1825) und nachfolgende ähnliche Bestimmungen in anderen Staaten des Deutschen Bundes erste konkrete Anforderungen an den zahnärztlichen Beruf formulierten, fiel es den Zahnärzten zunächst sehr schwer, zusammenzufinden und ein gemeinsames Selbstverständnis zu entwickeln[3,5]. Doch worin bestanden die Probleme?

Die ersten Zahnärzte: Eine kleine und heterogene Gruppe

Zunächst einmal blieb die Herkunft der Zahnbehandler sehr heterogen. Bei einem Teil der nach 1825 praktizierenden Zahnärzte handelte es sich, wie in Kapitel 1 dargestellt, eigentlich um niedere Chirurgen. Letztere wurden um die Mitte des 19. Jahrhunderts auf den „Aussterbeetat" gesetzt, d. h., es wurden fortan keine weiteren niederen Wundärzte mehr ausgebildet, weil die staatlichen Entscheidungsträger der Meinung waren, dass diese Gruppierung den gestiegenen Anforderungen an die Chirurgie nicht mehr genügte[5]. Die verbleibenden niederen Wundärzte waren zumeist ohne weiteren Qualifikationsnachweis zur Zahnbehandlung berechtigt, und so wechselte mancher Wundarzt in die Zahnheilkunde und trat fortan als „Zahnarzt" in Erscheinung. Dieses Phänomen lässt sich in mehreren deutschen Städten und Regionen nachweisen[13,19,20]: So waren beispielsweise in Freiburg zwischen 1820 und 1880 insgesamt 14 Zahnbehandler tätig; von diesen hatten immerhin 7 zuvor als niederer Chirurg (Wundarzt, Wundarzneidiener bzw. Barbier) praktiziert[13].

Obwohl sich also mancher Wundarzt auf die zahnärztliche Tätigkeit verlagert hatte und trotz der Möglichkeit, eine spezifische zahnärztliche Prüfung abzulegen, blieb die Zahnärzteschaft insgesamt bis weit in das 19. Jahrhundert hinein eine sehr kleine Gruppe[7]. So wurden etwa 1830 in Preußen lediglich 64 Zahnärzte gezählt[3]. Auch in Württemberg waren zahnärztliche Prüfungen so selten, dass man noch Ende der 1860er Jahre offenbar nicht einmal über eigene Zeugnisformulare verfügte; stattdessen wurden die vorhandenen Vordrucke für wundärztli-

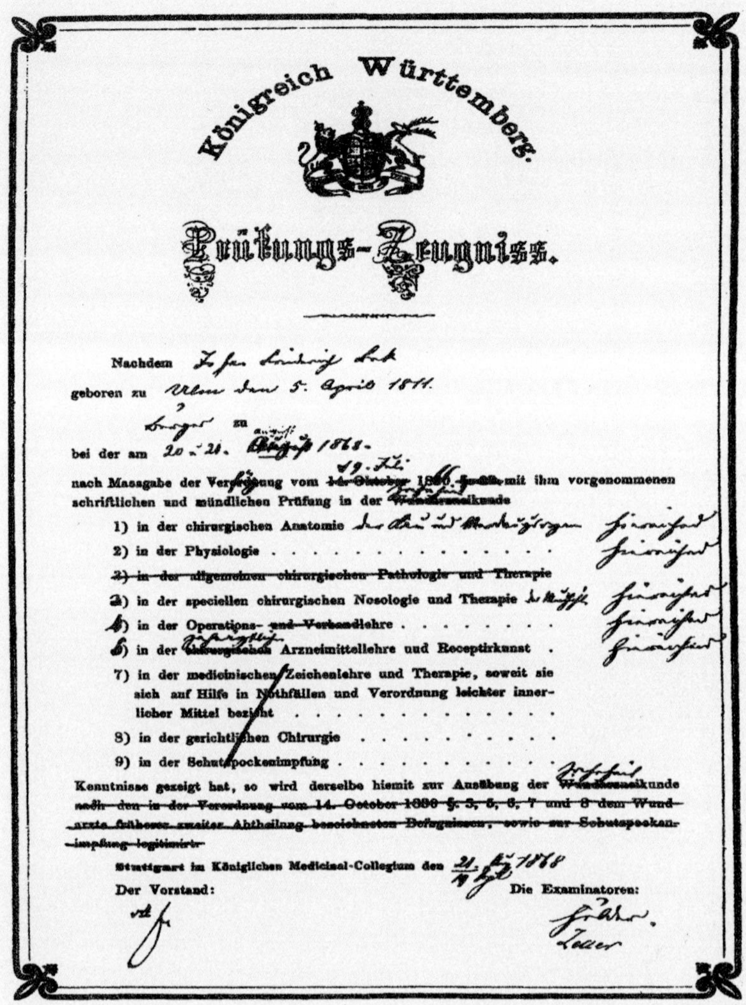

Königreich Württemberg.

Prüfungs-Zeugniss.

Nachdem [illegible]

geboren zu [illegible] 5. April 1811

[illegible] zu [illegible]

bei der am 20. u. 21. [illegible] 1868

nach Massgabe der Ver[illegible]ung vom ~~14. October~~ 18[illegible] ~~[illegible]~~ mit ihm vorgenommenen schriftlichen und mündlichen Prüfung in der ~~[illegible]kunde~~

1) in der chirurgischen Anatomie [illegible]

2) in der Physiologie . . . .

~~3) in der allgemeinen chirurgischen Pathologie und Therapie~~

3) in der speciellen chirurgischen Nosologie und Therapie [illegible]

4) in der Operations- ~~und Verbandlehre~~ . . . .

5) in der ~~chirurgischen~~ Arzneimittellehre und Receptirkunst .

7) in der medicinischen Zeichenlehre und Therapie, soweit sie sich auf Hilfe in Nothfällen und Verordnung leichter innerlicher Mittel bezieht . . . .

8) in der gerichtlichen Chirurgie . . . .

9) in der Schutzpockenimpfung . . . .

Kenntnisse gezeigt hat, so wird derselbe hiemit zur Ausübung der ~~[illegible]~~kunde ~~nach den in der Verordnung vom 14. October 1830 §. 3, 5, 6, 7 und 8 dem Wundarzte früherer zweiter Abtheilung bezeichneten Befugnissen, sowie zur Schutzpockenimpfung legitimirt.~~

Stuttgart im Königlichen Medicinal-Collegium den 21. [illegible] 1868

Der Vorstand: Die Examinatoren:

Abb. 2-1 Zahnärztliches Prüfungszeugnis von Johann Ludwig Bek (21. August 1868).

che Zeugnisse handschriftlich umgestaltet (Abb. 2-1)[6]. Aufgrund zeitgenössischer Quellen wissen wir, dass noch 1872 in Württemberg nicht mehr als 20 Zahnbehandler praktizierten; bei immerhin 10 dieser 20 Zahnärzte handelte es sich um primär *wundärztlich* ausgebildete Behandler[6].

Insgesamt wurden in Deutschland um die Mitte des 19. Jahrhunderts erst 250 approbierte Zahnärzte gezählt[3]. Hiervon praktizierten allein 103 Zahnärzte in Preußen, und dort vornehmlich in städtischen Regionen.

Immerhin gelang es den Zahnärzten 1859, den „Central-Verein deutscher Zahnärzte“ (CVdZ) – die erste nationale zahnärztliche Organisation – ins Leben zu

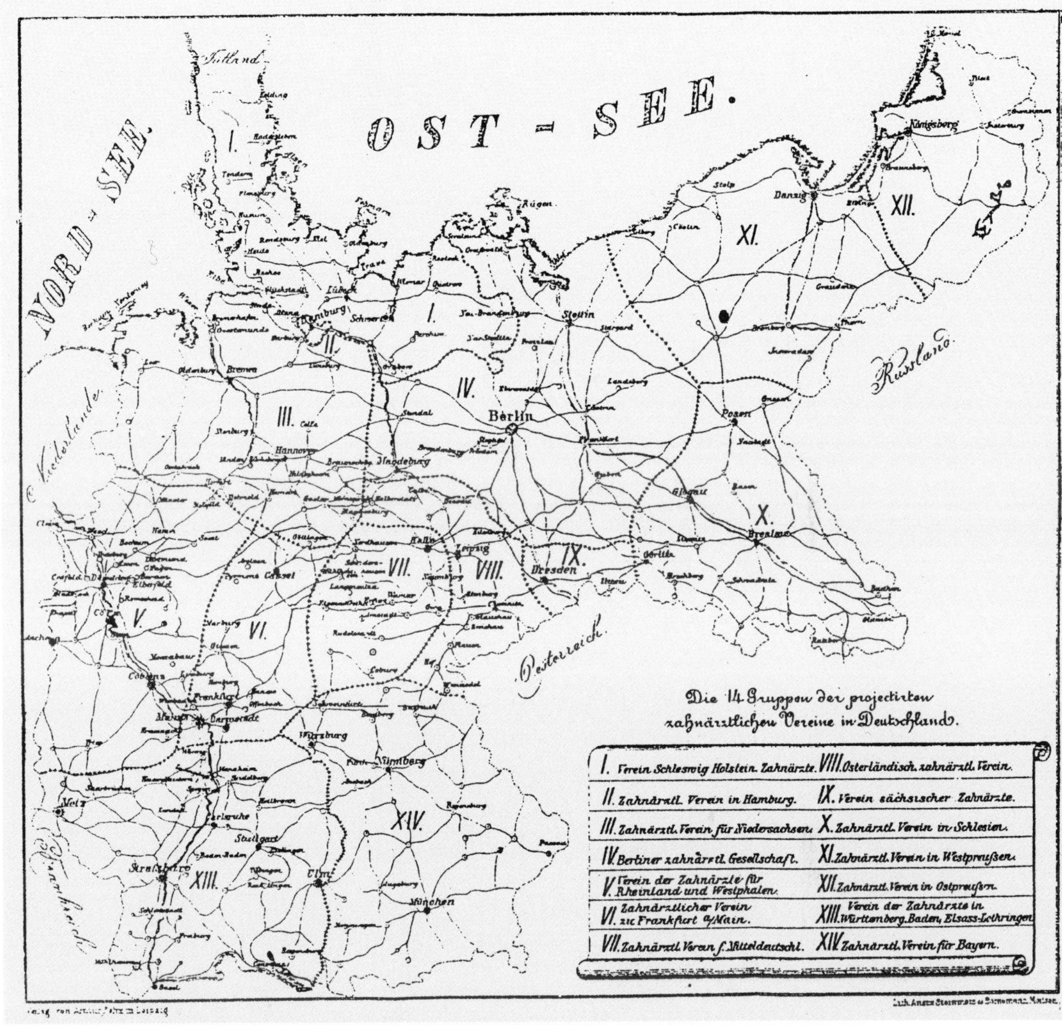

Abb. 2-2 Die 14 Gruppen der projektierten zahnärztlichen Vereine in Deutschland, nach Vorschlägen von Friedrich Kleinmann (1884).

rufen (Abb. 2-2). Aus ihm ging sehr viel später, nämlich 1933, die heutige „Deutsche Gesellschaft für Zahn-, Mund- und Kieferheilkunde" (DGZMK) hervor[10]. Allerdings fand der CVdZ zunächst nur zögerlich zu wirksamen standespolitischen Initiativen (vgl. Kapitel 10)[3].

Ein wesentlicher Grund für die langsame Entwicklung des Berufsstands war die Tatsache, dass die Zahnbehandlung noch immer als *ultima ratio* – als letzte Option – angesehen wurde. Insofern blieb die Nachfrage nach Zahnärzten letztlich begrenzt[5,6,16]. Hinzu kamen weiterhin bescheidene Verdienstmöglichkeiten (vgl. hierzu auch Kapitel 1).

Der deutsche Weg: Die Tertiareife als schulische Vorbildung

Dennoch bleibt festzuhalten, dass das „preußische Medizinalreglement" von 1825 den wichtigen Startschuss für die Entwicklung des modernen Zahnarztberufes gab[3]. Auch wurde im Reglement festgelegt, dass zur zahnärztlichen Prüfung künftig nur Personen zugelassen werden sollten, die „Zeugnisse über den fleißigen Besuch der Vorlesungen über Anatomie, allgemeine und spezielle Chirurgie, Operationslehre, Arzneimittellehre und chirurgische Klinik beibringen" könnten. Eine „Instruktion" von 1836 ergänzte diese Bestimmungen: Als schulische Vorbildung war damals lediglich die „Tertiareife" erforderlich; sie lag somit noch unter der „Mittleren Reife", die damals als „Sekundarreife" bezeichnet wurde[3]. Trotzdem war das Medizinalreglement wichtig, denn viele weitere Staaten des Deutschen Bundes orientierten sich an ebendiesem Regelwerk, sodass es nationalen Vorbildcharakter besaß.

Frühe Zahnärzte in anderen Staaten: Ein Vergleich

Wie aber war es in dieser Zeit *außerhalb* Deutschlands um den Zahnarztberuf bestellt?

Tatsächlich änderten sich auch hier – ähnlich wie im Deutschen Bund – vielfach die rechtlichen und faktischen Rahmenbedingungen für die Zahnärzte:

In der Schweiz praktizierten z. B. zu Beginn des 19. Jahrhunderts noch etliche gewerbetreibende Zahnbehandler, die z. T. weiterhin als Wanderheiler auftraten, mehrheitlich aber bereits – zumeist im ländlichen Raum – *ansässig* waren. Ihrer eigentlichen Herkunft nach handelte es sich hierbei u. a. um Marktschreier, Bader, Goldschmiede und Instrumentenmacher. Allerdings war z. B. in Bern bereits 1807 eine kleine Prüfung für Zahnbehandler in den Fächern Anatomie, Physiologie und Pathologie eingeführt worden, bei der zudem auch einzelne praxisrelevante Kenntnisse abgefragt wurden. Die kantonalen Sanitätsgesetze beschrieben das betreffende Behandlerkollektiv in dieser Zeit summarisch als „Zahnärzte, Zahnkünstler, Zahnoperateure oder Afterärzte" – diese Zusammenstellung gibt einen deutlichen Hinweis auf die weiterhin heterogene Ausbildung der Schweizer Zahnbehandler und deren geringes soziales Ansehen[17,18]. Zudem gab es auch in der Schweiz einige niedere Wundärzte, die sich auf die Zahnheilkunde spezialisiert hatten. Sie mussten hierfür allerdings – zumindest in manchen Kantonen – eine praktische Ausbildung bzw. Lehre bei einem Zahnbehandler nachweisen. Die 1886 gegründete „Schweizerische Zahnärzte-Gesellschaft" („Société Suisse d' Odonto-stomatologie", SSO) verfolgte dann konsequent das Ziel einer Akademisierung der Berufsgruppe. Tatsächlich wurde bereits 1888 das schweizerische Bundesgesetz über Medizinalpersonen erweitert und der Titel eines „eidgenössisch diplomierten Zahnarztes" etabliert. Die neue Prüfungsordnung für Zahnärzte sah nun den Nachweis eines humanistischen Gymnasiallehrganges sowie ein 7-semestriges Hochschulstudium vor[17,18].

Einen anderen Weg beschritt Österreich: Auch hier praktizierten in der ersten Hälfte des 19. Jahrhunderts noch viele Zahnbehandler ohne regelhafte Ausbildung. Obwohl man den existierenden Ausbildungsstätten für die „niedere Chirurgie" den Auftrag erteilt hatte, auch die Zahnheilkunde zu unterrichten und entsprechende Prüfungen abzuhalten, blieb die Qualifikation der österreichischen Zahnbehandler heterogen. So dehnten z. B. immer wieder Zahntechniker ihren Tätigkeitsbereich auf die Patientenbehandlung aus, ohne hierzu berechtigt zu sein. Um den bestehenden Missständen entgegenzuwirken, entschloss sich die Regierung mit Wirkung vom 14. September 1842 zum Erlass eines Hofkanzleidekrets. Dieses erlaubte fortan ausschließlich akademischen Ärzten, die Zahnheilkunde zu praktizieren: Der österreichische Zahnarzt sollte also - genau wie etwa ein Internist - ein vollständiges Medizinstudium absolvieren und sich erst dann - als Vollmediziner - auf die Zahnheilkunde spezialisieren. Die Zahnärzte sollten dementsprechend in Österreich *keine* eigene Berufsgruppe bilden, sondern in der Ärzteschaft aufgehen. Das Dekret war tatsächlich der Startschuss zu einem österreichischen Sonderweg, auf den an anderer Stelle zurückzukommen ist (vgl. Kapitel 4)[18].

Die erste spezifische zahnärztliche Hochschulausbildung wurde europaweit 1859 an der „London School of Dentistry" angeboten. Zuvor hatte sich dort 1856 bereits die „Odontological Society of London" konstituiert. Allerdings praktizierten zu dieser Zeit auch in Großbritannien noch etliche unqualifizierte Zahnbehandler. Erst in den 1870er Jahren fand man zu gezielten Gegeninitiativen: So entstanden der „British Dentists Act" (1878) und das „Dentists Register" (1879), in das Zahnärzte mit Qualifikationsnachweis aufgenommen wurden. Beide Maßnahmen hatten letztlich das Ziel, die Berufsbezeichnungen „dentist" und „dental surgeon" zu schützen und der unbefugten Verwendung dieser Bezeichnungen entgegenzutreten. Zudem bemühte sich auch die 1880 gegründete „British Dental Association" um eine systematische Enttarnung von Zahnbehandlern, die illegal tätig waren oder Berufsbezeichnungen führten, für die sie keine Berechtigung besaßen. Allerdings wichen die betreffenden Personen nicht selten auf die nicht explizit geschützten Begriffe „dental consultants" oder „dental experts" aus, sodass das Register die gewünschte Wirkung zumindest teilweise verfehlte[2,14].

Obwohl bereits um 1700 in Paris ein Eignungstest eingeführt worden war, der die Tätigkeit als „chirurgien-dentiste" an eine standardisierte Qualifikation band, kam der zahnärztliche Berufsbildungsprozess in Frankreich lange Zeit nicht entscheidend voran. Insbesondere im Zuge der Französischen Revolution (1789–1799) wurde eine Reihe von Gesetzen und Verordnungen, gerade auch im Bereich des Gesundheitswesens, abgeschafft. In der Folge unterlag die Praxis der Zahnbehandlung keinen Beschränkungen mehr, d. h., sie konnte von jedermann ohne Ausbildung oder Qualifikation ausgeübt werden. Obwohl die 1845 gegründete „Société de chirurgie dentaire de Paris“ fortan das erklärte Ziel verfolgte, die Zahnheilkunde auf approbierte Zahnbehandler zu beschränken, war ihren Initiativen kein Erfolg beschieden. Stattdessen bestätigte das zuständige Kassationsgericht 1846 die Sichtweise, dass die Praxis der Zahnheilkunde allen offen stünde. Erst im letzten Viertel des 19. Jahrhunderts nahm der zahnärztliche Professionalisierungsprozess Fahrt auf: 1879 konnte die „Ecole dentaire Paris“ ins Leben gerufen werden; am 30. November 1892 wurde dann ein staatliches Diplom für den „chirurgien-dentiste“ eingeführt und durch das sogenannte Chevandier-Gesetz verbindlich geregelt. Allerdings war für die Ausbildung, die nunmehr auf drei Jahre festgelegt wurde, kein Abitur erforderlich; es reichte ein „certificat d'études primaires“, was dem Abschluss einer Regelschule entsprach[12,15].

In den USA waren die Verhältnisse wiederum anders: 1810 erhielt Horace Henry Hayden (1769–1844) die erste zahnärztliche Lizenz; sie wurde von der „Medical and Chirurgical Faculty of Maryland“ erteilt. 1840 konnte dann in Baltimore die weltweit erste zahnärztliche Ausbildungsstätte etabliert werden: die „University of Maryland School of Dentistry“. Zur selben Zeit wurde der „Doctor of Dental Surgery“ (D.D.S.) ins Leben gerufen; zudem folgte – ebenfalls noch 1840 – mit „The American Journal of Dental Science“ bereits die erste zahnärztliche Fachzeitschrift. Zuvor hatte sich 1834 mit der „Society of Surgeon-Dentists in the City and State of New York“ der erste regionale zahnärztliche Verein gegründet. Schließlich wurde 1859 mit der „American Dental Association“ die erste nationale zahnärztliche Vereinigung ins Leben gerufen – also just zu dem Zeitpunkt, als in Deutschland der Central-Verein aus der Taufe gehoben wurde. Wie zügig allerdings in der Folgezeit der zahnärztliche Professionalisierungsprozess in den USA voranschritt, belegt die Tatsache, dass dort bis zum Ende des 19. Jahrhunderts bereits ca. 60 Hochschulen für Zahnärzte entstanden waren[18].

Zahnarzt, Dental Surgeon oder chirurgien-dentiste?

Es fällt auf, dass sich für die Zahnärzte in Großbritannien, in Frankreich und in den USA – anders als im deutschen Sprachraum – Berufsbezeichnungen etablierten, die den chirurgischen Aspekt der zahnärztlichen Tätigkeit herausstellten. Besonders deutlich wird dieser Sachverhalt in der französischen Denomination „chirurgien-dentiste“. Er zeigt sich aber auch in Großbritannien, wo die Berufsbezeichnungen „dentist“ und „dental-surgeon“ gleichermaßen gängig waren. In den USA offenbarte sich der Bezug zur Chirurgie nicht nur in dem gelegentlich gebrauchten Terminus „surgeon-dentist“, sondern vor allem in der zahnärztlichen Doktorwürde, die für den Bereich der „Dental Surgery“ (D.D.S.) verliehen wurde – und wird, denn der D.D.S. hat bis heute Bestand, wenngleich es dort heutzutage auch Universitäten gibt, die den Grad eines D.M.D. („Doctor of Medicine in Dentistry“ oder „Doctor of Dental Medicine“) vergeben.

Der inhaltliche Bezugspunkt für die erwähnten, die *Chirurgie* betonenden Bezeichnungen war und ist offensichtlich: Die Zahnheilkunde entwickelte sich, wie bereits ausgeführt, zumindest teilweise aus der (niederen) Chirurgie und bestand ursprünglich im Wesentlichen im „Zähnereißen". Diese Feststellung trifft im Grundsatz auch für Deutschland zu. Dennoch etablierte sich hier die Bezeichnung „Zahnarzt". Sehr viel später – in den 1910er Jahren – sollte übrigens der Bezug zur Chirurgie auch in Deutschland zu einem wichtigen Diskussionspunkt werden: Als es um die Einführung einer zahnärztlichen Doktorwürde ging, wandten sich einige Vertreter der Ärzteschaft gegen die diskutierte Variante „Dr. *med.* dent." – mit dem Argument, dass die Zahnärzte schließlich nicht (Voll-)Medizin studiert hätten und entsprechend keine Ärzte seien. Stattdessen schlugen sie den „Dr. *chir.* (dent.)" vor, um so die handwerklich-chirurgische Prägung des Berufes herauszustellen. Allerdings wies die deutsche Zahnärzteschaft diese Argumentation erbost zurück, trat mehrheitlich dezidiert für den Dr. med. dent. ein und konnte sich letztlich 1919 mit ihrer Position durchsetzen (vgl. hierzu Kapitel 6).

Gasthörer ohne Abitur

Doch zurück zur Situation der deutschen Zahnärzte nach 1825: Zunächst konnten angehende Zahnärzte zumindest in Preußen die ursprünglich für angehende Wundärzte errichteten medizinisch-chirurgischen Lehranstalten besuchen und so wichtige Fachkenntnisse erwerben. Allerdings wurden diese Anstalten in der Mitte des 19. Jahrhunderts im Zuge der sukzessiven Einschränkung bzw. Aufhebung des Wundarztberufs geschlossen[11]. Fortan sollten sich die Kandidaten der Zahnheilkunde die erforderliche Theorie an den Universitäten aneignen – allerdings ohne dort als reguläre Studenten immatrikuliert zu sein, eben weil die Zahnheilkunde zu jenem Zeitpunkt noch nicht zu den akademischen Studiengängen gehörte. Hier offenbarte sich gleich das nächste Problem: Es gab in Deutschland zunächst kaum universitäre Dozenten für das Fach Zahnheilkunde. Die meisten Lehrinitiativen verdankten sich Einzelpersonen und waren zumeist sporadischer Natur (vgl. Tabelle 2-1).

Doch problematisch war nicht allein, dass die Vorlesungen über zahnmedizinische Themen dünn gesät waren. Ebenso unglücklich war die Tatsache, dass die betreffenden Dozenten zumeist keine ordentlichen Fakultätsmitglieder waren, ihr Unterricht oft unzureichend bzw. unregelmäßig angekündigt wurde und zudem häufig in privaten Räumlichkeiten abgehalten werden musste[9]. Immerhin entstand um die Jahrhundertmitte die erste fachspezifische Einrichtung auf deutschem Boden: die 1855 eröffnete Berliner Klinik für Mundkrankheiten. Auch sie verdankte sich jedoch der *privaten* Initiative des Zahnarztes und Klinikleiters Eduard Albrecht (1823–1883, Abb. 2-3). Tatsächlich sollte es weitere 29 Jahre dau-

Tabelle 2-1 Erste Vorlesungsankündigungen über Zahnheilkunde in deutschsprachigen Universitätsstädten (bis 1869)[3].

Jahr	Dozent	Stadt
1797	C. F. Closs	Tübingen
1802	C. J. Ringelmann	Würzburg
1821	G. Carabelli	Wien
1827/28	J. F. W. Hesse	Berlin
1828/29	J. Schwörer	Freiburg
1843	M. Heider	Wien
1850	C. W. L. Schmedicke	Berlin
1851	R. v. Welz	Würzburg
1853	E. Albrecht	Berlin
1856	G. Koch	München
1862	J. Billeter	Zürich
1866	V. Tanzer	Graz
1868	R. Hohl	Halle

ern, bis in Berlin das erste *staatliche* Zahnärztliche Universitätsinstitut Deutschlands eröffnet werden konnte.

Aus den Ausführungen ergibt sich, dass die zeitgenössischen deutschen Zahnärzte nur geringe Möglichkeiten besaßen, sich universitär weiterzubilden. Die eigentliche Ausbildung erfolgte so auch nach der Jahrhundertmitte in den zahnärztlichen Praxen[3].

Die Einführung der Primareife als Studienvoraussetzung

1869 wurde dann in Preußen eine neue zahnärztliche Prüfungsordnung erlassen. Sie schrieb als schulische Vorbildung nunmehr die Primareife vor; Letztere bedeutete die Versetzung von der Obersekunda in die Unterprima und ist am ehesten mit der heutigen Fachhochschulreife zu vergleichen.

Die neue Prüfungsordnung blieb damit hinter den zahnärztlichen Erwartungen zurück, denn der 1859 gegründete und bis 1866 von dem Arzt und Zahnarzt Moriz Heider (1816–1866, Abb. 2-4) geführte CVdZ hatte über Jahre die Forderung erhoben, die zahnärztliche Ausbildung an das Abitur zu binden und den Zahnarztberuf so zu akademisieren (vgl. Kapitel 5)[3].

Auch die Situation an den Universitäten sollte sich nicht entscheidend verbessern: Obgleich die Kandidaten der Zahnheilkunde fortan einen zweijährigen Uni-

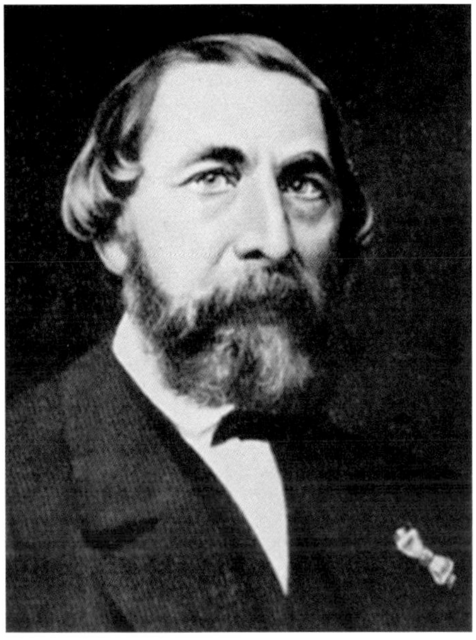

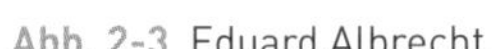

Abb. 2-3 Eduard Albrecht.

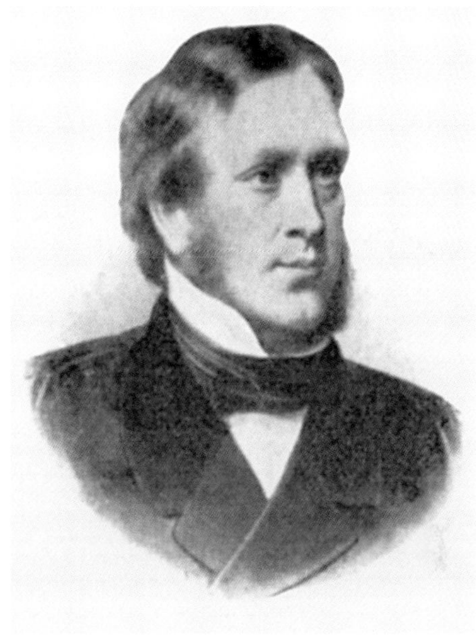

Abb. 2-4 Moriz Heider.

versitätsbesuch nachweisen mussten, wurden sie im Unterschied zu den Medizinstudenten weiterhin als „immature", d. h. nicht regulär immatrikulierte Hörer geführt – eben weil sie keine allgemeine Hochschulreife („Matura"; lat. maturitas = die Reife) mitbrachten. Zudem wurden sie formal der Philosophischen Fakultät zugerechnet. Auch das Lehrangebot blieb sehr begrenzt. Dennoch sah man in der 1869 eingeführten Prüfungsordnung zumindest einen Etappensieg auf dem Weg zur Akademisierung des jungen zahnärztlichen Berufsstandes[3].

Die Einführung der Kurierfreiheit

Doch just zu diesem Zeitpunkt wurde – zunächst im sogenannten Norddeutschen Bund (1869), dann auch im gesamten neu gegründeten Deutschen Reich (1972) – die sogenannte Kurierfreiheit eingeführt. Hierdurch wurde es auch Laien rechtlich erlaubt, medizinische Behandlungen durchzuführen: das Kurieren war damit allgemein freigegeben[1,4,8]. Allein die Führung der Berufsbezeichnungen „Arzt" und „Zahnarzt" blieb noch approbierten Heilpersonen vorbehalten. Für die deutsche Zahnärzteschaft sollte die Liberalisierung der Heilkunde schwerwiegende Folgen haben, da sie den weiteren Professionalisierungsprozess erheblich verzögerte. Die zahnärztlichen Standespolitiker waren über viele Jahrzehnte hinweg damit beschäftigt, Gegeninitiativen zu entwickeln (vgl. Kapitel 3).

Literatur

1. Bunge H. Heilberufe und Kurierfreiheit, ihre rechtshistorische Entwicklung vor und in der G.O. 1869. Diss. med. Würzburg 1929.
2. Gelbier S. 125 Years of Developments in Dentistry, 1880–2005. Part 2: Law and the dental profession. British Dental Journal 2005;199:470–473.
3. Groß D. Die schwierige Professionalisierung der deutschen Zahnärzteschaft (1867–1919) (= Europäische Hochschulschriften, Reihe 3, 609). Diss. phil. Saarbrücken 1993. Frankfurt a. M.: Lang, 1994.
4. Groß D. Die dynamisierende Wirkung der Kurierfreiheit. Mag.-Arb. Saarbrücken 1990. Marburg: Tectum-Verl., 1996.
5. Groß D. Die Aufhebung des Wundarztberufs: Ursachen, Begleitumstände und Auswirkungen am Beispiel des Königreichs Württemberg (1806–1918) (= Sudhoffs Archiv, Beiheft 41). Stuttgart: Steiner, 1999.
6. Groß D. Die Handwerkschirurgen als Gründer des Zahnarztberufs: Legendenbildung oder historische Realität? Würzb Medizinhist Mitt 1999;18:359–374.
7. Groß D. Zahnarzt. In: Gerabek WE, Haage BD, Keil G, Wegner W (Hrsg.). Enzyklopädie Medizingeschichte. Berlin, New York: de Gruyter, 2005:1515.
8. Groß D. Kurierfreiheit. In: Gerabek WE, Haage BD, Keil G, Wegner W (Hrsg.). Enzyklopädie Medizingeschichte. Berlin, New York: de Gruyter, 2005:815.
9. Groß D. Wegbereiter der Zahnheilkunde. Carl Joseph Ringelmann – Erster Unidozent im Fach Zahnheilkunde. Zahnärztl Mitt 2018;107(9):100f.
10. Groß D, Schäfer G. Geschichte der DGZMK 1859–2009. Berlin: Quintessenz, 2009.
11. Huerkamp C. Der Aufstieg der Ärzte im 19. Jahrhundert. Vom gelehrten Stand zum professionellen Experten: Das Beispiel Preussens (= Kritische Studien zur Geschichtswissenschaft, 68). Göttingen: Vandenhoeck & Ruprecht, 1985.
12. Legent F. Une brève histoire de la stomatologie, März 2012, http://www.biusante.paris descartes.fr/histoire/medica/orl/i.php [29.09.2018]
13. Nauck ET. Aus der Geschichte der Freiburger Wundärzte und verwandter Berufe (= Veröffentlichungen aus dem Archiv der Stadt Freiburg im Breisgau, 8). Freiburg i. Br.: Wagner, 1965.
14. Richards ND. The dental profession in the 1860s. In: Poynter FNL (Hrsg.). Medicine and science in the 1860s. London: Wellcome Inst. of the History of Medicine, 1968:267–288.
15. Roger E. Code chirurgien-dentiste. Explication de la loi du 30 Novembre 1892, sur l'exercice de la médecine, en ce qui concerne exclusivement les Chirurgiens-Dentistes. Paris 1893, Juni 2011, http://www.archive.org/details/codechirurgiende00roge [29.09.2018]
16. Sander S. Handwerkschirurgen. Sozialgeschichte einer verdrängten Berufsgruppe (= Kritische Studien zur Geschichtswissenschaft, 83). Göttingen: Vandenhoeck & Ruprecht, 1989.
17. Schlosser H. Vom Zahnreißer zum eidgenössisch diplomierten Zahnarzt. Aus Basels zahnärztlicher Entwicklungsgeschichte im 19. Jahrhundert. Zürich: Berichthaus, 1936.
18. Strübig W. Geschichte der Zahnheilkunde. Eine Einführung für Studenten und Zahnärzte. Köln: Dt. Ärzte-Verlag, 1989.
19. Stürzbecher M. Zur Geschichte der Ausbildung von Wundärzten in Berlin in der 1. Hälfte des 19. Jahrhunderts. Forschungen und Fortschritte 1959;33:141–147.
20. Wiegel P. Zahnärzte und Zahnbehandlung im alten Frankfurt am Main bis zum Jahre 1810. München: Barth, 1957.

3 Die Einführung der Kurierfreiheit: Auch Laien dürfen behandeln

Aus heutiger Sicht ist kaum noch nachzuvollziehen, warum sich die politischen Entscheidungsträger 1869 bzw. 1872 zur Freigabe der Medizin und Zahnheilkunde für ungeprüfte Behandler entschlossen[4,5,7].

Um den Hintergründen dieser Entscheidung auf die Spur zu kommen, ist es erforderlich, sich die Argumente der Fürsprecher dieser Initiative näher anzusehen. Eine maßgebliche Rolle spielte hierbei ausgerechnet eine *ärztliche* Bittschrift – namentlich die Petition der liberalen „Berliner Medizinischen Gesellschaft" (BMG) –, die an den Reichstag adressiert war. In ihrem Gesuch argumentierten die Berliner Ärzte, dass allein der Patient die Entscheidung treffen sollte, wem er sich anvertrauen wolle. Die häufigen Übertritte von Kurpfuschern hätten gezeigt, dass das Verbot der Behandlung durch ungeprüfte Personen rechtlich ohnehin wirkungslos sei. Derartige „Stümper" würden letztlich entweder freigesprochen oder durch eine Bestrafung noch zu Märtyrern gemacht – deshalb sei die Freigabe der Heilkunde die *bessere* Alternative. Unterzeichnet war die Petition unter anderen von dem renommierten Pathologen und Politiker Rudolf Virchow (1821–1902). Dem Gesuch schlossen sich im Jahr 1869 mehrere weitere Ärztevereine an[4,5].

Auch von Nichtapprobierten wurden Petitionen an den Reichstag gerichtet. Darunter befanden sich immerhin zwei Gesuche von nichtapprobierten Zahnbehandlern aus Berlin und Breslau. Beide Bittschriften forderten – erwartungsgemäß – ebenfalls die Freigabe der Heilkunde. Für den weiteren Verlauf der Beratungen spielten diese Petitionen jedoch im Unterschied zum Gesuch der renommierten BMG keine maßgebliche Rolle. Bezeichnenderweise traten die deutschen Zahnärzte als Petenten *überhaupt nicht* in Erscheinung[4,5].

Als Gegner der Kurierfreiheit bekannte sich der preußische Kultusminister Dr. Heinrich von Mühler (1813–1874). Er berief sich auf die „Wissenschaftliche Deputation für das Medizinalwesen", die sich für die Beibehaltung des Strafgebots gegen die Kurpfuscherei ausgesprochen hatte. Auch der Präsident des Bundeskanzleramts des Norddeutschen Bundes, Rudolph von Delbrück (1817–1903), trat gegen eine Freigabe der Heilkunde ein. Der Staat, so von Delbrück, habe letztlich dafür Sorge zu tragen, dass nur qualifizierte Heilpersonen zugelassen seien[4,5].

Trotz dieser Bedenken fiel die endgültige Abstimmung über die Gewerbeordnung (GO) zugunsten der Kurierfreiheit aus. Die GO trat, wie erwähnt, zunächst 1869 für den Bereich des von Preußen angeführten Norddeutschen Bundes in Kraft; 1872 wurde sie dann im gesamten Gebiet des 1871 neu gegründeten Deutschen Reiches rechtswirksam[1,4,5,10].

Kaum jemand dürfte zu diesem Zeitpunkt geahnt haben, dass die Freigabe der Heilkunde für Laienbehandler rund sechs Jahrzehnte – bis zum Erlass des Heilpraktikergesetzes im Jahr 1939 – Bestand haben sollte[5,7]. Letztlich liegen aber auch die Wurzeln für den bis heute existenten Berufsstand des Heilpraktikers in der Laienheilkunde – handelt es sich hierbei doch um Personen, die in der Heilkunde tätig sind, ohne als Arzt oder Psychologischer Psychotherapeut approbiert zu sein (§ 1 des besagten Heilpraktikergesetzes). Heilpraktikern ist zwar keine Ausbildung vorgeschrieben; sie müssen jedoch eine staatlich geregelte Prüfung absolvieren. Auch der Heilpraktikerberuf war von Anfang an umstritten – und ist es bis heute: So legte der „Münsteraner Kreis" im August 2017 ein Memorandum vor, das zwei Lösungsvorschläge diskutiert: einerseits eine Abschaffung des Heilpraktikerberufs, andererseits die Einführung spezialisierter „Fach-Heilpraktiker" im Sinne einer Zusatzqualifikation für bereits etablierte Gesundheitsfachberufe[14].

Fehlendes Rüstzeug

Doch zurück zu den 1870er Jahren: Während die fachlich und gesellschaftlich längst etablierte akademische Ärzteschaft mit dem Zustrom nichtapprobierter Behandler von Anfang an vergleichsweise gut zurechtkam, traf dies für die Zahnärzte nicht zu – eben *weil* ihre Zahl gering, ihr Ansehen mäßig und ihr Verbandswesen zudem nicht allzu schlagkräftig waren. Mit anderen Worten: Die junge, noch kaum konsolidierte Berufsgruppe der Zahnärzte war für die Auseinandersetzung mit der nichtapprobierten Konkurrenz sehr viel schlechter gerüstet als der Ärztestand[4,5]. Für die Zahnärzteschaft sollte sich die mit der Kurierfreiheit vollzogene gesundheitspolitische Wende daher als besonders einschneidend, ja in manchen Situationen geradezu als verhängnisvoll erweisen (Abb. 3-1).

Tatsächlich hatte es in Deutschland, wie oben angedeutet, auch bereits vor 1869 auf allen Gebieten der Heilkunde Laienbehandler gegeben. Allerdings waren diese bis zu diesem Zeitpunkt *illegal* tätig gewesen, weil ein „Kurierverbot" für nichtqualifizierte Personen bestand. Deshalb waren sie vor allem in Regionen anzutreffen, in denen keine strenge Kontrolle stattfand, oder sie übten ihre Heilkunde im Umherziehen aus, um sich bei drohender Strafverfolgung besser bzw. schneller entziehen zu können[6]. Von den Zahnärzten waren die Behandler ohne Qualifikationsnachweis oft abwertend als „Kurpfuscher", „Quacksalber" oder

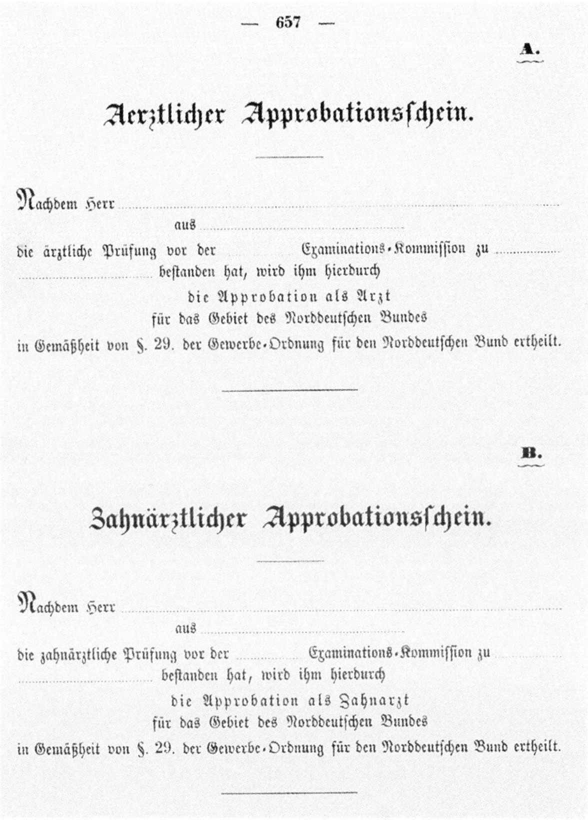

— 657 —

A.

Aerztlicher Approbationsschein.

Nachdem Herr ....

aus ....

die ärztliche Prüfung vor der .... Examinations-Kommission zu ....

.... bestanden hat, wird ihm hierdurch

die Approbation als Arzt

für das Gebiet des Norddeutschen Bundes

in Gemäßheit von §. 29. der Gewerbe-Ordnung für den Norddeutschen Bund ertheilt.

B.

Zahnärztlicher Approbationsschein.

Nachdem Herr ....

aus ....

die zahnärztliche Prüfung vor der .... Examinations-Kommission zu ....

.... bestanden hat, wird ihm hierdurch

die Approbation als Zahnarzt

für das Gebiet des Norddeutschen Bundes

in Gemäßheit von §. 29. der Gewerbe-Ordnung für den Norddeutschen Bund ertheilt.

Abb. 3-1 Approbationsschein des Norddeutschen Bundes, approbierten Zahnbehandlern vorbehalten, 1869.

„Medikaster" bezeichnet worden. Tatsächlich entstammte ein Teil der nichtapprobierten Zahnbehandler bestimmten Handwerksberufen wie dem des Instrumentenmachers, Goldarbeiters, Mechanikers oder Zahntechnikers; manche wurden aber auch ganz ohne handwerkliche Vorbildung tätig[4,6].

Der Aufstieg der Zahnkünstler

In den Jahren nach der Freigabe der Heilkunde wuchs die Gesamtzahl der Behandler sprunghaft an. Gerade die Zahnheilkunde zog dabei viele Nichtapprobierte an: Schon 1890 kamen auf einen Zahnarzt drei nichtapprobierte Zahnbehandler. Da Letztere sich nicht „Zahnärzte" nennen durften – ein Verstoß gegen eine solche Titelanmaßung war nach Paragraf 147 der GO unter Strafe gestellt – entschieden sich viele für die Bezeichnung „Zahnkünstler", sodass sich diese Bezeichnung bald durchsetzte.

Besagte „Zahnkünstler" übertrumpften die Zahnärzte aber nicht nur zahlenmäßig, sondern fanden sehr rasch zu einer wirksamen Interessenvertretung. Erste Ortsgruppen von Zahnkünstlern lassen sich ab 1874 nachweisen, und bereits 1880 konstituierte sich mit dem „Verein deutscher Zahnkünstler" (VdZ) die erste zentrale, nationale Organisation der nichtapprobierten Zahnbehandler. Bald richteten die nichtapprobierten Zahnbehandler zudem eine „ständige Deputation" ein – eine Art „Task Force" mit dem Ziel, berufspolitische Themen aufzugreifen und zahnärztlichen Angriffen effektiv entgegenzutreten[4,8,12].

Schon bald wurde offenkundig, dass die Bevölkerung zwischen Approbierten und Nichtapprobierten nicht wirklich zu unterscheiden wusste – sehr zum Leidwesen der Zahnärzte. Letztere sahen hierdurch nicht nur ihr eigenes Ansehen als Berufsgruppe bedroht, sondern sorgten sich auch um das Wohl und die Zahngesundheit der Bevölkerung[3]. Tatsächlich begünstigte die lasche Rechtsprechung die Zunahme an Betrügereien und fehlerhaften Behandlungen. Zahlreiche Gerichtsurteile dieser Zeit belegen, dass die geringe Qualifikation so manchem Laienbehandler letztlich als *schuldmindernd* angerechnet wurde[4].

Unterdessen bauten die Zahnkünstler ihr Vereinsnetz konsequent aus: 1891 beschloss der VdZ in Köln im Rahmen einer Generalversammlung, auch Mitglieder der „Provinzialvereine" aufzunehmen. Die Zahl jener Verbände belief sich zu diesem Zeitpunkt bereits auf 16 bei insgesamt circa 350 Mitgliedern. 1902 wurden dann schon 25 Einzelverbände mit insgesamt 1154 Mitgliedern gezählt. Damit waren um die Jahrhundertwende bereits mehr als 60 Prozent der Zahnkünstler in Deutschland in Verbänden organisiert[4,8,12]. 1900 konnten die Zahnkünstler in Berlin zudem das erste „Zahntechnische Lehr-Institut" errichten; rasch folgten weitere Einrichtungen. Wichtigste Aufgabe dieser Ausbildungsstätten war die Durchführung von Abschlussprüfungen für Zahnkünstler. Ziel war somit die Etablierung einer Art „Lizenz" zur Behandlung, die als Äquivalent zur zahnärztlichen Approbation erscheinen sollte. 1903 wurde zudem eine eigene Prüfungsordnung verabschiedet; sie sollte signalisieren, dass auch die Ausbildung zum Zahnkünstler festen Standards unterlag[4,8,12].

In Wirklichkeit stellten die nichtapprobierten Zahnbehandler zu Beginn des 20. Jahrhunderts noch eine sehr heterogene Gruppierung dar. Eine 1909 veröffentlichte Statistik offenbarte, dass lediglich 31,4 Prozent von 1060 überprüften Zahnbehandlern ohne Approbation eine gewisse (allerdings unterschiedlich lange und verschieden ausgestaltete) Lehre zum Zahnkünstler anführten. 58,4 Prozent hatten zuvor als Barbier bzw. Friseur gearbeitet, weitere 10,2 Prozent hatten keinerlei fachliche Vorbildung. Ohnehin waren viele der erhobenen Angaben faktisch nicht zu überprüfen[4].

Unbestritten war dagegen die zunehmende *quantitative* Bedeutung der Zahnkünstler: Ihre Zahl stieg zwischen 1878 und 1909/10 von 735 auf 6171 – und damit um mehr als das Achtfache. Demgegenüber waren 1909/10 lediglich 2667 Zahnärzte registriert[4].

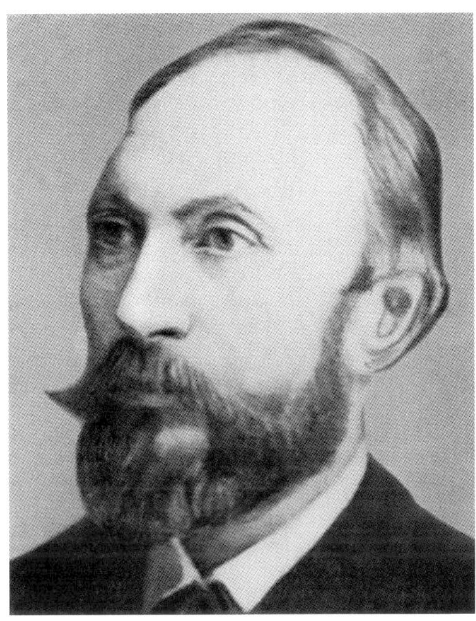

Abb. 3-2 Carl Sauer.

„Titelfrage“ und Schwindeldiplome

Es kann nicht überraschen, dass die Freigabe der Zahnheilkunde von der Zahnärzteschaft heftig bekämpft wurde. Dabei hoben die zahnärztlichen Vereine – allen voran der Zahnarzt und spätere CVdZ-Präsident Carl Sauer (1835–1892, Abb. 3-2) – zunächst vor allem auf die fragliche Ausbildung der Zahnkünstler ab. Allerdings geschah dies mit wenig Durchschlagskraft[9]. Verschärft wurde der „Dualismus“ in der Zahnheilkunde schon bald durch einen zweiten Streitpunkt: Viele Nichtapprobierte gingen entgegen den Vorgaben der Gewerbeordnung dazu über, zahnarzt*ähnliche* Berufsbezeichnungen zu führen. Die Begriffspalette reichte hierbei vom längst etablierten Begriff „Zahnkünstler“ über „Zahnoperateur“ und „Zahnartist“ bis hin zu „Spezialist für Zahnleidende“ und eben „Zahnarzt“. Nicht selten wurden aber auch die letzten Buchstaben der Berufsbezeichnung „Zahn*artist*“ auf dem Praxisschild so verschlängelt und verschoben dargestellt, dass aus der Distanz der optische Eindruck entstand, als stünde dort „Zahn*arzt*“[4].

Die zahnärztlichen Organisationen brachten viele dieser Titelanmaßungen zur Anzeige – oft ohne Erfolg. Für die nichtapprobierten Zahnbehandler schlugen sie ihrerseits die – offensichtlich abwertenden – Berufsbezeichnungen „Zahnarbeiter“ bzw. „Gebissarbeiter“ vor. Auch diese Initiative blieb ohne Wirkung, denn kein Nichtapprobierter konnte gezwungen werden, sich „Gebissarbeiter“ zu nennen. Ebenso vergeblich waren zahnärztliche Petitionen an die politischen Entscheidungsträger mit dem Ziel, die Kurierfreiheit wieder einzuschränken[4].

Zusätzliche Brisanz erhielt die „Titelfrage" durch das Aufkommen unseriöser US-amerikanischer Institute, die deutschen Zahnbehandlern den Doktorgrad – namentlich den „Doctor of Dental Surgery" (D.D.S.) – verkauften. Viele Zahnkünstler, aber auch einige Zahnärzte erlagen der Verlockung, ein derartiges „Schwindeldiplom" zu erwerben. Den deutschen Interessenten blieb in der Regel sogar die Anreise in die USA erspart – der Qualifikationsnachweis erfolgte gegen Bezahlung sozusagen auf dem Postweg. Allerdings gab es auch einige Deutsche, die es in den USA regulär zum D.D.S. brachten.

Nachdem sich 1886 sogar eine „Deutsche Vereinigung in Amerika graduierter Doktoren der Zahnheilkunde" konstituiert hatte, gewannen die Auseinandersetzungen zwischen den zahnärztlichen Interessenvertretungen und den nunmehr organisierten Trägern des D.D.S.-Titels weiter an Schärfe. So wandte sich die „Gesellschaft Berliner Zahnärzte" 1887 in einer öffentlichen Aktion an alle Zahnbehandler, die auf ihrem Praxisschild den D.D.S.-Titel führten, ohne die deutsche Approbation zu besitzen. Sie forderte Letztere dazu auf, ihre Schilder binnen drei Monaten zu entfernen – doch auch diese Initiative verhallte weitgehend ungehört[11].

Erst als der Betrug in den 1890er Jahren immer weitere Kreise zog und die Beschwerden der Zahnärzte zusehends heftiger ausfielen, erging in Preußen am 7. April 1897 eine Verordnung, wonach sämtliche *künftig* verliehenen ausländischen Doktortitel genehmigungspflichtig waren[4].

Amtlich geadelte Dentisten

Damit war die leidige „Titelfrage" jedoch noch keinesfalls gelöst. In der Zwischenzeit waren nämlich etliche Zahnkünstler dazu übergegangen, sich in „Dentist" umzubenennen. Die Zahnärzte verwiesen empört auf den romanischen und angelsächsischen Sprachgebrauch, wonach die Begriffe „dentiste" bzw. „dentist" einen approbierten Zahnarzt bezeichneten, und traten entsprechend vehement gegen die in ihren Augen unerlaubte Führung dieser zahnarztähnlichen Berufsbezeichnung ein.

Allerdings kam ein vereidigter Sachverständiger für fremde Sprachen in einem Gerichtsgutachten 1907 zum gegenteiligen Ergebnis[2,4]. Darin hieß es:

> „Die Bedeutung des Wortes ‚Dentist' ist nach dem, woraus es zusammengesetzt ist, in zweierlei zu zerlegen: in dens = Zahn und die Endsilbe ‚ist(e)'.
> Dieselbe Endsilbe wird vielen Worten solcher Personen beigelegt, die irgendeine Beschäftigung, ein Geschäft, ei-

> ne Kunst usw. ausüben, zum Beispiel ars = Kunst, Artist = Künstler, einer, der die Künste ausübt; Drogen – davon Drogist, der sich mit Drogen, sei es deren Zubereitung oder deren Behandlung, beschäftigt; Kameralist, der sich mit den Cameralia beschäftigt; Chorist, der sich mit Gesang und dem Wesen der Chöre beschäftigt usw. Es ist selbstverständlich, dass in solchen Benennungen irgendein Titel nicht vorliegt, vielmehr unter der Bezeichnung ‚Dentist' eine Person zu verstehen ist, die sich mit der Behandlung von Zähnen, wohl auch mit Verfertigung künstlicher Zähne abgibt, sodass die Benennung ‚Zahnkünstler, Zahntechniker' dasselbe sagen würde als ‚Dentist'.[...] Es ist also derjenige, der sich Dentist nennt, ein freies Gewerbe ausübender Zahntechniker, der eine Titulatur nicht beansprucht, und dem sie auch nicht zukommt. Titelbeanspruchende und -berechtigte, die ein Examen bestanden, sind Zahnärzte oder je nach Universitätsbildung Doktoren der zahnärztlichen Praxis. Weder bei einem Ausländer noch Inländer kann daher eine Verwechslung zwischen Zahnarzt und Dentist vorkommen."

Angesichts der permissiven gutachterlichen Stellungnahme überraschte es nicht, dass der „Verein deutscher Zahnkünstler" bereits 1908 den Beschluss fasste, sich offiziell in „Verein der Dentisten im Deutschen Reich" (VDDR) umzubenennen. In den nachfolgenden Jahren fand der Begriff „Dentist" so ungeachtet der zahnärztlichen Proteste immer mehr Eingang in die Behördensprache bzw. in den allgemeinen Sprachgebrauch. Somit hatte die zahnärztliche Berufspolitik eine weitere herbe Niederlage erlitten – und der Dentistenberuf war endgültig zu einer etablierten, letztlich auch amtlich geadelten Größe geworden[8,12].

Viele erfolglose zahnärztliche Initiativen sollten folgen, bevor der „Dualismus in der Zahnheilkunde" schließlich im Jahr 1952 durch die Eingliederung der praktizierenden Dentisten in den zahnärztlichen Berufsstand überwunden werden konnte (vgl. hierzu Kapitel 4)[8,13].

Literatur

1. Bunge H. Heilberufe und Kurierfreiheit, ihre rechtshistorische Entwicklung vor und in der G.O. 1869. Diss. med. Würzburg 1929.

2. Dtsch Zahnärztl Ztg 1907;6:175, 7.

3. Eulenburg A. Zur Stellung der Aerzte vor und nach der Gewerbeordnung von 1869. Dtsch Med Wochenschr 1896;22:714–716.

4. Groß D. Die schwierige Professionalisierung der deutschen Zahnärzteschaft (1867–1919) (= Europäische Hochschulschriften, Reihe 3, 609). Diss. phil. Saarbrücken 1993. Frankfurt a. M.: Lang, 1994:57–67, 163–218.
5. Groß D. Die dynamisierende Wirkung der Kurierfreiheit. Mag.-Arb. Saarbrücken 1990. Marburg: Tectum-Verl., 1996.
6. Groß D. Zahnbrecher. In: Gerabek WE, Haage BD, Keil G, Wegner W (Hrsg.). Enzyklopädie Medizingeschichte. Berlin, New York: de Gruyter, 2005:1515f.
7. Groß D. Kurierfreiheit. In: Gerabek WE, Haage BD, Keil G, Wegner W (Hrsg.). Enzyklopädie Medizingeschichte. Berlin, New York: de Gruyter, 2005:815.
8. Groß D. Vom „Gebißarbeiter" zum staatlich geprüften Dentisten: Der Berufsbildungsprozess der nichtapprobierten Zahnbehandler (1869–1952). In: Groß D (Hrsg.). Beiträge zur Geschichte und Ethik der Zahnheilkunde. Würzburg: Königshausen & Neumann, 2006:99–125.
9. Groß D, Schäfer D. Geschichte der DGZMK 1859–2009. Berlin: Quintessenz, 2009.
10. Kleinsang HO. Die Einführung der Kurierfreiheit im Jahre 1869 und ihr Einfluss auf die zahnärztliche Approbation. Diss. med. Berlin 1931.
11. Krebs L. Amerikanische Zahnärzte in Deutschland und der große Diplomschwindel (1880–1920). Diss. med. München 1974.
12. Mair B. Die Entwicklung des Standes der Dentisten unter besonderer Berücksichtigung des Dualismus zwischen Zahnärzten und Dentisten beziehungsweise deren Vorläufern. Diss. med. München 1987.
13. Maretzky K, Venter R. Geschichte des deutschen Zahnärzte-Standes. Köln: Bundesverb. d. Dt. Zahnärzte, 1974.
14. Münsteraner Kreis: Münsteraner Memorandum Heilpraktiker. Ein Statement der interdisziplinären Expertengruppe „Münsteraner Kreis" zu einer Neuregelung des Heilpraktikerwesens, 21.8.2017, http://daebl.de/BB36 [29.09.2018].

4 Zahnärzte versus Dentisten: Eine Dauerfehde und ihre späte Lösung

Bereits wenige Jahre nach der Freigabe der Heilkunde (1872) überstieg die Zahl der nichtapprobierten Zahnbehandler die der Zahnärzte (Abb. 4-1)[6]. Wie bereits erwähnt, erkannten die Nichtapprobierten zudem sehr rasch die berufspolitische Bedeutung schlagkräftiger Interessenorganisationen. Bereits 1880 konnten sie mit dem „Verein deutscher Zahnkünstler" (VdZ) eine nationale Dachorganisation gründen, und 1908 benannte sich der VdZ – gegen den Protest der Zahnärzte – in „Verein der Dentisten im Deutschen Reich" um. Dies erwies sich als kluger Schachzug, denn in der Folge gingen Behörden und Öffentlichkeit mehr und mehr dazu über, die nichtapprobierten Zahnbehandler als „Dentisten" anzusprechen. Die Kurierfreiheit hatte somit letztlich zu einer zweiten zahnbehandelnden Berufsgruppe geführt, die den Zahnärzten nunmehr in allen Bereichen Konkurrenz machte[6].

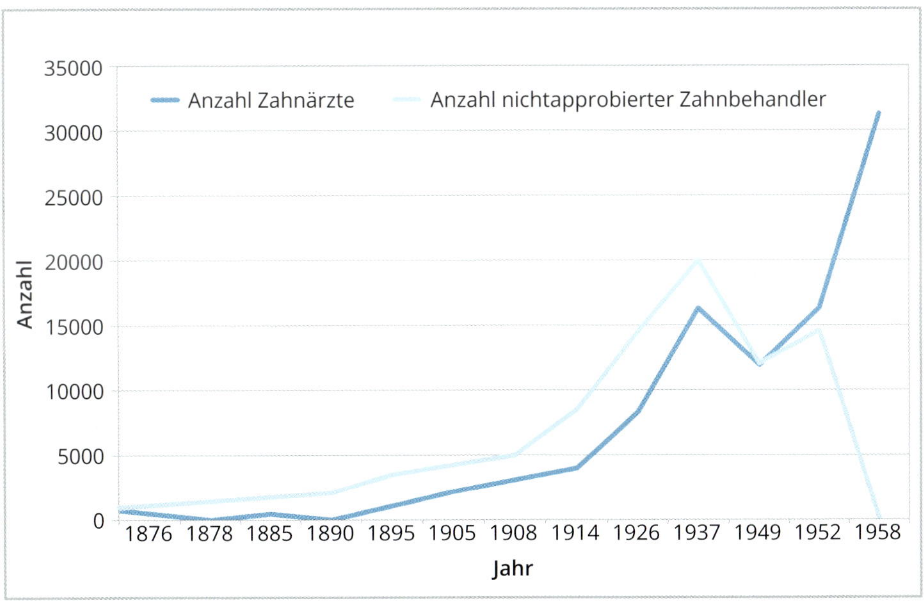

Abb. 4-1 Entwicklung der Anzahl von Zahnkünstlern bzw. Dentisten und Zahnärzten in Deutschland.

Dominanz der Dentisten

Schon in quantitativer Hinsicht erwies sich der zweite zahnbehandelnde Berufsstand als gewichtig: Zwischen 1878 und 1908 war die Zahl der selbsternannten Dentisten von 735 auf 5000 gewachsen[6,15]. Vor allem die ländlichen Regionen waren fest in den Händen der Nichtapprobierten; aber selbst in vielen Großstädten reichten die Zahnärzte quantitativ nicht an die nichtapprobierte Konkurrenz heran[2].

Ein Vergleich der zahnärztlichen Versorgung in verschiedenen Staaten um 1919/20 verdeutlicht den außergewöhnlich hohen Stellenwert der Nichtapprobierten in Deutschland[4]: Hier „versorgte" ein Dentist im Durchschnitt lediglich 6327 Einwohner. In den Niederlanden lag das Verhältnis zwischen nichtapprobierten Zahnbehandlern und Einwohnern dagegen bei 1 zu 20299. In Spanien kamen gar 73333 und in der Schweiz 112500 Einwohner auf einen rein handwerklich ausgebildeten Zahnbehandler. Demgegenüber betrug die Dichte der Mechanical Dentists in England 1 zu 5125; allerdings erlernten die Mechanical Dentists ihr Handwerk beim Zahnarzt und arbeiteten nach beendeter dreijähriger Lehre in abhängiger Stellung als zahnärztliche Gehilfen. In einigen Industriestaaten wie etwa Frankreich oder den Vereinigten Staaten war die Zahnbehandlung zu diesem Zeitpunkt ohnehin ausschließlich Zahnärzten vorbehalten[4,7].

Die „Kassenfrage"

Die zahlenmäßige Dominanz der Zahnkünstler in Deutschland sollte bald zu einem gewichtigen gesundheitspolitischen Faktor werden. Dies zeigte sich insbesondere nach der Einführung der Gesetzlichen Krankenversicherung (GKV). Denn bald wurde die Frage diskutiert, welche Zahnbehandler von den Kassen zugelassen werden sollten. Die Zahnärzte forderten für sich in der „Kassenfrage" unter Verweis auf ihre besondere Qualifikation ein Monopol. Tatsächlich arbeiteten aber etwa im Jahr 1907 1018 von 1146 erfassten Krankenkassen sowohl mit Zahnärzten als auch mit Zahnkünstlern bzw. Dentisten zusammen[7,25].

Bei den Verhandlungen zur Reichsversicherungsordnung (RVO) im Jahr 1911 spielte die Tatsache, dass die Dentisten mit 7214 von 9881 Zahnbehandlern die klare Mehrheit stellten, eine entscheidende Rolle: Man hielt sie schlichtweg für unverzichtbar. Schließlich wurden die Zahnkünstler bzw. Dentisten 1911 „mit Zustimmung der Versicherten" grundsätzlich zur Behandlung von Kassenpatienten zugelassen. Kein einziger Reichstagsabgeordneter hatte sich gegen die Berücksichtigung nichtapprobierter Zahnbehandler ausgesprochen – und die zahnärztlichen Standespolitiker hatten eine weitere Niederlage erlitten[7].

Die „Ausbildungsfrage“

Der berufliche Monopolanspruch der zahnärztlichen Minderheit war nicht zuletzt mit dem Hinweis auf die geringe Zahnarztdichte abgewiesen worden - eine Entwicklung, welche die Zahnärzteschaft letztlich selbst mitverursacht hatte: Sie hatte die schrittweise Akademisierung des Zahnarztberufs zu einer ihrer Hauptziele erklärt und im Jahr 1909 nach jahrzehntelangem Streben endlich erreicht, dass das Studium der Zahnmedizin an den Nachweis der Hochschulreife (Maturität) gebunden wurde[6,7].

Damit war zwar die angestrebte akademische Angleichung an das große Vorbild - den traditionell bildungsbürgerlichen Arztberuf - erreicht, doch in der Konsequenz bedeutete diese Politik der „Exklusivität“ eine zahlenmäßige Begrenzung des eigenen Nachwuchses. Demgegenüber bot der Dentistenberuf die Möglichkeit, ohne Abitur und zudem in deutlich kürzerer Zeit als Zahnbehandler tätig zu werden, sofern man denn überhaupt die Mühen einer regulären Ausbildung auf sich nahm. Tatsächlich wurde nämlich 1909 eine Statistik bekannt, wonach weniger als ein Drittel der Nichtapprobierten eine reguläre Lehre zum Zahnkünstler durchlaufen hatte (vgl. Kapitel 2)[20].

Außerdem war das Berufsbild des Zahnarztes durch die dauerhafte Konkurrenz des Dentistenstands nicht allzu attraktiv: Zwar besaß der Zahnarztberuf nun die gleichen Studienvoraussetzungen wie der Arztberuf - doch er hatte weiterhin nicht das gleiche Sozialprestige: Vielen Bürgern war der Unterschied zwischen approbierten und nichtapprobierten Zahnbehandlern gar nicht bewusst - insbesondere nachdem letztere sich um 1908 mehrheitlich die zahnarztähnliche Berufsbezeichnung „Dentist“ angeeignet hatten. Zudem war es vielen Nichtapprobierten gelungen, den Unterschied zu den Zahnärzten dadurch zu verwischen, dass sie Doktorgrade führten, die sie im Ausland, insbesondere in den USA, (käuflich) erworben hatten[7,10]. Auch hiergegen ging die Zahnärzteschaft zumeist vergeblich vor (vgl. Kapitel 3).

Die „Kostenfrage“

Eine weitere Erklärung für die Konsolidierung des Dentistenstands bietet der Kostenfaktor: Nichtapprobierte Zahnbehandler boten ihre Dienste zu niedrigeren Preisen an als approbierte. Genaue Angaben über die Einkommensverhältnisse der zahnbehandelnden Gruppen liegen erstmals für das Jahr 1927 vor. Hiernach erzielte jeder Zahnarzt einen durchschnittlichen Umsatz von 12771 RM, während ein Dentist durchschnittlich 6915 RM umsetzte[17].

Diese niedrigeren Preise halfen den Dentisten insbesondere bei den Verhandlungen mit den Krankenkassen - sie machten die Nichtapprobierten als Kassenbehandler attraktiv. Zahnärztlicherseits führte man die Berücksichtigung von

Dentisten als Kassenbehandler allerdings vor allem auf deren politische Nähe zu den Ortskrankenkassen zurück[7]. Letztere standen seit den 1890er Jahren überwiegend unter dem Einfluss von Gewerkschaften und Sozialdemokraten, und genau dort verortete die Zahnärzteschaft auch die Dentisten.

Abgrenzung der Dentisten gegenüber den Zahntechnikern

Ein wesentlicher Schritt auf dem Weg der beruflichen Konsolidierung war für die Dentisten die fachliche Abgrenzung gegenüber den im Labor tätigen Zahntechnikern. So verabschiedeten die Dentisten 1922 eine neue Vereinssatzung, in der explizit festgelegt wurde, dass Laboratoriumsinhaber nicht aufnahmefähig waren[31]. Damit war zugleich eine Hinwendung der Dentisten zu einem klinisch-patientenorientierten Berufsbild verbunden – ein durchaus geschickter Schachzug angesichts der anhaltenden Bemühungen der Zahnärzteschaft, Dentisten als „Gebissarbeiter" abzuwerten und sich selbst als Kliniker herauszustellen.

Die Herausbildung des Zahntechnikerberufs

Tatsächlich fand die Berufsbezeichnung „Zahntechniker" erstmals in der Reichsversicherungsordnung von 1911 offiziell Erwähnung; bis dahin wurden die im Labor tätigen Handwerker in der Tat häufig „Gebissarbeiter" genannt.

In der Folgezeit entwickelten sich die Zahntechniker und die Dentisten immer deutlicher auseinander: Der Zahntechniker wurde zum Laborarbeiter. Seit der Jahrhundertwende stieg die Zahl zahntechnischer Laboratorien, in denen Lehrlinge zu Zahntechnikern ausgebildet wurden. 1930 wurde dann „das Gewerbe der Zahntechniker, die sich nicht mit Heilbehandlung befassen", auf gemeinsamen Beschluss des „Deutschen Handwerks- und Gewerbekammertages" und des „Reichsverbandes des Deutschen Handwerks" als selbstständiges Handwerk anerkannt[23] – ein Schritt, der von der deutschen Zahnärzteschaft begrüßt und unterstützt wurde. Besagter Beschluss wurde 1951 durch das „Ulmer Abkommen" zwischen dem „Bundesverband der rein gewerblichen zahntechnischen Laboratorien" (BGZL) und dem zahnärztlichen Bundesverband bestätigt. 1958 folgte dann das „Hamburger Abkommen": Hierin verzichteten die Zahntechniker explizit auf die Eingliederung des Zahnersatzes am Patienten, und die Zahnärzte erklärten sich im Gegenzug bereit, die Existenz eines leistungsfähigen, selbstständigen Zahntechnikerstandes zu fördern[23].

Ausgleichsversuche vor der Jahrhundertwende

Während also die Abgrenzung zwischen Zahnärzten und Zahntechnikern letztlich im Konsens verlief, blieb das Verhältnis zwischen den approbierten und den nichtapprobierten Zahnbehandlern konfliktbeladen. Dennoch wurden immer wieder Ausgleichsversuche zwischen den beiden Berufsgruppen unternommen[7]. Sie gingen zunächst von den Nichtapprobierten aus, die eine offizielle Anerkennung ihres Berufs durch die Zahnärzte erhofften:

Schon 1882 hatte der „Verein deutscher Zahnkünstler" angeregt, gemeinsam mit der Zahnärzteschaft gegen das „Presseunwesen" vorzugehen. Hintergrund dieser Initiative war der Umstand, dass manche Lehrlinge bei hohen Gebühren in kürzester Zeit zu Zahnkünstlern „ausgebildet" wurden. Solche Kurzausbilder, sogenannte Pressiers, waren unter den Nichtapprobierten, aber auch unter den Zahnärzten zu finden. Die Initiative zur Beseitigung dieses Missstands hatte Louis Mueck (geb. 1838), der erste Vorsitzende des Vereins Deutscher Zahnkünstler, in einem Schreiben an den Vorstand des „Central-Vereins deutscher Zahnärzte" – der heutigen DGZMK – ergriffen. Der zahnärztliche Verein reagierte hierauf mit der folgenden harschen Antwort[13]:

> „Obwohl dem Vorstand des Central-Vereins deutscher Zahnärzte die Missstände, wie sie in Ihrer Zeitschrift angeführt wurden, nicht unbekannt sind, so ist er doch nicht in der Lage, mit den Herren selbstständigen Zahnkünstlern gemeinsame Schritte zu deren Beseitigung zu tun, weil derselbe, ohne die Tüchtigkeit einzelner verkennen zu wollen, eine Gemeinsamkeit zwischen jenen und den Zahnärzten überhaupt nicht aufzufinden vermag."

1889 war zudem eine Schrift des Zahnarztes Robert Telschow (1838–1904) mit dem Titel „Die heutige Ausbildung der deutschen Zahnärzte" erschienen. Telschow forderte einen „Einheitsstand" von Zahnbehandlern – bei weitreichenden Zugeständnissen an die Zahnkünstler[6,26]. Mueck griff die Ausführungen Telschows in einem Rundschreiben an die deutschen Zahnärzte und ihre Organe auf und schlug seinerseits ebenfalls die Gründung eines „Einheitsstandes" vor. Otto Walkhoff (1860–1934, Abb. 4-2), einer der führenden Vertreter des Central-Vereins, reagierte jedoch mit einem klaren Nein: Jeder Zahnarzt, der den Vorschlag Muecks unterstütze, würde „Selbstmord begehen". Eine solche Regelung würde für die Zahnheilkunde „einen Rückschritt von mindestens 50 Jahren bedeuten"[29].

Als nächster Standespolitiker unternahm 1896 der Zahnarzt Julius Witzel (1863–1914) den Versuch, mit der Berufsgruppe der Zahnkünstler zu einem Ausgleich zu kommen. Witzel veröffentlichte in der „Zahnärztlichen Rundschau" einen Aufruf zu einer gemeinsamen Versammlung von zahnärztlichen Verbänden,

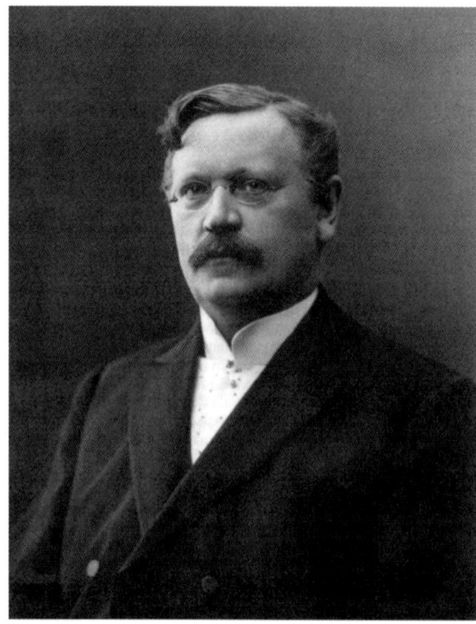

Abb. 4-2 Otto Walkhoff.

den Organisationen der Zahnkünstler und den Vertretern der Zahnärzte mit ausländischer Approbation. Die einzige Sitzung des nach Erfurt einberufenen Gremiums fand am 13. Juni 1897 in Berlin statt, blieb jedoch ohne Folgen, da zwischenzeitlich bekannt geworden war, dass sich nur 47 von 1140 hierzu befragten Zahnärzten für eine Verständigung mit den Nichtapprobierten ausgesprochen hatten[6,30].

Ausgleichsversuche im 20. Jahrhundert

Ein weiterer Einigungsversuch scheiterte 1902[6,7]. Franz Puppe (1869–1937) hatte im Auftrag des VdZ einen Brief an den Vorsitzenden des „Vereinsbundes Deutscher Zahnärzte" (VbDZ) gerichtet, der auf die „Reklamen gewissenloser Zahnärzte und Zahntechniker" Bezug nahm. Die Zahnärzteschaft hielt jedoch ein gemeinsames Vorgehen nicht für opportun[5]:

> „In dieser Beziehung sind wir Zahnärzte bereits überall im Deutschen Reiche vorgegangen und werden es auch weiter tun ohne Unterstützung der ausländischen Zahnärzte und der Zahntechniker. Unser Vorgehen wegen Anmassung zahnarztähnlicher Titel seitens der Nichtapprobierten würde sogar erlahmen, obwohl ein grosser Teil der letzteren nicht den im Bündnis stehenden Parteien angehörte."

Nach dem Ende des Ersten Weltkrieges wurden weitere Ausgleichsverhandlungen geführt. So verabschiedeten die Dentisten am 12. Juli 1919 in Kassel eine Resolution, die den Zahnärzten eine Unterstützung bei der Beseitigung bestehender Missstände in Aussicht stellte. Letztlich lehnte man jedoch die zahnärztliche Gegenforderung ab, wonach künftig nur noch Zahnbehandler mit allgemeiner Hochschulreife ausgebildet werden sollten[8].

Am 28. September 1920 kam es dann auf Initiative des preußischen Volkswohlfahrtsministeriums tatsächlich zum Entwurf einer Übereinkunft zwischen beiden zahnbehandelnden Berufsgruppen. In dem betreffenden Schriftstück erklärten sich die Zahnärzte mit der Einführung einer staatlichen Zulassungsprüfung für Dentisten einverstanden. Im Gegenzug sollten nur diejenigen Zahnkünstler zur Kassenpraxis zugelassen werden, die bereits den „Zahntechniker- bzw. Dentistenberuf" ausübten und eine Zulassungsprüfung nachweisen konnten. Doch am Ende verweigerten die Dentisten die Unterschrift unter das Dokument. Die einzige Auswirkung der Verhandlungen blieb letztlich die staatliche Zulassungsprüfung für Dentisten. Die dentistische Presse feierte die Zulassungsverordnung vom 14.10.1920 als gesetzliche Grundlage einer staatlichen Dentistenprüfung und sah so den Berufsstand offiziell konsolidiert[7]. Auch organisatorisch machten die Dentisten einen Schritt nach vorne: Sie gründeten 1922 den „Reichsverband Deutscher Dentisten" (RVDD) und kamen damit gewissermaßen den Zahnärzten zuvor, die erst 1924 den „Reichsverband der Zahnärzte Deutschlands" (RVZD, zumeist kurz RV) ins Leben riefen; Letzterer war aus dem „Wirtschaftlichen Verband deutscher Zahnärzte" (WVdZ) hervorgegangen.

Am 15. Dezember 1925 wurde dann gemeinsam ein Abkommen entworfen, das unter gewissen Voraussetzungen eine Übernahme der Dentisten in den Zahnärztestand vorsah. Die Dentisten zeigten sich jedoch am Ende wiederum mit den Rahmenbedingungen nicht einverstanden, da von allen nichtapprobierten Zahnbehandlern zwischen 25 und 50 Jahren ein viersemestriges Studium verlangt wurde[13].

Demgegenüber schien sich im Herbst 1933 in München ein Ausgleich anzubahnen. Ziel der von „Reichsärzteführer" Dr. Gerhard Wagner (1888–1939) geleiteten Gespräche war einmal mehr ein neuer Stand von Zahnbehandlern, der sich sowohl aus Dentisten als auch aus Zahnärzten zusammensetzen sollte. Doch da in Detailfragen keine Einigung erzielt werden konnte, endete auch dieses „Münchner Abkommen" letztlich ergebnislos[16,24].

Ein weiterer Versuch – die „Freienwalder Vereinbarung" vom September 1941 – scheiterte letztlich daran, dass bestimmte Detailfragen (u. a. kriegsbedingt) ungeklärt blieben. Immerhin wurde im April 1942 eine „zahnärztlich-dentistische Arbeitsgemeinschaft" gegründet, die in den noch offenen Fragen Einvernehmen herstellen sollte. Hierzu kam es allerdings bis Kriegsende nicht mehr[16,24].

Die Überwindung des Dualismus in beiden deutschen Staaten

Erst nach dem Zweiten Weltkrieg zeichnete sich ein Ende des Dualismus ab. Die Anstöße gingen nun von den Besatzungsbehörden aus. In der Bundesrepublik kam es nach intensiven Gesprächen zum „Bonner Abkommen“, das nun sehr günstige Bedingungen für die Aufnahme der Dentisten in den Zahnärztestand bot. Im März 1952 wurde hier das „Gesetz über die Ausübung der Zahnheilkunde“ Realität (vgl. Kapitel 14)[21]. Bis Ende 1953 erwarben über 15000 Dentisten mit dem Besuch eines 60-stündigen Fortbildungskurses den gesetzlich geforderten, niederschwelligen Qualifikationsnachweis und erhielten daraufhin die Bestallung als Zahnarzt[16,21]. Damit kam es in der Bundesrepublik binnen kurzer Zeit zu einer Verdopplung der Zahnärztezahl (vgl. auch Tabelle 4-1a und b)[7,16].

In der sowjetischen Besatzungszone bzw. der ehemaligen DDR konnte der „Einheitsstand“ bereits im März 1949 vollzogen werden. Es folgten konkrete Durchführungsbestimmungen (August 1949 und März 1950) und eine Ausdehnung der getroffenen Bestimmungen auch auf Ostberlin[11].

Nach mehr als 80 Jahren gehörte der Dualismus in der deutschen Zahnheilkunde so in beiden deutschen Staaten der Vergangenheit an[14]. Dennoch waren die Rahmenbedingungen für die Aufnahme der Dentisten in die zahnärztliche Berufsgruppe in der Bundesrepublik und der DDR im Detail durchaus unterschiedlich (vgl. Kapitel 14).

Tabelle 4-1a Zahlenmäßige Entwicklung der deutschen Zahnärzte (1876–1958) (ab 1949: Zahlen für die Bundesrepublik Deutschland)[7,16]

Jahr	Anzahl der Zahnärzte
1876	498
1885	470
1895	1071
1905	2192
1914	4000
1926	8300
1937	16319
1949	11921
1952	16342
1958	31285

Tabelle 4-1b Zahlenmäßige Entwicklung der nichtapprobierten Zahnbehandler bzw. Dentisten (1876-1958) (ab 1949: Zahlen für die Bundesrepublik Deutschland)[7,16]

Jahr	Nichtapprobierte Zahnbehandler
1878	735
1890	2100
1895	3500
1908	5000
1914	8500
1926	14500
1937	20000
1949	12050
1952	14595
1958	75

Österreichs Sonderweg

Während in Deutschland also in der Mitte des 20. Jahrhunderts die Etablierung eines zahnärztlichen „Einheitsstandes" gelang, sind in Österreich bis heute drei verschiedene zahnbehandelnde Berufsgruppen zu unterscheiden[18]: Hier wurden im Jahr 2011 insgesamt 3194 Fachärzte für Zahn-, Mund- und Kieferheilkunde (ZMK), 1480 Zahnärzte sowie 48 Dentisten gezählt. Wie aber kam es zu diesem „Trialismus"?

Bis kurz vor der Jahrtausendwende führte der Weg zur zahnärztlichen Tätigkeit in Österreich über ein Vollstudium der Medizin und eine anschließende fachärztliche Spezialisierung auf die Zahn-, Mund- und Kieferheilkunde (vgl. Kapitel 2) – so erklärt sich die zahlenmäßige Dominanz der vorgenannten Gruppierung der ZMK-Fachärzte. Im Zuge der EU-Angleichung wurde dieser Ausbildungsweg jedoch 1998 zugunsten eines eigenständigen Studiengangs Zahnheilkunde eingestellt; seitdem nimmt der Anteil der „reinen" Zahnärzte gegenüber den zahnärztlich tätigen Vollmedizinern sukzessive zu.

Demgegenüber wurden die Dentisten in Österreich erst 1975 auf eine Art „Aussterbeetat" gesetzt: Dentisten, die bis dahin nach einer regulären, erfolgreich absolvierten Lehre zum Zahntechniker eine zusätzliche Spezialausbildung angeschlossen hatten, durften gemäß österreichischem „Dentistengesetz" – nunmehr unter der Bezeichnung „Zahnarzt (Dentist)" – als Zahnbehandler tätig bleiben. Tatsächlich wurde Österreich 2005 wegen des besagten Gesetzes vor dem Europäischen Gerichtshofs verklagt und verurteilt. Begründet wurde das Urteil mit dem Verstoß Österreichs gegen die EU-weit gültigen Anerkennungsrichtlinien für Zahnärzte[28]: Die österreichischen Dentisten erfüllten nicht die entsprechenden Voraussetzungen für die Berufsbezeichnung „Zahnarzt". Die faktische Relevanz dieses Urteils war bzw. ist jedoch insofern gering, als die österreichischen Dentisten zu diesem Zeitpunkt mehrheitlich bereits die berufliche Altersgrenze erreicht hatten. Dementsprechend sind hier heute (Stand 2018) kaum noch Dentisten tätig.

Zahnprothetiker in der Schweiz

In der Schweiz findet sich ebenfalls noch eine geringe Zahl von diplomierten „Zahnprothetikern", die auf der Grundlage einer erfolgreich absolvierten kantonalen Prüfung am Patienten arbeiten. Sie sind seit 1962 im „Schweizerischen Zahn-Prothetiker Verband" organisiert; Letzterer führte im März 2018 auf seiner Homepage noch 45 Mitglieder auf[22].

Dentisten in anderen Staaten

Auch in einigen anderen Ländern konnten sich Dentisten als Zahnbehandler behaupten – insbesondere in angloamerikanischen Staaten firmieren sie heutzutage meist unter der Berufsbezeichnung „Denturists" („Denturisten"). Ihr klinisches Tätigkeitsfeld ist zumeist auf die Anfertigung und klinische Eingliederung von Zahnprothetik begrenzt. Eine gewisse Bekanntheit erlangten hierbei die „Denturist Association of Canada" (DAC)[3] und die „Australian Dental Prosthetists Association" (ADPA)[1], aber auch die „International Federation of Denturists" (IFD)[9], die als weltweite Vertretung der Denturisten fungiert. Auch einige EU-Staaten wie z. B. Belgien, Dänemark und die Niederlande verzeichnen weiterhin eine – zumeist kleine bzw. zahlenmäßig rückläufige – Gruppe von Denturisten[12,19,27]. Anders als die vorgenannten österreichischen Dentisten traten sie jedoch zu keinem Zeitpunkt unter der Berufsbezeichnung „Zahnärzte" in Erscheinung; sie verstießen dementsprechend auch nicht gegen EU-Richtlinien.

Literatur

1. Australian Dental Prosthetists Association (ADPA), 2018, https://www.adpa.com.au/about-us/our-profession [29.09.2018].
2. Bunge H. Das Schlagwort von der ‚Landflucht'. Zahnärztl Mitt 1935;26:3–11.
3. Denturist Association of Canada (DAC), 2018, http://www.denturist.org/about.html [29.09.2018].
4. Dresel J. Die zahnärztliche Versorgung des deutschen Volkes. Dt Zahnärztl Wschr 1921;4: 388–391.
5. Dt Zahnärztl Wschr 1902;5:131.
6. Groß D. Die schwierige Professionalisierung der deutschen Zahnärzteschaft (1867–1919) (= Europäische Hochschulschriften, Reihe 3, 609). Diss. phil. Saarbrücken 1993. Frankfurt a. M.: Lang, 1994:57–67, 163–218.
7. Groß D. Vom „Gebißarbeiter" zum staatlich geprüften Dentisten: Der Berufsbildungsprozess der nichtapprobierten Zahnbehandler (1869–1952). In: Groß D (Hrsg.). Beiträge zur Geschichte und Ethik der Zahnheilkunde. Würzburg: Königshausen & Neumann, 2006:99–125.
8. Imming E. Die Ausgleichsverhandlungen zwischen Zahnärzten und Dentisten. Berlin: Selbstverl., 1926.
9. International Federation of Denturists (IFD), 2018, https://international-denturists.com/index.php/en/ [29.09.2018].
10. Krebs L. Amerikanische Zahnärzte in Deutschland und der große Diplomschwindel (1880–1920). Diss. med. München 1974.
11. Künzel W. Die Geschichte der zahnärztlichen Gesellschaften Ostdeutschlands 1945–1990. Berlin: Quintessenz, 2010.
12. Landsforeiningen Af Kliniske Tandteknikere (LKT), 2018, http://www.lkt.dk [29.09.2018].
13. Lang MT. Die Geschichte der Berufsbezeichnung Dentist und staatlich geprüfter Dentist seit dem Jahre 1870 bis zum Mai 1928 unter Berücksichtigung der deutschen Rechtsprechung. Bühl: Unitas, 1928.

14. Mair B. Die Entwicklung des Standes der Dentisten unter besonderer Berücksichtigung des Dualismus zwischen Zahnärzten und Dentisten beziehungsweise deren Vorläufern. Diss. med. München 1987.
15. Maretzky K. Die Lage der Zahnärzteschaft und die Soziale Krankenversicherung. Zahnärztl Mitt 1959;47:2–5.
16. Maretzky K, Venter R. Geschichte des deutschen Zahnärzte-Standes. Köln: Bundesverb. d. Dt. Zahnärzte, 1974.
17. Meerwarth R. Bedarf und Nachwuchs an Zahnärzten. Berlin: Struppe & Winckler, 1932.
18. Österreichische Zahnärztekammer (ÖZÄK), 2018. https://www.gesundheit.gv.at/gesundheitssystem/institutionen/zahnaerztekammer [29.09.2018].
19. Organisatie van Nederlandse Tandprothetici (ONT), 2018, http://www.ont.nl [29.09.2018].
20. Reichstagsdrucksachen zur RVO. Teil 1-5. 12. Legislaturperiode. 11. Session 1909/11. I. Teil: 228.
21. Runge-Heesen M. Das Gesetz über die Ausübung der Zahnheilkunde in rechtshistorischer wie systematischer Betrachtung und die sich aus dem Gesetz ergebenden Rechtsprobleme. Diss. jur. Köln 1958.
22. Schweizerischer Zahn-Prothetiker Verband (SZPV), 2008, http://www.szpv.ch/ueberuns.php [29.09.2018].
23. Seebacher U. Der Zahntechniker - Ein Beruf im Wandel. Dentalfresh 2011;3:12–14.
24. Strobel R-P. Zahnarzt nach dem 2. Weltkrieg aus Zeitzeugenperspektive. Masterarb. Karlsruhe 2011.
25. Sydow H. Die Zahnbehandlung in der Arbeiterversicherung. Berlin: Verl. d. Dt. Krankenkassen-Zeitung, 1908.
26. Telschow R. Die heutige Ausbildung der deutschen Zahnärzte. Vorschläge zur Gründung eines neuen einheitlichen Standes. Berlin: Bohne, 1889.
27. Union Belge des denturistes diplômés (UBDD), 2010, http://www.ubdd.be [29.09.2018].
28. Urteil des Gerichtshofes (Erste Kammer) vom 27. Oktober 2005. Kommission der Europäischen Gemeinschaften gegen Republik Österreich. Vertragsverletzung eines Mitgliedstaats - Richtlinien 78/686/EWG und 78/687/EWG - Zahnärzte. Rechtssache, C-437/03, 2018, http://eur-lex.europa.eu/legal-content/DE/TXT/?uri=CELEX:62003CJ0437 [29.09.2018].
29. Walkhoff O. Zur „Verständigungsfrage" mit den Zahnkünstlern. Beibl. zur Dt Mschr Zahnheilk 1889;7:100–104.
30. Zahnärztl Vereinsbl 1897;3:117.
31. Zahntechn Wschr 1922;26 (achtseitige Beilage).

5 Vom Handwerker zum Bildungsbürger: Die schwierige Akademisierung des Zahnarztberufs

Viele Zahnärzte betrachten die akademische Ausrichtung ihres Berufes heutzutage als Selbstverständlichkeit und vermuten dahinter eine Jahrhunderte alte Tradition. Dabei ist die universitäre Ausbildung des Zahnarztes eine Errungenschaft des 20. Jahrhunderts – und zudem das Ergebnis eines langwierigen, z. T. erbitterten zahnärztlichen Ringens um Anerkennung als Bildungsbürger[7,8,12,16,17,18].

Preußen als Wegbereiter des Zahnarztberufs

Anders als für den Arztberuf existierten für den Zahnarztberuf bis ins 19. Jahrhundert hinein keinerlei verbindliche Ausbildungsstandards. Wie in Kapitel 2 ausgeführt, wurde erst 1825 in Preußen ein Medizinalreglement erlassen, das erstmals explizit auf den Beruf des Zahnarztes Bezug nahm. Nach § 49 des preußischen Reglements oblag den Medizinalkollegien der preußischen Provinzen die Prüfung der Personen, „welche die Approbation [...] als Zahnärzte erlangen wollen"[1,7].

§ 51e des Reglements bestimmte die Prüfungsvoraussetzungen für Zahnärzte:

> „Ebenso darf zur Prüfung als Zahnarzt niemand mehr zugelassen werden, der nicht entweder schon Arzt oder Wundarzt ist, und zugleich den nöthigen Nachweis über die erlangten, einem Zahnarzt insbesondere nöthigen technischen und mechanischen Fertigkeiten beizubringen vermag, oder der, wenn er nicht Arzt oder Wundarzt ist, außer diesem Nachweis nicht wenigstens noch Zeugnisse über den fleißigen Besuch der Vorlesungen über Anatomie, allgemeine und spezielle Chirurgie, Operationslehre, Arzneimittellehre und chirurgische Klinik beibringen kann[1,7]."

Zirkularreskript legte Vorkenntnisse fest

Am 29. April 1835 wurde dann ein „Zirkularreskript" erlassen, das die notwendigen Vorkenntnisse genauer festlegte[7,16]. Danach musste jeder Kandidat Zeugnisse über verschiedene im Rahmen eines zweijährigen Kurses zu besuchende Veranstaltungen vorlegen. Die erforderlichen Nachweise entsprachen lediglich denen eines Wundarztes zweiter Klasse – also eines handwerklich ausgebildeten Chirurgen der zweiten Qualifikationsstufe. Entsprechend niedrig waren auch die schulischen Voraussetzungen: Eine Instruktion für die Medizinalkollegien legte 1836 fest, dass die zahnärztlichen Kandidaten als schulische Voraussetzung nur die Tertiareife vorweisen mussten; sie lag damit unter der heutigen „Mittleren Reife". Von der für das Medizinstudium vorgeschriebenen Hochschulreife waren die zeitgenössischen Zahnärzte folglich noch sehr weit entfernt.

Der „Central-Verein deutscher Zahnärzte" und die „Ausbildungsfrage"

Die meisten Staaten des Deutschen Bundes orientierten sich an Preußens Medizinalreglement und erließen in der Folgezeit ähnlich niedrige Ausbildungsstandards. Vor diesem Hintergrund kann es nicht überraschen, dass der 1859 gegründete „Central-Verein deutscher Zahnärzte" (CVdZ) – die Vorgängerinstitution der heutigen DGZMK – in den ersten Jahren seines Bestehens vor allem die Forderung nach einer Verbesserung der zahnärztlichen Ausbildung erhob[7].

An eine Angleichung des Ausbildungsniveaus an das Medizinstudium – basierend auf der allgemeinen Hochschulreife, einem „ordentlichen" Universitätsstudium und der Möglichkeit zur Promotion – war zu diesem Zeitpunkt allerdings noch nicht zu denken. Die ersten Initiativen galten vielmehr der Etablierung geeigneter Ausbildungsstätten und Prüfungsvorschriften. So stellte der Zahnarzt Adolf zur Nedden (1831–1872) 1864 in der Vereinszeitschrift in Bezug auf die Staaten des Deutschen Bundes fest[25]:

> „In keiner derselben finden wir auf die Nothwendigkeit einer medizinisch-chirurgischen Durchbildung für den rationellen Zahnarzt Rücksicht genommen; in keiner ist für die vollständige Befähigung des Zahnarztes Sorge getragen; in keiner ist ein solcher Prüfungsmodus angeordnet, dass aus der Prüfung die Überzeugung von der wirklichen Befähigung des Examinanden zur Ausübung der Zahnheilkunde in ihrer ganzen Ausdehnung gewonnen werden kann [...].

> Die meisten Zahnärzte finden aber auch keine Gelegenheit zur Ausbildung in der Ausführung von Zahnoperationen und in den technischen Arbeiten. Während sie auf der einen Seite zum grössten Theil darauf angewiesen sind, ihre manuelle Fertigkeit von sich selbst aus auf Kosten ihrer Patienten zu gewinnen, während sie dabei häufig aus Mangel an praktischer Anleitung oder sogar bei falscher Anleitung in Missgriffe und Fehler verfallen und sich in diesen Fehlern üben, bis sie ihnen zur unausrottbaren Sicherheit und Gewohnheit geworden, resultirt daraus auf der anderen Seite die untergeordnete Stellung, welche viele unserer deutschen Zahnärzte in dieser Hinsicht, gegenüber den Engländern und Amerikanern einnehmen."

Zu jener Zeit bereitete Sachsen eine neue Ausbildungs- und Prüfungsordnung für Zahnärzte vor, die den preußischen Bestimmungen in vielem gleichkam, jedoch statt der Tertiareife als schulische Voraussetzung zumindest die Sekundareife – die in etwa der heutigen „Mittleren Reife" entspricht – vorsah. Der Vorsitzende des CVdZ, Moriz Heider (1816–1866), zeigte sich allerdings mit dem Gesetzesentwurf 1862 unzufrieden und forderte für alle Zahnärzte eine ärztliche Ausbildung. Er sprach damit einer Akademisierung der künftigen Zahnärzte und einer Integration derselben in den Ärztestand das Wort. Tatsächlich hatte Heider selbst ein vollständiges Medizinstudium absolviert – allerdings im Unterschied zur breiten Mehrheit der Mitglieder des CVdZ[9].

1869: Neue Prüfungsordnung für Zahnärzte

Immerhin wurde 1869 im Norddeutschen Bund ein neues „Reglement für die Prüfung der Zahnärzte im Gebiet des Norddeutschen Bundes" erlassen[8,21]. Es band die Zulassung zur zahnärztlichen Prüfung zwar nicht an das Abitur, aber doch an den Nachweis der Primareife eines Gymnasiums oder einer Realschule erster Ordnung – etwa vergleichbar mit der heutigen Fachhochschulreife –, an einen zweijährigen Universitätsbesuch und an zusätzliche praktische Übungen. Die Prüfungsordnung wurde nach 1871 in allen Staaten des neu gegründeten Deutschen Reiches rechtswirksam. Zudem verfügte ein Erlass aus dem Jahr 1873 die Immatrikulation der Studenten der Zahnheilkunde, d. h. die Erlaubnis, Lehrveranstaltungen an deutschen Universitäten zu besuchen.

Immature Studierende und eine ungelöste „Ausbildungsfrage"

Als „Immature" – das heißt als Studierende ohne Reifeprüfung (österreichisch „Matura" – lat. maturitas = die Reife) – gehörten sie jedoch nach damaliger Praxis nicht der medizinischen, sondern der philosophischen Fakultät an[20]. Doch nicht nur in diesem Punkt unterschieden sie sich von den „maturen" Medizinstudierenden: Auch der erhoffte Erwerb eines medizinischen Doktortitels blieb ihnen verwehrt. Es bestand nur die Möglichkeit, unter erheblichen Auflagen und Anstrengungen den fachfremden „Dr. phil." zu erlangen; dieser stand allerdings zu jener Zeit in geringerem Ansehen als der damalige medizinische Doktorgrad oder der heutige Doctor philosophiae.

So fristeten das Studienfach Zahnheilkunde und seine „immaturen" Studierenden an den deutschen Hochschulen ein Schattendasein. Vor diesem Hintergrund kann es nicht überraschen, dass Robert Baume (1848–1907), der Schriftleiter der Zeitschrift des CVdZ, 1874 ein negatives Zwischenfazit zog[2]:

> „Bei uns in Deutschland wird die Zahnheilkunde mit geringem Erfolg auf der Universität gelehrt, nicht weil sie auf der Universität gelehrt wird, sondern trotzdem sie dort gelehrt wird [...] Wir deutschen Zahnärzte dürfen mit Recht behaupten, daß wir unseren Lehrern in der Zahnheilkunde wenig verdanken."

Die Frage der Ausbildung und – insbesondere – die angestrebte Akademisierung des Zahnarztberufs blieben auch in der Folgezeit zentrale Themen. Auf der CVdZ-Jahrestagung 1886 forderte der Redakteur der „Monatsschrift", Julius Parreidt (1849–1933), von der Politik Nachbesserungen bei der zahnärztlichen Ausbildung. Allerdings hielt er eine Verlängerung der Ausbildung von zwei auf drei Jahre für dringlicher als die Einführung des Abiturs als Studienvoraussetzung[15]. Auch die Jahrestagung in München (1888) stand ganz im Zeichen der Diskussion über die Ausbildungsfrage. Schließlich verabschiedete man folgende öffentliche Erklärung[7,22]:

> „Eine hohe Regierung möge beschließen: daß die zahnärztliche Approbation künftig von der Beibringung des Maturitätszeugnisses eines Gymnasiums abhängig sein soll; daß die Studierenden der Zahnheilkunde eine dem Tentamen physicum der Ärzte ähnliche Vorprüfung abzulegen haben; daß die Zulassung zur zahnärztlichen Staatsprüfung erst nach vollendetem vierjährigen Universitätsstudium statthaft ist."

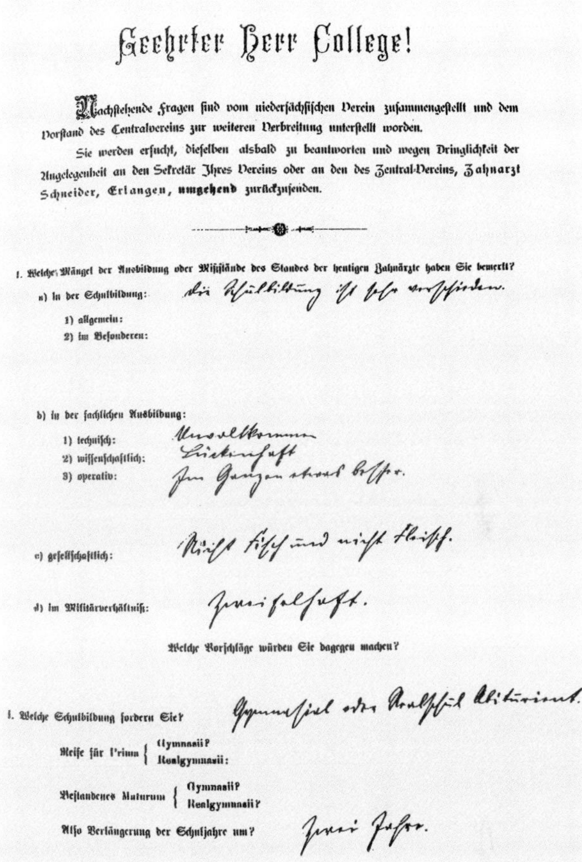

Geehrter Herr College!

Nachstehende Fragen sind vom niedersächsischen Verein zusammengestellt und dem Vorstand des Centralvereins zur weiteren Verbreitung unterstellt worden.

Sie werden ersucht, dieselben alsbald zu beantworten und wegen Dringlichkeit der Angelegenheit an den Sekretär Ihres Vereins oder an den des Zentral-Vereins, Zahnarzt Schneider, Erlangen, **umgehend** zurückzusenden.

1. Welche Mängel der Ausbildung oder Mißstände des Standes der heutigen Zahnärzte haben Sie bemerkt?

a) in der Schulbildung: die Schulbildung ist sehr verschieden.

1) allgemein:

2) im Besonderen:

b) in der fachlichen Ausbildung:

1) technisch: Unvollkommen

2) wissenschaftlich: Lückenhaft

3) operativ: Im Ganzen etwas besser.

c) gesellschaftlich: Nicht fein und nicht fleißig.

d) im Militärverhältniß: Zweifelhaft.

Welche Vorschläge würden Sie dagegen machen?

1. Welche Schulbildung fordern Sie? Gymnasial oder Realschul Abiturient.

Reife für Prima { Gymnasii? Realgymnasii:

Bestandenes Maturum { Gymnasii? Realgymnasii?

Also Verlängerung der Schuljahre um? Zwei Jahre.

Abb. 5-1 Fragebogen des Central-Vereins und des Zahnärztlichen Vereins für Niedersachsen zur Ausbildungsfrage, 1889.

Die Resolution wurde jedoch vorerst nicht an die zuständigen Instanzen weitergeleitet, weil die Vereinstagung nur von einem kleinen Teil der Mitglieder besucht worden war. In Absprache mit dem Central-Verein versandte der „Zahnärztliche Verein für Niedersachsen" daher zunächst Fragebögen an 500 bis 600 deutsche Zahnärzte, um auf diesem Weg ein Meinungsbild zur Ausbildungsfrage zu erstellen (Abb. 5-1). Unter den Zahnärzten, die sich bereitgefunden hatten, den Fragebogen auszufüllen, überwogen die Stimmen, die das Abitur als Vorbedingung für das zahnärztliche Studium ansahen; allerdings hatte sich die Mehrheit gar nicht an der Befragung beteiligt[7,16].

Daher blieb fraglich, ob dieses Ergebnis tatsächlich die vorherrschende Meinung darstellte. So erörterte man noch im April 1889 auf der Jahrestagung in Hamburg die Frage, „ob der Maturus und verlängertes Universitätsstudium von den künftigen Zahnärzten gefordert werden sollte"[15]. Unterdessen waren die Gesetzesberatungen jedoch längst in die entscheidende Phase getreten.

1889: Bundesrat erlässt eine Prüfungsordnung

So wurde am 5. Juli 1889 verkündet, dass der Bundesrat – letztlich ohne Einflussnahme der unzufriedenen, aber allzu zögerlichen Zahnärzteschaft – eine neue Prüfungsordnung erlassen hatte. Diese trat am 1. Oktober 1889 in Kraft[20]: Es war bei der Primareife als schulische Vorbildung geblieben. Immerhin musste fortan neben der zweijährigen Studienzeit eine einjährige praktische Tätigkeit an einem Institut oder bei einem approbierten Zahnarzt nachgewiesen werden. Die Ausbildungszeit wurde letztlich somit von zwei auf drei Jahre verlängert[7,20].

Während die Zahnärzte noch über die Schwächen der neuen Prüfungsordnung diskutierten, schlug 1890 eine in Berlin zusammenberufene Schulreformkommission völlig unerwartet eine Herabsetzung der Voraussetzungen zur Aufnahme des zahnärztlichen Studiums vor[10]:

> „Das von einer sechsklassigen höheren (das heißt lateinlosen Oberreal-)Schule ausgestellte Reifezeugnis berechtigt zum Eintritt in den gesamten Subalternendienst, sowie zur Zulassung zu den Prüfungen für den Dienst der Landmesser, Markscheider, Zahnärzte und Thierärzte [...]."

Um so betroffener zeigte man sich 1891 auf der Jahresversammlung des CVdZ[10]:

> „Geht dieser Antrag durch, dann sind unsere Hoffnungen und Wünsche für alle Zukunft begraben, [...] und das durch ehrliches und durch reichen Erfolg gesegnete Streben deutscher Zahnärzte nach Hebung unseres Standes ist vernichtet in dem Augenblicke, wo wir aus der Reihe der nach heutigen Begriffen gebildeten Menschen gestrichen werden."

1893 sandte der CVdZ schließlich ein Gesuch an den Bundesrat, in dem der Verein auf den missliebigen Antrag der Schulreformkommission einging. Hierzu hieß es[3]:

> „Es könnten endlich die Motive des Antrages dem Wunsch entsprungen sein, den Stand der Zahntechniker durch eine numerische Stärkung des zahnärztlichen Standes zu schwächen [...] Aber selbst diese Absicht würde unerfüllt bleiben, denn nach den bestehenden Gewerbegesetzen würden die Zuflußquellen zu dem Stande der Zahntechniker keine Änderung erfahren, während die Herabset-

> zung des zahnärztlichen Standes diesen nur in größere Nähe zu den Technikern bringen würde."

Auch in Bezug auf die Ausbildungsdauer wurde eine Resolution eingereicht, in der es hieß[7]:

> „Der Central-Verein Deutscher Zahnärzte betrachtet es als dringend notwendig, daß das Studium der Zahnheilkunde acht Semester dauert, und daß die ganze Studienzeit an der Universität absolviert werde."

Doch zunächst folgten weitere standespolitische Niederlagen: 1907 wurde bekannt, dass in Paris ein Stomatologenkongreß geplant war, zu dem allen Zahnärzten, die kein vollständiges Medizinstudium nachweisen konnten, der Zutritt versagt wurde[15]. Mit anderen Worten: Kaum ein deutscher Zahnarzt war zugelassen. Auch beim „Internationalen Medizinischen Kongreß" 1909 in Budapest sollten an der Sektion Stomatologie nur die wenigen deutschen Zahnärzte teilnehmen dürfen, die zugleich Ärzte waren. Der CVdZ reagierte auf diese Zurücksetzung mit einer Resolution folgenden Wortlauts[5]:

> „Der Central-Verein Deutscher Zahnärzte, in seiner Versammlung vom 7. Mai 1907, nimmt davon Kenntnis, daß das Organisations-Komitee des XIV. Internationalen medizinischen Kongresses zu Budapest im Jahre 1909 alle Zahnärzte, resp. [...] alle rite Approbierten der ganzen Welt, welche das medizinische Doktorexamen nicht bestanden haben, laut Beschluß vom 19. Dezember 1906 von den Sitzungen des Kongresses ausschließt."

Zusätzlich zu dieser Protestnote bat man die „Fédération Dentaire Internationale" (FDI) als internationale Zahnärzte-Vereinigung, beim zuständigen Exekutivkomitee gegen die Ausgrenzung der nicht doppelapprobierten Zahnärzte Protest einzulegen. Die „Fédération Dentaire Internationale" trat der Auffassung des Central-Vereins bei und missbilligte in einer Resolution den Beschluss des verantwortlichen Ärztegremiums[6].

1909: Die Einführung des Abiturs als Studienvoraussetzung

Doch mittlerweile überschlugen sich die Ereignisse: 1909 wurde im Deutschen Reich eine neue Prüfungsordnung eingeführt. Erstmals sollte die Zulassung zum Studium der Zahnheilkunde vom Nachweis der Reifeprüfung abhängig gemacht werden. Damit verbunden war die lang ersehnte Übernahme der Studierenden der Zahnmedizin von der philosophischen an die medizinische Fakultät - im Status „maturer", also vollwertiger Studierender[14]. Die Regelstudienzeit wurde auf sieben Semester festgelegt, die Vorprüfung sollte regulär nach drei Semestern stattfinden. Auch in institutioneller Hinsicht hatte sich die Zahnheilkunde erkennbar weiterentwickelt: Mittlerweile verfügten doch einige deutsche Städte über (zumeist universitäre) zahnärztliche Institute (vgl. Tabelle 5-1).

Die neue Prüfungsordnung brachte in akademischer Hinsicht eine deutliche Annäherung an die Ärzteschaft, die allerdings im Unterschied zu den Zahnärzten seit Jahrhunderten ein Promotionsrecht besaß. Umso wichtiger erschien es der organisierten Zahnärzteschaft, nun auch ein solches Recht zu erwirken[7,23].

Letztlich sollte es weitere zehn Jahre dauern, bis den Zahnärzten die Möglichkeit zur Promotion eingeräumt wurde: 1919 wurde in den ersten Einzelstaaten des Deutschen Reiches eine zahnärztliche Doktorwürde (Dr. med. dent.) eingeführt[7,19,21]. Nicht alle Berufsvertreter waren jedoch mit dieser „Sonderlösung" zufrieden: Ein Teil der Zahnärzte hätte sich den vollständigen medizinischen Doktortitel und damit eine explizite Gleichstellung mit den Ärzten gewünscht - allerdings stießen diese Initiativen auf starke Gegenwehr an den von Ärzten dominierten medizinischen Fakultäten. Diese sprachen sich entweder für einen rein chirurgischen Doktortitel aus („Dr. chir."), um die (in ihren Augen vorrangige) *handwerkliche* Ausrichtung der Zahnärzte zu betonen, oder wollten den Doktor-

Tabelle 5-1 Übersicht über die bis 1920 in deutschen Städten etablierten zahnärztlichen Institute[7].

				1900 Freiburg		
				1895 München		
				1895 Heidelberg		
				1895 Würzburg		
				1894 Greifswald		
			1890 Marburg	1894 Göttingen	1910 Frankfurt	
			1888 Straßburg	1892 Königsberg	1909 Tübingen	1920 Hamburg
		1872 Halle	1886 Erlangen	1891 Jena	1907 Rostock	1919 Köln
1855 Berlin	1862 Breslau	1871 Kiel	1884 Leipzig	1891 Bonn	1906 Münster	1914 Düsseldorf
–1860	–1870	–1880	–1890	–1900	–1910	–1920

grad der Zahnärzte explizit auf den Bereich der Zähne eingegrenzt sehen, was die Einschränkung „dent." („Dr. med. dent.") zum Ausdruck bringen sollte (vgl. Kapitel 6)[11].

Das Habilitationsrecht für Zahnärzte

Am 23. Januar 1923 erbrachte schließlich ein weiterer Erlass das Habilitationsrecht der Zahnärzte[24]. Damit war die Zahnheilkunde der Medizin endgültig akademisch gleichgestellt.

Gerade die Möglichkeit zu promovieren führte nicht nur zu einer rasch zunehmenden Zahl von Doktoranden, sondern auch zu einem geradezu unglaublich anmutenden zahlenmäßigen Anstieg an Zahnärzten. Waren noch 1920 im Deutschen Reich nicht mehr als 4459 Zahnärzte registriert, so betrug ihre Zahl 1925 schon 9137[4,13].

Die Einführung des Promotionsrechts und die damit verbundene Aufwertung des Zahnarztberufs erwiesen sich somit fraglos als großer Anreiz zur Aufnahme eines zahnärztlichen Studiums. Die Führung des Doktortitels bot den approbierten Zahnbehandlern darüber hinaus die Möglichkeit, sich von der dentistischen Konkurrenz erkennbar abzusetzen und den Führungsanspruch auf dem Gebiet der Zahnheilkunde zu untermauern[18].

Literatur

1. Augustin FL. Die Königlich Preußische Medizinalverfassung IV. Potsdam: Horvath, 1828.
2. Baume R. Ein Rückblick auf das Jahr 1873. Dt Vjschr Zahnheilk 1874;14:3–9.
3. Beibl zur Dt Mschr Zahnheilk 1893;11:160–162.
4. Deutsches Zahnärzte-Buch 1932/33. Berlin: Berlinische Verl.-Anst., 1932.
5. Dt Mschr Zahnheilk 1907;25:603f.
6. Dt Mschr Zahnheilk 1907;25:677f.
7. Groß D. Die schwierige Professionalisierung der deutschen Zahnärzteschaft (1867–1919) (= Europäische Hochschulschriften, Reihe 3, 609). Diss. phil. Saarbrücken 1993. Frankfurt a. M.: Lang, 1994.
8. Groß D. Vom Handwerker zum Bildungsbürger: Die Auseinandersetzung um die Akademisierung des Zahnarztberufs in Deutschland. ZWR 1998;107(10):631–634.
9. Groß D. Wegbereiter der Zahnheilkunde. Teil 8: Moriz Heider – österreichischer Allrounder. Zahnärztl Mitt 2017;107(22):102–104.
10. Kühns C. Die Schulreform und das zahnärztliche Studium. Beibl zur Dt Mschr Zahnheilk 1891;9:39–44.
11. Langebartels E. Die Schaffung eines Dr. med. dent. und eines Dr. chir. dent. Ein Zeichen des Einheitsstandes. Zahnärztl Rdsch 1919;28:438.
12. Leutke G. Geschichtlicher Überblick der Entwicklung und der Reformvorschläge des Studiums der Zahnheilkunde. Diss. med. Würzburg 1937.

13. Meerwarth R. Bedarf und Nachwuchs an Zahnärzten. Berlin: Struppe & Winckler, 1932.
14. Opitz K. Prüfungsordnungen für Ärzte und Zahnärzte. 3. Auflage. Berlin: Springer, 1928.
15. Parreidt J. Geschichte des Central-Vereins deutscher Zahnärzte. Berlin: Springer, 1909.
16. Reckow J von. Grundlagen zur Geschichte der deutschen zahnärztlichen Approbation bis 1913 (= Arbeiten der deutsch-nordischen Gesellschaft für Geschichte der Medizin, der Zahnheilkunde und der Naturwissenschaften, 4). Greifswald: Bamberg, 1927.
17. Schäfer G, Groß D. Zwischen Beruf und Profession: Die späte Professionalisierung der deutschen Zahnärzteschaft und ihre Hintergründe. Dt Zahnärztl Z 2007;62(11):725–732.
18. Schäfer G, Groß D. Von nichtakademischen Behandlern zu modernen Zahnärzten: Der Weg der zahnärztlichen Profession in Deutschland. In: Groß D, Winckelmann HJ (Hrsg.). Medizin im 20. Jahrhundert. Fortschritte und Grenzen der Heilkunde. München: Reed Business Information, 2008:281–293.
19. Schröder O. Die zahnärztliche Doktorwürde an den Universitäten Deutschlands. Kirchhain: Brücke-Verl., 1921.
20. Schwanke P. Zahnärztliche Medicinalgesetze in Preußen. Berlin: Grosser, 1896.
21. Tittmann G. Die Geschichte der zahnärztlichen Approbation und Promotion in Deutschland von ihrem Anfang bis zur Gegenwart. Diss. med. Göttingen 1961.
22. Walkhoff O. Zur Verlängerung des zahnärztlichen Studiums. Beibl zur Dt Mschr Zahnheilk 1888;6:72–80.
23. Walkhoff O. Zur zahnärztlichen Promotionsfrage. Dt zahnärztl Wschr 1914;17:198–204.
24. Zahnärztl Rdsch 1924;33:40.
25. zur Nedden A. Referat über die Verhältnisse der Zahnheilkunde in Deutschland und Anträge auf zeitgemäße Reformen. Dt Vjschr Zahnheilk 1864;4:3–21.

6 Die Zahnheilkunde als Stiefkind der Medizin? Das Ringen der Zahnbehandler um ärztliche Akzeptanz

Die langjährigen Bemühungen der Zahnärzteschaft um eine Akademisierung des Zahnarztberufs waren eng verknüpft mit der Grundsatzfrage, ob die Zahnärzteschaft im Ärztestand „aufgehen" oder als eigenständiger Berufsstand neben der Ärzteschaft fortbestehen sollte[10,11,22,28].

Ersteres hätte bedeutet, nach der allgemeinen Hochschulreife auch ein vollständiges Medizinstudium zu absolvieren – analog zu fachärztlichen Gruppierungen wie etwa den HNO-Ärzten oder den Augenärzten. Ebendiese Diskussion – und die Position der Ärzteschaft in dieser Frage – soll nachfolgend nachgezeichnet werden.

Der Zahnarzt als Arzt?

Als 1859 der „Central-Verein deutscher Zahnärzte" (CVdZ) – die Vorgängerinstitution der DGZMK – gegründet wurde, gehörte die hier skizzierte Frage sehr bald zu den zentralen Diskussionspunkten. Der Vorsitzende des CVdZ, der Wiener Moriz Heider (1816–1866), vertrat eine klare Position: Er forderte 1862 in einem Leitartikel des Vereinsorgans für alle künftigen Zahnärzte eine ärztliche Ausbildung und den Nachweis des Abiturs statt der damals hinreichenden Sekundareife. Allerdings war Heiders Ausbildungsweg für das Gros der Mitglieder nicht repräsentativ, denn er selbst war sowohl Arzt als auch Zahnarzt. Insofern bleibt es fraglich, ob der meinungs- und führungsstarke Heider in dieser Frage tatsächlich die Ansicht der Mehrheit vertrat.

Jedenfalls wurde seine Haltung vom Redakteur der Vereinszeitschrift, Adolf zur Nedden (1831–1872), gestützt, denn dieser führte im Vereinsorgan aus[36]:

> „Soll der Zahnarzt in seinem Berufe die Wege einschlagen, welche die wissenschaftliche Zahnheilkunde vorzeichnet, so muß er Arzt sein, das heißt, sich einer umfassenden, vollständigen medizinischen Bildung erfreuen. Und diese Nothwendigkeit setzt eine klassische Schulbildung, das Absolutorium des Gymnasiums voraus."

Grabenkriege statt Ausgleich

In der Folgezeit suchten die Zahnärzte nach einem gangbaren Weg zu einer Aufwertung des eigenen Berufsstands. Dies war ein schmaler Grat – auch deshalb, weil sie sich von den Ärzten wenig akzeptiert, ja vielfach sogar herabgesetzt fühlten. Zu offenkundig war das hierarchische Gefälle zwischen Ärzten und Zahnärzten: So lagen zahnärztliche Prüfungen zu jener Zeit häufig in den Händen der Vollmediziner. Auch mit Fachgutachten zu zahnheilkundlichen Fragen wurden oft keine Zahnärzte, sondern Ärzte betraut. Entsprechend wandte sich Heider 1862 gegen diese ärztliche „Bevormundung"[14]:

> „Es klingt beinahe unglaublich, wenn ich sage, dass die zahnärztlichen Prüfungen, an welche sich das Recht zur zahnärztlichen Praxis knüpft, in einigen Theilen von Deutschland ohne Hinzuziehung eines Zahnarztes abgehalten werden, sodass bei der Prüfungs-Commission kein einziger Fachmann intervenirt, und ebenso unglaublich ist es, dass Gutachten in zahnärztlichen Angelegenheiten, so wie auch die Beantwortung von Fragen, welche in das zahnärztliche Gebiet einschlagen, von Referenten erledigt werden, welche nicht Fachmänner sind, noch auch das Gutachten von Fachmännern einholen".

Viele Ärzte sprachen sich gegen eine Gleichstellung der Zahnärzte und gegen eine künftige Aufnahme der Zahnärzte in einen ärztlichen „Einheitsstand" aus; sie fürchteten für den Fall der Integration der handwerklich geprägten Zahnärzte in die ärztliche Berufsgruppe einen Ansehensverlust[10]. Während es in Österreich tatsächlich zu der von Heider propagierten „vollständigen medizinischen Ausbildung" der Zahnärzte und damit zu einem einheitlichen Ärztestand gekommen war – bis zum Jahr 1998 wurden dort auf der Grundlage eines vollständigen Medizinstudiums Fachärzte für Zahn-, Mund- und Kieferheilkunde ausgebildet (vgl. Kapitel 2 und 4) –, verhärteten sich in Deutschland die Fronten zwischen beiden Berufsgruppen.

Das Krankenversicherungsgesetz (KVG) vom 15. Juni 1883 machte die bestehende Hierarchie besonders deutlich[10,12]: Dem Gesetz zufolge war es der Einschätzung des Kassenarztes überlassen, ob ein Patient eine Zahnbehandlung benötigte oder nicht. Darüber hinaus war es dem betreffenden Arzt anheimgestellt, notwendige Zahnbehandlungsmaßnahmen selbst durchzuführen. Die Zahnmediziner sahen sich somit einmal mehr auf dem eigenen fachlichen Terrain von (Kassen-)Ärzten bevormundet.

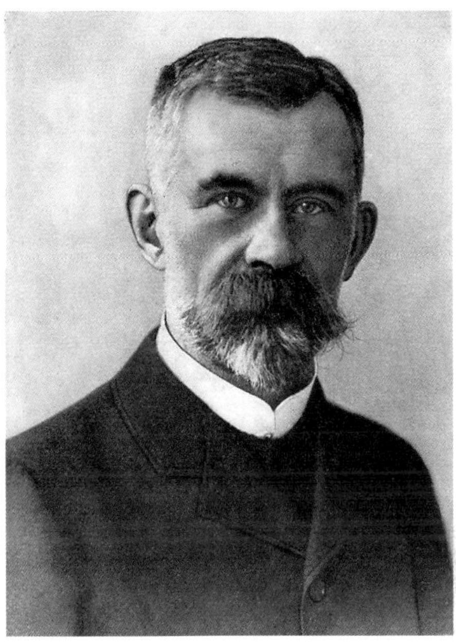

Abb. 6-1 Friedrich Louis Hesse.

„Specialärzte" als neue Konkurrenz

Zusätzliches Konfliktpotenzial bot das Aufkommen von „Specialärzten für Zahn- und Mundkrankheiten". Hierbei handelte es sich um Ärzte, die im Rahmen von Fortbildungen Kenntnisse im Bereich der Zahn-, Mund- und Kieferheilkunde erworben hatten und sich in der Folgezeit als Ärzte auf die Zahnbehandlung spezialisierten.

Friedrich Louis Hesse (1849–1906, Abb. 6-1), Leiter des Leipziger zahnärztlichen Instituts und einer der wenigen anerkannten zahnärztlichen Dozenten, bezeichnete jene Spezialärzte empört als „Kurpfuscher". Hesses Äußerung wurde von der Disziplinarbehörde der (von Ärzten dominierten) Medizinischen Fakultät prompt als ungerechtfertigt verurteilt – schließlich besäßen Ärzte eine uneingeschränkte medizinische Approbation –, während einige zahnärztliche „Vereine" auf die Stellungnahme Hesses mit offenen Dankesadressen reagierten[7,8,26].

Der Streit sollte sich zu einem Dauerbrenner entwickeln: Besonderes Aufsehen erregte 1908 der Fall des Arztes Breitbach, dem das Dresdener Landgericht und in der Folge ebenso das Reichsgericht nach zahnärztlicher Anzeige die Führung des Titels „Specialarzt für Zahn- und Mundkrankheiten" untersagte, da es sich hierbei um eine zahnarztähnliche Bezeichnung handele. Nicht die Tätigkeit als Zahnbehandler, sondern die „Titelanmaßung" wurde als unrechtmäßig eingestuft. Breitbach ließ daraufhin ein Firmenschild mit folgender Aufschrift herstellen: „Dr. med. Breitbach, Spezialarzt für Zahn- und Mundkrankheiten, nicht Zahnarzt".

Der Zahnärztliche Verein in Dresden klagte daraufhin erneut gegen Breitbach wegen unlauteren Wettbewerbs. Die zuständige Kammer wies diesen Strafantrag zurück mit der Begründung, der Zusatz „nicht Zahnarzt" schließe jede Verwechslungsgefahr aus. Das Urteil fand in zahnärztlichen Kreisen so großes Interesse, dass es in der Fachpresse vollständig abgedruckt wurde[9,10].

In der Zwickmühle zwischen Dentisten und Spezialärzten

Die Zahnärzte sahen sich in der Zwickmühle, nachdem sich neben den längst konsolidierten Dentisten mit den Fachärzten eine weitere fachliche Konkurrenz etablieren konnte. So führte der Zahnarzt Alfred Guttmann (1862–1927) 1908 in der Zahnärztlichen Rundschau aus[13]:

> „Zu diesen alten Gegnern des zahnärztlichen Standes ist uns in den letzten Jahren ein neuer nicht zu unterschätzender Gegner erwachsen in den Spezialärzten für Zahn- und Mundkrankheiten. Diese Vollmediziner sind nämlich plötzlich zu der Erkenntnis gekommen, daß sie, die doch im Besitz einer Approbation für die gesamte Heilkunde seien, eigentlich viel mehr zur Ausübung der Zahnheilkunde geeignet wären, als die Zahnärzte, die doch nur Teilmediziner sind".

Guttmann mokierte sich zudem über herabsetzende Äußerungen des (ärztlichen) Präsidenten der Internationalen Stomatologen-Vereinigung, der die Vollmediziner mit Architekten, die Zahnärzte dagegen mit „Bau- resp. Maurerpolierern" verglichen hatte.

Zudem hatte das rein ärztliche Organisationskomitee des 16. Internationalen medizinischen Kongresses in Budapest 1907 den Beschluss gefasst, die Zahnärzteschaft von der Teilnahme an den Veranstaltungen auszuschließen. Zugelassen waren lediglich Zahnärzte, die zusätzlich eine ärztliche Approbation nachweisen konnten. Die Zahnärzte sahen sich hierdurch „in einer verletzenden Weise getroffen"[6].

In den zahnärztlichen Journalen wurden derartige Zurücksetzungen durch Ärzte immer wieder aufgegriffen. So veröffentlichte die „Zahnärztliche Rundschau" 1908 einen Briefwechsel, bei dem ein Zahnmediziner seinen Arzt auf der Basis der Kollegialität um eine kostengünstigere Behandlung gebeten hatte. Der Arzt wies jene Bitte zurück mit den Worten[33]:

> „Sehr geehrter Herr [...]! In Erwiderung Ihrer Zeilen vom 9. h. m. teile ich Ihnen mit, daß ich meine Liquidation nicht herabzusetzen vermag [...] Im übrigen bemerke ich, daß ich als Spezialarzt stets höhere Preise berechne und Zahnärzte unmöglich als Kollegen ansehen kann".

Die besagten Spezialärzte spielten in Deutschland bis zur Jahrhundertmitte eine gewisse Rolle. In zahlenmäßiger Hinsicht blieben sie jedoch deutlich hinter den Zahnärzten zurück. So wurden 1938 insgesamt 186 Fachärzte für Zahn-, Mund- und Kieferkrankheiten gezählt; dem standen mehr als 16000 Zahnärzte gegenüber[27].

Angleichung durch Akademisierung

1909 wurde im Deutschen Reich eine neue Prüfungsordnung eingeführt, welche die Zulassung zum Studium der Zahnheilkunde fortan vom Nachweis der Reifeprüfung abhängig machte. Damit verbunden war eine Übernahme der angehenden Zahnmediziner an die medizinische Fakultät. Auch wenn die zahnärztliche Approbation nicht - wie einst von Heider gefordert - an ein vollständiges Medizinstudium gebunden wurde, erreichte man mit der Einführung des Abiturs als Studienvoraussetzung doch das Ziel der Akademisierung und der Angleichung an den Ausbildungsstandard der Ärzte[11].

Streitpunkt zahnärztliche Promotion

Schon 1908 - also noch vor der offiziellen Einführung der neuen Prüfungsordnung - begann der Vorstand des Dozentenbundes der Zahnärzte mithilfe von Petitionen an die medizinischen Fakultäten auf die Einführung eines Promotionsrechts hinzuwirken. Nicht alle Dekane der Fakultäten zeigten sich den zahnärztlichen Plänen gegenüber aufgeschlossen. Hierfür machte der zahnärztliche Standesvertreter Otto Walkhoff (1860–1934), der seit 1906 dem CVdZ vorstand, vor allem ein forsches Rundschreiben seines Kollegen Julius Misch (1874–1942) verantwortlich: Letzterer hatte die betroffenen Fakultäten schriftlich aufgefordert, sowohl ein Promotionsrecht als auch das Recht zur Habilitation einzuführen. Es folgten polemische Auseinandersetzungen zwischen Walkhoff und Misch über die richtige berufspolitische und kommunikative Strategie[4].

Viele medizinische Fakultäten zeigten sich *grundsätzlich* offen für ein Promotionsrecht für Zahnärzte. Walkhoff ließ dementsprechend alle wohlwollenden Zuschriften der Dekanate gesammelt in der „Deutschen zahnärztlichen Wochenschrift" abdrucken und forderte – beflügelt durch diesen ärztlichen Rückenwind – eine öffentliche Kampagne und entsprechende Eingaben aller zahnärztlichen Vereine bei den maßgeblichen politischen Instanzen des Deutschen Reiches[8]. Der von Walkhoff eingeschlagene Weg schien Erfolg versprechend. Jedenfalls ließ die Medizinische Fakultät in Erlangen 1912 in einem Rundschreiben an die übrigen Universitäten mit medizinischen Fakultäten verlauten[15]:

> „Es ist den Zahnärzten zu gönnen und der noch ziemlich jungen Wissenschaft der Zahnheilkunde zu wünschen, dass mit diesen erhöhten Vorbedingungen auch eine entsprechende Hebung des Ansehens der Zahnheilkunde an den Universitäten und beim Publikum erreicht wird. Es kann nicht bezweifelt werden, dass für die Stellung der Zahnärzte der Allgemeinheit gegenüber die Führung des Doktortitels eine sehr wertvolle Förderung des Ansehens mit sich brächte. Es ist auch zu erwarten, dass durch die wissenschaftliche Betätigung auf Grund von Dissertationen eine Hebung des Standes und eine Bereicherung der Zahnheilkunde erzielt wird."

Allerdings sprachen sich die Universitäten bzw. Fakultäten in Greifswald, Heidelberg und Leipzig zunächst noch gegen die Einführung eines Promotionsrechts aus. Auch innerhalb der Zahnärzteschaft gab es Abstimmungsbedarf: Im Herbst 1913 wurden im Rahmen der Jahresversammlung des VbDZ nochmals zwei alternative Optionen diskutiert: (1) Die (wenig realistische) Forderung nach der Einführung des „Dr. med." auch für Zahnärzte und (2) die Forderung nach einer eigenen Doktorwürde[15]. Es war wiederum der CVdZ-Präsident Otto Walkhoff, der sich mit Nachdruck für eine spezielle Doktorwürde einsetzte[29,30]. Zuvor war bekannt geworden, dass die überwältigende Majorität der Studierenden für die Einführung des „Dr. med. dent." eintrat[15]. Da die erhofften Beschlüsse des Gesetzgebers ausblieben, entschlossen sich zahlreiche Studierende noch im Dezember 1913 zum Streik[35].

Die Streikenden wiesen am 15. Dezember in Berlin im Rahmen einer Protestversammlung darauf hin, dass drei Viertel aller Fakultäten dem Wunsch nach Einführung der zahnärztlichen Doktorwürde positiv gegenüberstünden. Auch die Tageszeitungen berichteten durchaus wohlwollend über die Hintergründe des Ausstandes[3]. Schließlich sicherte auch das Kultusministerium den Studierenden zu, sich mit der Promotionsfrage zu beschäftigen. Zudem war es dem Nachwuchs gelungen, die organisierte Zahnärzteschaft zu mobilisieren: Letztere veranstaltete am 3. Januar 1914 eine Kundgebung, bei der die Einführung des „Dr. med. dent." gefordert wurde[18].

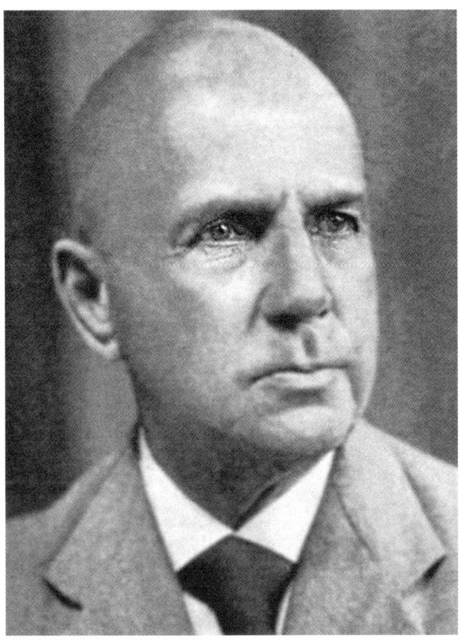

Abb. 6-2 Paul Adloff.

Kampf um die Bezeichnung der Doktorwürde

Hinter den Kulissen ging die standespolitische Diskussion um die wünschenswerte Bezeichnung der Doktorwürde weiter. Auch die Vorstellungen zum künftigen Verhältnis von Ärzte- und Zahnärztestand gingen weit auseinander:

Eine Gruppe um die Zahnärzte Paul Adloff (1870–1944, Abb. 6-2), Johannes Reinmöller (1877–1955) und Otto Schröder forderte den vollen Doktorgrad „Dr. med.“. Sie verstanden die Zahnheilkunde als untrennbaren Bestandteil der Medizin – auch ohne vollständiges Medizinstudium. Einen auf den Bereich der Zähne beschränkten Doktortitel sahen sie als weniger gewichtig an[1,21,24].

Eine zweite Gruppierung um die Zahnärzte Gottlieb Port (1867–1918) und Leo Lührse sprach ebenfalls der Einführung des „Dr. med.“ das Wort[17,20]. Nach ihrem Verständnis musste hierfür jedoch ein vollständiges Medizinstudium nach dem österreichischen Vorbild als Voraussetzung dienen.

Für die Einführung eines „Dr. med. dent.“ votierten wiederum neben dem CVdZ-Präsidenten Otto Walkhoff u. a. die Professoren Hans Hermann Rebel (1889–1967) und Wilhelm Dieck (1867–1935)[29]. Jener Doktorgrad schien zudem bei den Ärzten eher durchsetzbar zu sein, weil hierbei durch die Eingrenzung auf „dent[ariae]“ der Unterschied zu den vollapprobierten Ärzten deutlich wurde.

Während die drei vorgenannten Hochschullehrer die Einführung eines achten Semesters als sogenanntes Promotionssemester forderten, befürwortete Paul

Wustrow (1890–1945) seinerseits die Erhöhung des Studiums auf zehn Halbjahre[31].

Ebenfalls für die Einführung des „Dr. med. dent." sprach sich eine Gruppe um den vorgenannten Kollegen Julius Misch aus Berlin aus[19]. Sie trat jedoch dafür ein, bis zum Physikum ein medizinisches Grundstudium einzuführen und danach fünf zahnärztliche Fachsemester folgen zu lassen.

In den folgenden Jahren blieb die Doktorfrage ein heiß diskutiertes Thema. Am 20. Januar 1918 wurden die Ergebnisse einer Fragebogenaktion bekannt, die der Vorstand der Zahnärztekammer initiiert hatte, um die Mehrheitsmeinung der zahnärztlichen Kollegen in der betreffenden Angelegenheit zu erfassen[23]: Von 2589 versandten Bögen wurden 1222 beantwortet – unter anderem zu folgenden Fragen: „2. Sind Sie für die unbedingte Beibehaltung des zahnärztlichen Sonderstudiums auf seiner jetzigen Grundlage, mit Erweiterung um ein 8. Semester und der Schaffung der Promotion? [...] 4. Sind Sie für die schon seit Jahren von dem Vereinsbund und Wirtschaftlichen Verband sowie von der Dozenten-Vereinigung in Petitionen an die Staatsbehörden und Fakultäten angestrebte Erlangung eines Doktortitels im Fach?" Die Auswertung ergab, daß 1138 der 1222 antwortenden Zahnärzte die Fragen 2 und 4 bejahten, sodass schlussendlich rund 93 Prozent für die Beibehaltung eines eigenständigen Studiengangs und für einen facheigenen Doktortitel votierten. Im gleichen Jahr sprach sich Walkhoff auf der in Würzburg stattfindenden Dozentenversammlung einmal mehr für die spezifisch zahnärztliche Doktorwürde aus[29,30]. Dabei gelang es ihm, anderslautende Anträge seiner Kollegen Adloff und Reinmöller zu verhindern – der Streit war entschieden. Schließlich richtete die Zahnärzteschaft am 5. Juli 1918 eine Eingabe an den Bundesrat, in der die Forderung nach Einführung des Spezialdoktortitels bekräftigt wurde.

Einführung des Doktortitels

Schließlich führte Baden am 8. Juni 1919 als erstes deutsches Land die zahnärztliche Doktorwürde ein. Allerdings war hier letztlich doch ein anderer Grad – nämlich der „Dr. chir. dent." – gewählt worden[2,5].

In der Tatsache, dass man den favorisierten Bestandteil „med." (lateinisch für „Medizin") durch den (vermeintlich) weniger wertigen Bestandteil „chir." (altgriechisch für „Handarbeit") ersetzt hatte, vermutete die organisierte Zahnärzteschaft einen Affront der Mediziner[16]:

> „Das war das Werk der Ärzte. Die Zahnärzte würden sich schon mit dem Dr. chir. dent. begnügen, vielleicht sogar in ihrer unangebrachten Bescheidenheit höchst zufrieden sein".

Zwei Monate später, am 10. August 1919, erhielten auch die medizinischen Fakultäten in Preußen die Erlaubnis zur Vergabe des zahnärztlichen Doktortitels. In Preußen hatte man sich allerdings für die Form „Dr. med. dent." entschieden. Der preußischen Promotionsordnung schlossen sich in der Folge alle übrigen deutschen Länder an, und letztlich änderte auch Baden unter dem wachsenden Druck der zahnärztlichen Verbände den Doktorgrad „Dr. chir. dent." in „Dr. med. dent." ab[15,25].

Zudem gab ein Erlass des Ministers für Wissenschaft, Kunst und Volksbildung den praktizierenden Zahnärzten ohne allgemeine Hochschulreife die Möglichkeit, bis zum 1. Oktober 1922 unter erleichterten Bedingungen zu promovieren. Voraussetzung waren der Nachweis der zahnärztlichen Approbation sowie eines achtsemestrigen Studiums, wobei fehlende Semester durch erneute Immatrikulation nachgeholt werden konnten. Auf diese Weise sollten soziale Härtefälle vermieden werden[32]. In Anbetracht einer überraschend großen Zahl von Prüfungskandidaten wurde bald eine Verlängerung der gesetzten Frist bis zum 15. März 1923 gewährt[34].

Die Entscheidung für den „Dr. med. dent." war zugleich der Schlusspunkt einer jahrzehntelangen Diskussion um die grundsätzliche Frage, ob die Zahnärzteschaft – so wie zuvor andere Behandler mit nichtakademischer Herkunft (etwa Starstecher/Augenärzte oder Wundärzte/Chirurgen) – im Ärztestand „aufgehen" oder sich stattdessen als eigenständiger Stand weiterentwickeln sollte. Durch die Etablierung eines „Spezialdoktortitels" war die Entscheidung endgültig zugunsten zweier eigenständiger Berufsgruppen gefallen.

Aber auch die Ärzte waren letztlich mit der Lösung der zahnärztlichen „Promotionsfrage" zufrieden, hatten sie doch sichergestellt, dass der Doktorgrad der Zahnmediziner expressis verbis auf den Bereich der Zähne beschränkt war, sodass der Unterschied zwischen Vollmediziner und Zahnmediziner auch auf der Ebene der Doktorwürde erkennbar blieb.

Literatur

1. Adloff P. Die zahnärztliche Promotion. Zahnärztl Rdsch 1918;27:81f.,92f.
2. Bade H. Zur Promotionsfrage in Baden und Preußen. Dt zahnärztl Wschr 1919;22:529.
3. Berliner Neueste Nachrichten. 27. Dezember 1913.
4. Blaser W. Die Vorgeschichte des zahnärztlichen Doktortitels. Diss. med. Greifswald 1937.
5. Carsten H. Promotionsordnung in Baden und Preußen. Dt zahnärztl Wschr 1919;22:411f.
6. Dt Mschr Zahnheilk 1907;25:603,677f.
7. Dt Zahnärztl Wschr 1906;9:9.
8. Dt Zahnärztl Wschr 1910;13:855f.
9. Dtsch Zahnärztl Ztg 1908;7(188):6–9.

10. Groß D. Die schwierige Professionalisierung der deutschen Zahnärzteschaft (1867–1919) (= Europäische Hochschulschriften, Reihe 3, 609). Diss. phil. Saarbrücken 1993. Frankfurt a. M.: Lang, 1994.
11. Groß D. Vom Handwerker zum Bildungsbürger: Die Auseinandersetzung um die Akademisierung des Zahnarztberufs in Deutschland. ZWR 1998;107(10):631–634.
12. Groß, D. Zwischen Anspruch und Wirklichkeit: Der Stellenwert zahnbehandelnder Maßnahmen in den Anfängen der gesetzlichen Krankenversicherung (1883–1919). Würzb Medizinhist Mitt 1998;17:31–46.
13. Guttmann G. Ueber die Notwendigkeit der Organisation für den zahnärztlichen Stand. Zahnärztl Rdsch 1908;17:21f.,78f.
14. Heider M. [ohne Titel] Dt Vjschr Zahnheilk 1862;2:209.
15. Joseph I. Die Promotion im Fach der Zahnheilkunde. Diss. med. Berlin 1950.
16. Langebartels E. Die Schaffung eines Dr. med. dent. und eines Dr. chir. dent. Ein Zeichen des Einheitsstandes. Zahnärztl Rdsch 1919;28:438.
17. Lührse L. Die Zukunft der deutschen Zahnheilkunde. Zahnärztl Rdsch 1918;27:27.
18. Maretzky K, Venter R. Geschichte des deutschen Zahnärzte-Standes. Köln: Bundesverb. d. Dt. Zahnärzte, 1974.
19. Misch J. Die Zukunft der Zahnheilkunde. Dt Zahnärztl Wschr 1918;21:97–105.
20. Port G. Die Zukunft des zahnärztlichen Standes. Dt Zahnärztl Wschr 1917;20:561–563.
21. Reinmöller J. Die Zukunft der Zahnheilkunde in Deutschland. Zahnärztl Rdsch 1917;26:82f.
22. Schäfer G, Groß D. Von nichtakademischen Behandlern zu modernen Zahnärzten: Der Weg der zahnärztlichen Profession in Deutschland. In: Groß D, Winckelmann HJ (Hrsg.). Medizin im 20. Jahrhundert: Fortschritte und Grenzen der Heilkunde. München: Reed Business Information, 2008:281–293.
23. Scheele A. Abstimmung der preußischen Zahnärzte. Dt Zahnärztl Wschr 1918;21:61f.
24. Schröder O. Der Rückgang des zahnärztlichen Studiums, seine Deutung und Bekämpfung. Dt Zahnärztl Wschr 1918;21:73.
25. Schröder O. Die zahnärztliche Doktorwürde an den Universitäten Deutschlands. Kirchhain: Brücke-Verl., 1921.
26. Schwann H. Friedrich Louis Hesse (1849–1906). Wegbereiter einer universitären und sozialen Zahnheilkunde. Leipzig: Barth, 1984.
27. Statistik der Ärzte und Zahnärzte im Deutschen Reich. Deutsches Zahnärzte-Buch 1938;19:284f.
28. Tittmann G. Die Geschichte der zahnärztlichen Approbation und Promotion in Deutschland von ihrem Anfang bis zur Gegenwart. Diss. med. Göttingen 1961.
29. Walkhoff O. Zur zahnärztlichen Promotionsfrage. Dt Zahnärztl Wschr 1914;17:198–204.
30. Walkhoff O. Das bisherige Zusammenarbeiten der zahnärztlichen Standesvertretung und der Dozentenvereinigung. Dt Zahnärztl Wschr 1918;21:239–242.
31. Wustrow P. Zur Frage nach der Zukunft der Zahnheilkunde. Dt Zahnärztl Wschr 1918;21:28f.
32. Zahnärztl Mitt 1920;11:289.
33. Zahnärztl Rdsch 1908;17:928.
34. Zahnärztl Rdsch 1922;31:684.
35. Zenner D. Über das Für und Wider zur Einführung des Dr. med. dent. Titels. Diss. med. Leipzig 1969.
36. zur Nedden A. Referat über die Verhältnisse der Zahnheilkunde in Deutschland und Anträge auf zeitgemäße Reformen. Dt Vjschr Zahnheilk 1864;4:3–21.

7 Geduldet oder willkommen? Weibliche Zahnärzte und ihre Einflüsse auf den Berufsstand

Sollten Frauen als Zahnärzte praktizieren dürfen? Lange wurden die Fragen des Zugangs zur zahnärztlichen Profession und der fachlichen Eignung abhängig vom Geschlecht – und zwar zugunsten der Männer – beantwortet. Erst gegen Ende des 19. Jahrhunderts wuchs in Deutschland der gesellschaftliche und politische Druck, auch Frauen als Studierende an den Universitäten zuzulassen[2,5,6].

Die Diskussion um das „Frauenstudium"

Der Diskurs über die Eignung von Frauen für die medizinischen Studiengänge war erstmals zu Beginn des 19. Jahrhunderts merklich aufgeflammt: Während sich z. B. der renommierte Jenaer Historiker und Hochschullehrer Heinrich Luden (1778–1847) in seinem „Handbuch der Staatsweisheit oder der Politik" bereits 1811 für weibliche Ärzte aussprach, um die männlich besetzte Heilkunde zu komplettieren und zu „vervollkommnen", kam der Arnsberger Medizinalrat Johannes Stoll zur selben Zeit im „Jahrbuch der Staatsarzneikunde" zum gegenteiligen Ergebnis[6]:

> „Welch ein unermeßliches Feld, von bestimmten Kenntnissen, die nur der seltene Geist des Menschen mit Männerstärke zu erfassen vermag! Und dem schwächern Weibe soll dies gelingen? Halbheit taugt nirgend."

Mangelnde physische Eignung zur Zahnheilkunde?

Tatsächlich war gerade das Berufsbild des Zahnbehandlers – nicht zuletzt durch die handwerkliche Ausrichtung der Tätigkeit und das als kraftraubend eingestufte „Zähnebrechen" – traditionell männlich besetzt. Obgleich bereits im 18. und im 19. Jahrhundert vereinzelt (mehrheitlich nichtapprobierte) Frauen als Zahnbehandlerinnen auftraten, nahmen diese auf die Entwicklung des Zahnarztbe-

HOla n'y touchez plus vous auez la derniere
Ie n'ay à mon regret, genciue presque entiere
Iamais vn seul denier gaigner ne vous feray
Qu'eussiez vo⁹ (vieille beste) au trou du cul les broches
n au diable, arracher ses dents croches
ce vin, ma bouche laueray.
EN mon mestier ie n'ay point ma semblable,
I'arrache toutes dents sans douleur lamentable
Agnan, vous le sçauez par la dent que voicy
Ie la vous ay tirée estant toute pourrie,
Si en auez encor, n'en prenez facherie,
I'en viendray bien à bout pendant que suis icy.

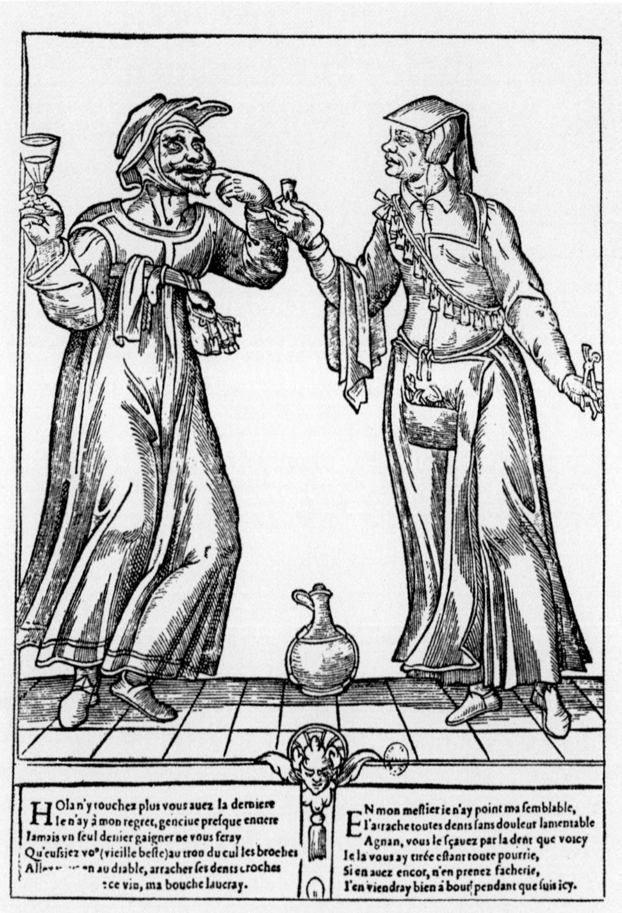

Abb. 7-1 Erste Darstellung einer „Zahnärztin", 1500–1600.

rufs keinen nennenswerten Einfluss (Abb. 7-1)[7]. Sie hatten in Einzelfällen Befähigungsnachweise im Ausland erworben, die bisweilen von deutschen Behörden anerkannt wurden. So erschien etwa 1817 in der „Königlich privilegierten Berlinischen Zeitung von Staats- und gelehrten Sachen" das Inserat einer gewissen Josephine Serre, die als „approbierte Zahnärztin von der Universität zu Krakau" auftrat, „mit dem Rechte der freien Praxis im ganzen Russischen Reiche, und vom Ober-Collegio medico et sanitatis zu Berlin"[16].

Die organisierte Zahnärzteschaft empfand die Ausübung der Zahnheilkunde durch Frauen bis weit in das 19. Jahrhundert hinein als standesschädigend. So beklagte sich der Zahnarzt Eduard Gustav Kranner (1832–1863) 1860 in den Mitteilungen des „Central-Vereins deutscher Zahnärzte" – der Vorgängerorganisation der heutigen DGZMK[14] – mit folgenden Worten über weibliche Behandler:

„In Folge des leichten Erlangens einer zahnärztlichen Concession befinden sich denn noch bei uns einige Damen als Vertreterinnen des zahnärztlichen Berufes. Diese eine Thatsache ist, glaube ich, hinreichend, um einen Beweis zu geben, wie wenig Werth man unserm Fache beilegte; denn, wenn ich auch von diesen Damen, in der nach ihren Begriffen richtigen Ausführung ihres Berufes, alle Gerechtigkeit widerfahren lassen will, so stellt man doch jetzt nach Verlauf einer ziemlichen Reihe von Jahren, an uns Anforderungen, welchen schwerlich eine Dame entsprechen kann."

Die Kurierfreiheit und der „Aufstieg" der Frauen ins zweite Glied

Die 1869 für den Bereich des Norddeutschen Bundes eingeführte Kurierfreiheit führte dann zu einer weiteren Belastung des ohnehin angespannten Verhältnisses der Zahnärzteschaft zu den weiblichen Zahnbehandlern: Mit der Einführung der Kurierfreiheit (vgl. Kapitel 3) stand die Zahnheilkunde nun allen Laienbehandlern – und damit konsequenterweise auch allen Frauen – offen. Die allgemeine Freigabe der Heilkunde bot also den Frauen Chancen zur Ausübung der Zahnheilkunde, da sie allen interessierten Personen eine derartige Tätigkeit ohne Befähigungsnachweis erlaubte; andererseits wurden so die Ungleichheiten zwischen beiden Geschlechtern gewissermaßen zementiert: Der Frau blieb weiterhin das Recht auf ein Studium der Zahnheilkunde und damit auf eine zahnärztliche Approbation versagt; sie konnte ausschließlich in der zweiten Reihe – nämlich als Laienbehandlerin – tätig werden.

Dieser Umstand spielte der Zahnärzteschaft wiederum das Argument in die Hand, dass es sich bei der weiblichen Konkurrenz um Dilettantinnen handele – eine Konstellation, die das Verhältnis zwischen weiblichen und männlichen Zahnbehandlern zusätzlich belastete[7].

Umwege über das Ausland

Vor diesem Hintergrund entschlossen sich einzelne ambitionierte Frauen zu einer zahnärztlichen Ausbildung im Ausland, wo Frauen zum Teil in der zweiten Hälfte des 19. Jahrhunderts zum Studium der Zahnheilkunde zugelassen wurden. Die erste Zulassung nach einem derartigen Auslandsstudium erhielt die Berlinerin Henriette Hirschfeld-Tiburtius (1834–1911, Abb. 7-2 und Abb. 7-3). Hirschfeld-Tiburtius war 1867 auf Anregung des in Berlin ansässigen US-ameri-

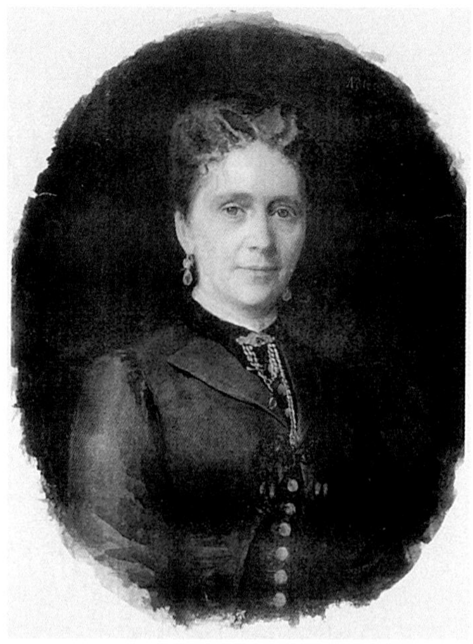

Abb. 7-2 Henriette Hirschfeld-Tiburtius.

HENRIETTE HIRSCHFELD-TIBURTIUS
GEB. PAGELSEN
14.02.1834
25.08.1911
ERÖFFNETE AN DIESER STELLE IHRE PRAXIS ZUR BEHANDLUNG VON FRAUEN UND KINDERN.
SIE WAR DIE ERSTE APPROBIERTE UND PROMOVIERTE ZAHNÄRZTIN DEUTSCHLANDS.
IHR STUDIUM ABSOLVIERTE SIE IN DEN USA, DA ZU JENER ZEIT FRAUEN DER ZUGANG
ZU DEUTSCHEN HOCHSCHULEN VERWEHRT WAR

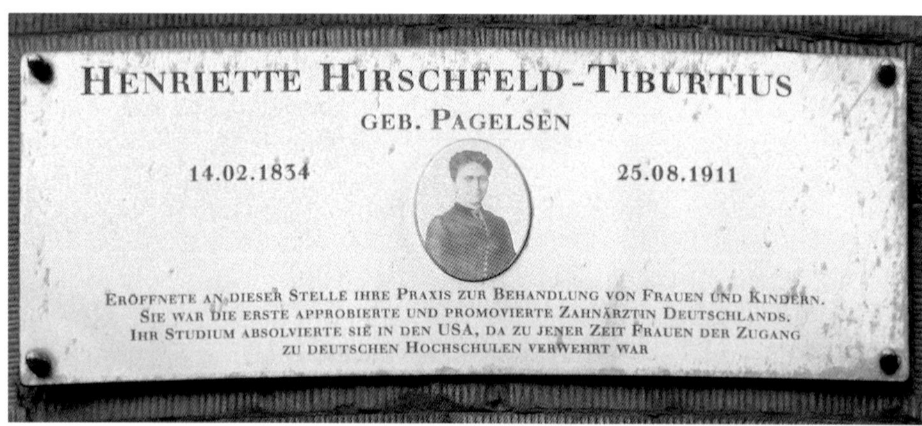

Abb. 7-3 Gedenktafel für Henriette Hirschfeld-Tiburtius in Berlin-Mitte, Behrenstraße 9.

kanischen Zahnarztes Francis Peabody Abbot (1836–1897) nach Philadelphia gezogen, um dort Zahnheilkunde zu studieren. 1869 promovierte Hirschfeld-Tiburtius ebenda zum Doktor der Zahnheilkunde und konnte sich noch im selben Jahr – mit Genehmigung der Behörden – in Berlin als Zahnärztin niederlassen. Dass sie bei vielen männlichen Kollegen auf Ablehnung stieß, ist ihren eigenen Berichten zu entnehmen[3]:

> „I don't think many of my professional brethren like it much that the females have crept into their privileges, but I can't help the poor fellows, they will have to get used to it."

Hirschfeld-Tiburtius unterhielt enge Kontakte zu Wilhelm Adolf Lette (1799–1868), der als Sozialpolitiker und Gründer des „Vereins zur Förderung der Erwerbsfähigkeit des weiblichen Geschlechts" hervortrat. Bezeichnenderweise wurde sie in ihren Aktivitäten vom „Lette-Verein" finanziell unterstützt[3]:

> „She had friends in the higher walks of life in Germany, notably among these was President Lette, whose aid assisted her materially in her early struggles."

Dem Beispiel von Hirschfeld-Tiburtius folgten im letzten Drittel des 19. Jahrhunderts einige weitere deutsche Frauen; sie absolvierten eine (kostenintensive) zahnärztliche Ausbildung in ausländischen Staaten, vor allem in der benachbarten Schweiz oder eben in den USA.

Ermutigende Rückmeldungen der Patienten

Die Reaktionen innerhalb der deutschen Zahnärzteschaft blieben jedoch zwiespältig. Und so finden sich in der zeitgenössischen zahnärztlichen Fachpresse zur „Frauenfrage" positive, aber auch viele ablehnende und diskreditierende Kommentare[6].

Bei den Patienten fielen die ersten Erfahrungen mit den im Ausland approbierten Zahnärztinnen dagegen offensichtlich ermutigend aus. Hirschfeld-Tiburtius etwa fand auf Anhieb ein befriedigendes Einkommen. Eigenen Angaben zufolge erreichte sie eine spezielle Zielgruppe[12]:

> „Fast die Hälfte meiner Patienten gehört unserer Aristokratie an, und zwei der Königlichen Prinzessinnen sind darunter [...] Die Zeitungen haben meine Geschichte über den Kontinent verbreitet, und aus allen Teilen des Landes erhalte ich Briefe des Dankes und der Ermutigung [...] Die Mütter freuen sich, daß ich mich besonders der Kinder annehme, und sie vertrauen mir ihre Kleinen gern an".

Dass sich die Patienten auch aus anderen gesellschaftlichen Gruppen rekrutierten, zeigte das Beispiel der schwedisch-dänischen Zahnärztin Hedwig Strömgren (Lidforss) (1877–1967), die um 1900 in Hamburg praktizierte. Sie führte aus[20]:

> „Als ich in Deutschland zu praktizieren begann, war es noch nicht üblich, daß eine sogenannte ‚feine' Dame einen Beruf ausübte und Geld verdiente. Es gab viele, die sich darüber wunderten, daß ich als Zahnärztin tätig war. Dennoch hatte ich erstaunlich schnell eine sehr gute Praxis, und zwar gehörten die meisten meiner Patienten der Universität oder der Marine an."

Der nächste Schritt: Zulassung als Gasthörerinnen

Eine merkliche gesellschaftliche Aufwertung erfuhr die Gruppe der Zahnbehandlerinnen jedoch erst nach der Zulassung von Frauen zu den deutschen Universitäten[6]. 1894 nahmen die ersten deutschen Hochschulen Frauen im Fach Zahnheilkunde auf; allerdings waren jene zunächst lediglich als Hospitantinnen – d. h. als Gasthörerinnen – zugelassen. Voraussetzung war zudem die Erlaubnis der zuständigen Dozenten. Zahnärztlicherseits nahm man diese Entwicklung zunächst gelassen auf. Das änderte sich jedoch schlagartig, als die studierwilligen Frauen ausgerechnet von deutschen Ärzten und Politikern Schützenhilfe erhielten: Diese verwiesen z. T. darauf, dass der Zahnarztberuf für Frauen geeigneter sei als die Tätigkeit als Vollmedizinerin. So konstatierte 1898 ein Referent auf dem „Deutschen Ärztetag" in Wiesbaden, Frauen eigneten sich zu keinem Studium so wenig wie zum medizinischen; deshalb sollten Alternativen gefunden werden. Der preußische Medizinalrat Martin Kirchner (1854–1925) spann diesen Gedanken weiter und kam zu dem Ergebnis, „daß, wenn Frauen zum Studium der Medizin nicht zugelassen werden, es damit nicht ausgeschlossen sei, daß ihnen das Studium der Pharmazie und Zahnheilkunde freigegeben werde; zumal diese als Spezialfach der Medizin von den Ärzten noch nicht allgemein anerkannt wird und in der Versammlung behauptet wurde, die ‚Zahntechnik' könne die Frau sich weit eher aneignen".

Die deutsche Zahnärzteschaft erblickte in dieser Argumentation einen Affront und wies die betreffende Stellungnahme empört zurück[19]:

> „Der Vereinsbund Deutscher Zahnärzte, der die Zahnärzte allein für berechtigt hält, in dieser Frage zu entscheiden, hält die vom Ärztetag in Wiesbaden empfohlene Zulassung der Frauen zum Studium der Zahnheilkunde zur Zeit für unzweckmäßig, weil dadurch die in vollem Gange befindlichen Reformbestrebungen im zahnärztlichen Stande empfindlich gestört werden könnten. Die Resolution ist in der Tagespresse zu veröffentlichen."

Die ordentliche Immatrikulation weiblicher Studierender

Doch letztlich war die Zulassung von Studentinnen zu den deutschen Universitäten nicht mehr aufzuhalten. Sie gilt in der Retrospektive als eine der zentralen bildungspolitischen Neuerungen des ausgehenden 19. und des beginnenden 20. Jahrhunderts[2,8].

Zunächst verfügte ein Bundesratsbeschluss 1899 die Übernahme der registrierten Hospitantinnen in den Status von ordentlich Immatrikulierten bei gleichzeitiger Anerkennung der bis dahin absolvierten Studienleistungen. Noch im gleichen Jahr wurde in der deutschen Prüfungsordnung für Ärzte, Zahnärzte und Apotheker verbindlich festgelegt, dass Frauen der Zugang zu den drei genannten Berufen zu gewähren sei.

Als erster Staat öffnete Baden 1900 den Studiengang für angehende Zahnärztinnen. Frauen, die ein anerkanntes Reifezeugnis nachweisen konnten, waren fortan in Freiburg und Karlsruhe regulär zum Studium zugelassen. In den nachfolgenden Jahren wurden an den übrigen deutschen Hochschulen ähnliche Bestimmungen in Kraft gesetzt; als Letzte folgten die reaktionär eingestellten preußischen Universitäten im Jahr 1908. Zur Vermeidung von Härten wurden um 1910 übergangsweise auch diejenigen Frauen zum Studium zugelassen, die bereits zuvor als Hospitantinnen registriert worden waren, aber eigentlich nicht die nun notwendige schulische Vorbildung – 1909 war das Studium der Zahnheilkunde an den Nachweis des Abiturs gebunden worden – mitbrachten (vgl. auch Kapitel 5)[6].

Anhaltende Widerstände der männlichen Kollegen

1904 beantragte erstmals eine Zahnärztin die Aufnahme in den „Central-Verein deutscher Zahnärzte“[6]. Das Gesuch hatte Präzedenzwirkung und führte nach einigen Diskussionen zu einem Vereinsbeschluss, der sich für die Gleichberechtigung von Zahnärztinnen und Zahnärzten aussprach. In praxi blieb das Berufsbild der deutschen Zahnärzte jedoch weitgehend männlich bestimmt. Beiträge von Zahnärztinnen in Fachjournalen sucht man in der ersten Dekade des 20. Jahrhunderts nahezu vergebens. Allenfalls kurze statistische Mitteilungen und einzelne Inserate lassen die Existenz weiblicher Zahnärzte erkennen. Anzeigen über den Verkauf sogenannter „Damen-Praxen“ sind ebenso Ausnahmen wie Kontaktanzeigen, in denen Zahnärzte „Fachgenossinnen“ kennenzulernen wünschen[6].

Noch 1912 erschien in der „Deutschen zahnärztlichen Wochenschrift“ ein kritischer Artikel zur Ausstellung über „Die Frau in Haus und Beruf“, die von Zahnärztinnen vorbereitet worden war. Der Verfasser Junck würdigte hierin zunächst das „bekannte Organisationstalent“ der für die Darbietung verantwortlichen Frauen, tadelte jedoch sogleich das Fehlen sichtbarer Leistungsnachweise im Bereich

Zahnmedizin: „Etwas beschämt zog ich von dannen, immer wieder mich fragend, ob denn die deutsche Kollegin so tatenlos gewesen, so ohne Ehrgeiz und jede Energie ist, um ihrem Berufe nicht die gebührende Anerkennung zu verschaffen? Hat die deutsche Zahnärztin in den 12 Jahren ihres Bestehens so erfolglos sich betätigt, dass sie keine fortschrittlichen Leistungen aufzuweisen hat?" Junck schloss mit dem Hinweis, nicht Schadenfreude oder Konkurrenzdenken gegenüber den Kolleginnen seien Anlass des Artikels, sondern die Besorgnis über die geringe Sichtbarkeit der fachlichen Erfolge[4].

Der Beitrag Juncks blieb nicht unwidersprochen: Im Namen der Berliner Zahnärztinnen verwies Helene Freudenheim-Bloch (geb. 1867) im selben Organ auf die einschränkenden inhaltlichen Vorgaben des Ausstellungsprogramms und gab verärgert zurück[4]: „Wenn der Verfasser jenes Artikels diesen Satz der Programmschrift beachtet hätte, hätte er wohl seine Vorwürfe, die dadurch in nichts zusammenfallen, unterlassen."

Beschränkter Tätigkeitsbereich

Die geschilderten Auseinandersetzungen zeugen einerseits von einem ungebrochenen Misstrauen der Zahnärzte gegenüber den Kolleginnen, belegen darüber hinaus aber auch, dass die Frauen nunmehr einen festen Platz beanspruchten. Äußeres Zeichen dieser Entwicklung war eine langsame, aber doch stete Zunahme der Anzahl weiblicher Zahnärzte: Hatte sich 1900/01 unter insgesamt 1583 im Reichsgebiet registrierten Zahnärzten nur eine einzige Zahnärztin befunden (0,1 Prozent), so waren 1927 zumindest 340 der insgesamt 8565 Zahnärzte weiblichen Geschlechts (4,1 Prozent). Allerdings gelang es den Frauen zunächst nur, in bestimmten Teilgebieten der Zahnmedizin Fuß zu fassen, so vor allem in der Kinder- und Jugendzahnpflege. Gerade an den vielerorts etablierten Schulzahnkliniken waren die weiblichen Fachkräfte stärker vertreten[6].

Gleichzeitig erschienen jedoch in der Fachpresse immer wieder Artikel, in denen Frauen von der zahnärztlichen Tätigkeit abgeraten wurde. Insbesondere vor den mangelnden Verdienstmöglichkeiten wurde gewarnt. Zugleich wurde betont, dass sich einzelne „Teilgebiete [...] für weibliche Hände" besonders eigneten, wie etwa die Kinderbehandlung und ästhetisch motivierte Arbeiten: Am „unerläßlichen Farbensinn und Schönheitsgefühl wird es der Frau meist nicht fehlen". Die „sanftere Handhabung des Instrumentes, ein vielleicht sichtbareres Mitgefühl und milderer Zuspruch den kindlichen Patienten" gegenüber rechtfertige den Einsatz von Zahnärztinnen in Schulzahnkliniken. Die Stoßrichtung dieser Ausführungen war klar: Indem man die Qualifikation der Frau für einzelne Bereiche der Zahnheilkunde betonte, wurden implizit Zweifel an der Gesamtqualifikation der Fachvertreterinnen aufrechterhalten[6,9].

Bemerkenswerterweise erschien noch 1920 in der Zahnärztlichen Rundschau ein Artikel eines Zahnarztes über „Die zahnärztliche Schwester". Der Verfasser – Leiter einer Schulzahnklinik – schlug hierin die Einstellung weiblicher Hilfskräfte vor. Angesichts der Tatsache, dass bereits 20 Jahre zuvor das Frauenstudium eingeführt wurde, muss die Argumentation des Autors überraschen[21]:

> „Dem weiblichen Geschlecht [...] wäre ein neuer Wirkungskreis erschlossen, der sozial durchaus ‚auf der Höhe' stände. Und wie mancher jungen Offizierswitwe zum Beispiel [...], wie mancher Waise aus ‚besserem Hause' wäre mit einem solchen Berufe geholfen."

Im Übrigen betonte auch der badische Kultusminister 1914, dass das Studium der Frauen in der Regel mit einer Enttäuschung ende, insbesondere, wenn jene Studentinnen nur über begrenzte Vermögenswerte verfügten.

Tatsächlich nahm die Zahl der Studentinnen der Zahnheilkunde in den Kriegsjahren jedoch entgegen allen Warnungen deutlich zu. Nach Kriegsende wurde die Zulassung von Studentinnen allerdings vorübergehend eingeschränkt. Die Gründe hierfür waren in der Überfüllung der Hörsäle durch Kriegsheimkehrer, aber auch in der wirtschaftlichen Notsituation zu sehen[6].

In den folgenden Jahrzehnten stieg der Anteil der Zahnärztinnen vergleichsweise langsam an; diese Aussage gilt für die Zeit der Weimarer Republik und des „Dritten Reiches", aber auch für die junge Bundesrepublik Deutschland. So lag der Prozentsatz der Frauen innerhalb der bundesdeutschen Zahnärzteschaft noch im Jahr 1956 bei lediglich 13,3. Das Berufsbild des Zahnarztes blieb somit klar männlich geprägt. Auch gut drei Jahrzehnte später – im Jahr 1988 – waren immer noch mehr als drei Viertel aller bundesdeutschen Zahnärzte männlichen Geschlechts (75,4 Prozent)[10,11,18]. Wissenschaftliche Karrieren standen Frauen weiterhin nur in seltenen Fällen offen: Zu den wenigen Ausnahmen gehörte Maria Schug-Kösters (1900–1975). Sie habilitierte sich 1931 in München, erhielt als erste Frau in Deutschland die venia legendi für Zahnheilkunde und wurde 1948 planmäßige außerordentliche Professorin (Abb. 7-4)[1]. Doch noch 1988 betrug der Anteil der männlichen Lehrstuhlinhaber in der Zahnheilkunde 92,7 Prozent. Lediglich im Fach Kieferorthopädie waren zu diesem Zeitpunkt Frauen in stärkerem Maße in Leitungsfunktionen nachweisbar[10,11,18].

Auswirkung der Wiedervereinigung auf den Frauenanteil

Sehr viel höher lag der Frauenanteil traditionell unter den Zahnärzten in der DDR – ein Faktum, das sich im Zuge der Wiedervereinigung auch auf das gesamtdeutsche Berufsbild auswirken sollte: Waren etwa noch 1988 in der Bundesrepub-

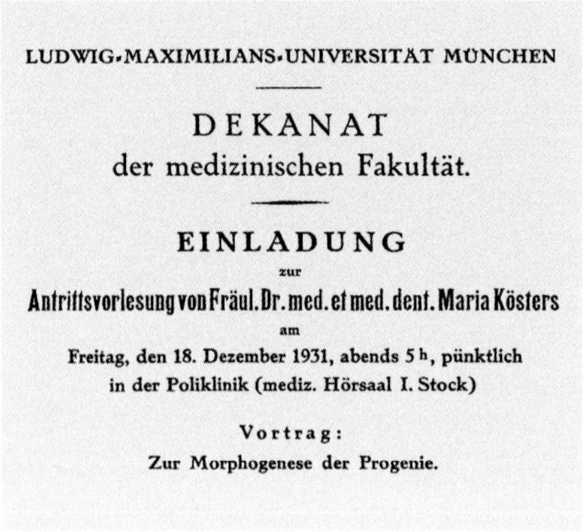

LUDWIG-MAXIMILIANS-UNIVERSITÄT MÜNCHEN

DEKANAT
der medizinischen Fakultät.

EINLADUNG
zur
Antrittsvorlesung von Fräul. Dr. med. et med. dent. Maria Kösters
am
Freitag, den 18. Dezember 1931, abends 5 h, pünktlich
in der Poliklinik (mediz. Hörsaal I. Stock)

Vortrag:
Zur Morphogenese der Progenie.

Abb. 7-4 Einladung zur Antrittsvorlesung der späteren Professorin Maria Kösters, 1931.

lik lediglich 12687 Zahnärztinnen registriert, so verdoppelte sich ihre Zahl unter Einbezug der Zahnärzte der ehemaligen DDR bis 1992 auf 23676 – was nunmehr einem Anteil von 33,1 Prozent an der Gesamtzahl der deutschen Zahnärzte entsprach[11,17].

Aber auch bei den Studienanfängern machte sich nach 1990 eine deutliche Trendwende bemerkbar: 1992 betrug der Frauenanteil unter den Studienanfängern im Fach Zahnheilkunde im vereinigten Deutschland bereits 47,8 Prozent, und innerhalb von zehn Jahren nahm ihre Quote sukzessive bis auf 62,6 Prozent (2002) zu – ein Sachverhalt, der nunmehr als „Feminisierung der Zahnheilkunde" angesprochen wurde (vgl. Kapitel 16)[10,11,13,18].

Für die Zahnärzte an der Wende vom 19. zum 20. Jahrhundert war eine solche Entwicklung undenkbar gewesen. Noch 1895 hatte ein Zahnarzt namens Lewinsky im „Zahnärztlichen Vereinsblatt", dem offiziellen Presseorgan des „Vereinsbundes Deutscher Zahnärzte", festgestellt[15]:

> „Vor einiger Zeit ging durch die Tageszeitungen eine kurze Notiz, es solle beabsichtigt werden, den Frauen die ‚Zulassung zum zahnärztlichen Staatsexamen' zu gewähren. Die meisten Kollegen werden diese Mitteilung wohl mit einem leichten Lächeln oder mit einem ironischen Ausruf wie: ‚Na, das kann ja schön werden' u. dgl. gelesen und darüber nicht weiter nachgedacht haben."

Besagte Sichtweise gehört, wie wir heute wissen, fraglos zu den größten Fehleinschätzungen in der Geschichte der zahnärztlichen Berufsgruppe.

Literatur

1. Beck A. Maria Schug-Kösters (1900–1975). Leben und Werk. Diss. med. dent. München 2009.
2. Bleker J (Hrsg.). Der Eintritt der Frauen in die Gelehrtenpolitik. Zur Geschlechterfrage im akademischen Selbstverständnis und in der wissenschaftlichen Praxis am Anfang des 20. Jahrhunderts. Husum: Matthiesen, 1998.
3. Denton G-B. Die Beziehungen zwischen der deutschen und der amerikanischen Zahnärztegesellschaft von 1800–1914. Dt Zahnärztl Z 1959;14:1196–1207.
4. Dt Zahnärztl Wschr 1912;15:198f., 266.
5. Feyl R. Der lautlose Aufbruch: Frauen in der Wissenschaft. Berlin: Verl. Neues Leben, 1981.
6. Groß D. Die schwierige Professionalisierung der deutschen Zahnärzteschaft (1867–1919) (= Europäische Hochschulschriften, Reihe 3, 609). Diss. phil. Saarbrücken 1993. Frankfurt a. M.: Lang, 1994.
7. Groß D. Neue Einflüsse auf den Zahnarztberuf: Die Zulassung von Frauen zum Studium der Zahnheilkunde. In: Bleker J (Hrsg.). Der Eintritt der Frauen in die Gelehrtenpolitik. Zur Geschlechterfrage im akademischen Selbstverständnis und in der wissenschaftlichen Praxis am Anfang des 20. Jahrhunderts. Husum: Matthiesen, 1998:123–144.
8. Groß D (Hrsg.). Gender schafft Wissen – Wissenschaft Gender? Geschlechtsspezifische Unterscheidungen und Rollenzuschreibungen im Wandel der Zeit. Kassel: University Press, 2009.
9. Groß D. Wegbereiter der Zahnheilkunde. Ernst Jessen – Begründer der Schulzahnpflege. Zahnärztl Mitt 2018;108(3):84f.
10. Groß D, Schäfer G. Geschichte der DGZMK 1859–2009. Berlin: Quintessenz, 2009.
11. Groß D, Schäfer G. ‚Feminization' in German Dentistry. Career Paths and Opportunities – a Gender Comparison. Women's Studies International Forum 2011;34(2):130–139.
12. Hertelendy-Michel. Die Frau im zahnärztlichen Beruf. Zahnärztl Mitt 1965;55:409–412, 507–511.
13. Kerschbaum T. Geleitwort. In: Groß D (Hrsg.). Beiträge zur Geschichte und Ethik der Zahnheilkunde. Würzburg: Königshausen & Neumann, 2006:5–6.
14. Kranner E. Ein Rückblick auf die Thätigkeit des zahnärztlichen Vereines in Hamburg. Mittheilungen des Centralvereins deutscher Zahnärzte 1860;1(2):86–92.
15. Lewinsky. Die Zulassung der Frauen zum Studium der Zahnheilkunde. Zahnärztliches Vereinsblatt 1895;1:201–203.
16. Proskauer C. Die Zahnärztin in früheren Zeiten. Zahnärztl Mitt 1927;18:422f.
17. Schäfer G, Fischer T, Groß D. Die Entwicklung der zahnärztlichen Profession im wiedervereinigten Deutschland in genderspezifischer Perspektive (1990–2008). Teil 1: Chancen und Karrierewege im Geschlechtervergleich. In: Groß D (Hrsg.). Gender schafft Wissen – Wissenschaft Gender? Gesellschaftsspezifische Unterscheidungen und Rollenzuschreibungen im Wandel der Zeit. Kassel: University Press, 2009:187–208.
18. Schäfer G, Groß D. Die Entwicklung der zahnärztlichen Profession in der Bundesrepublik Deutschland (1949–1989) in genderspezifischer Perspektive. In: Groß D, Karenberg A (Hrsg.). Medizingeschichte im Rheinland (= Schriften des Rheinischen Kreises der Medizinhistoriker, 1). Kassel: University Press, 2009:174–198.
19. Seefeldt R. Die Geschichte des Vereinsbundes Deutscher Zahnärzte. München, Berlin: Lehmann, 1937.
20. Strömgren HL. In der Sprechstunde gepflückt. Zahnärztl Mitt 1959;47:52–55.
21. Zahnärztl Rdsch 1920;29:526f.

8 Die Entdeckung des kindlichen Patienten: Aufstieg und Niedergang der Schulzahnkliniken

Bis in die 1870er Jahre hinein gab es weder seitens der Behörden noch seitens der Zahnärzte Aktivitäten zum Aufbau einer organisierten Schulzahnpflege. Die zahnärztlichen Verbände waren damals vor allem damit beschäftigt, die in großer Zahl aufkommenden nichtapprobierten Zahnbehandler abzuwehren.

Frühe Initiativen und ein richtungsweisendes Handbuch

Seit 1885 behandelte der Straßburger Zahnarzt Ernst Jessen (1859–1933, Abb. 8-1) unentgeltlich bedürftige Volksschulkinder, und 1887 gründete Karl Kühns (1850–1918) in Hannover eine private Poliklinik zur Behandlung von Armen, in der auch (Schul-)Kinder betreut wurden[11].

In der Folgezeit nahm das Thema Schulzahnpflege Fahrt auf: 1889 erschien das erste Werk zur Schulzahnhygiene: Hermann Eulenberg (1814–1902) und Theodor Bach betonten in ihrer Arbeit „Schulgesundheitslehre" erstmals die Bedeutung gesunder Zähne für die körperliche Entwicklung[10]. 1895 brachten der Lehrer Leo Burgerstein (1853–1928) und der Arzt August Netolitzky (1845–1924) gemeinsam

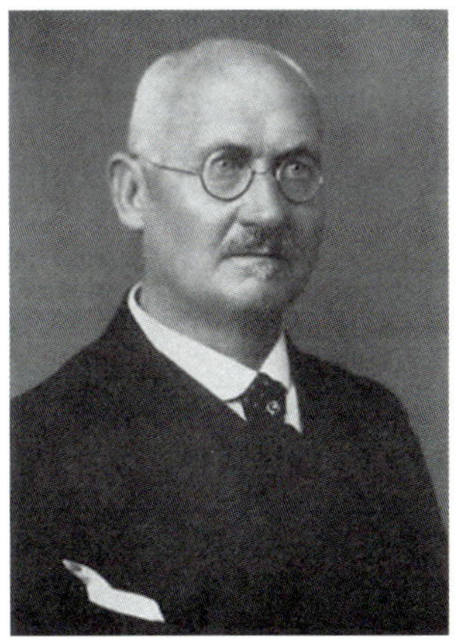

Abb. 8-1 Ernst Jessen.

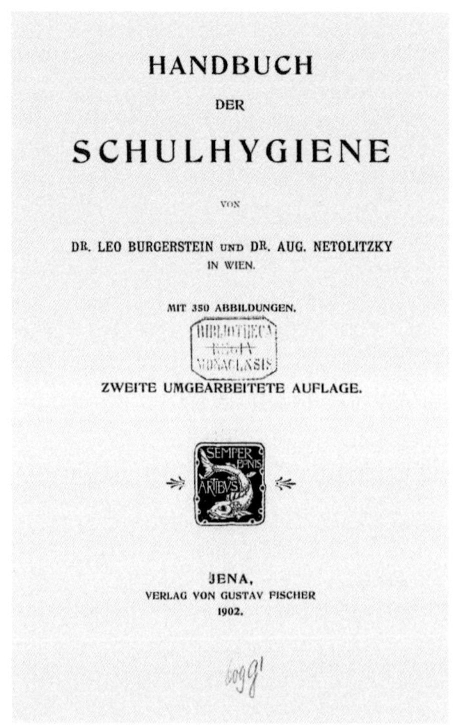
HANDBUCH

DER

SCHULHYGIENE

VON

DR. LEO BURGERSTEIN UND DR. AUG. NETOLITZKY
IN WIEN.

MIT 350 ABBILDUNGEN.

ZWEITE UMGEARBEITETE AUFLAGE.

SEMPER APIS ARTIBUS

JENA,
VERLAG VON GUSTAV FISCHER
1902.

Abb. 8-2 Handbuch der Schulhygiene von Leo Burgerstein und August Netolitzky.

ein „Handbuch der Schulhygiene" heraus (Abb. 8-2), in dem die Forderung nach einer Institutionalisierung der Schulzahnpflege erhoben wurde[1]. Ebenfalls 1895 wurde in Hamburg eine Stiftung gegründet, welche die Behandlung mittelloser Volksschüler sicherstellen sollte[11].

Bereits ein Jahr zuvor (1894) hatten die Teilnehmer des „Internationalen Kongreßes aller für die Volkshygiene arbeitenden Ärzte und Zahnärzte" in Kopenhagen eine richtungsweisende Resolution verabschiedet[18]:

> „Der Kongreß empfiehlt, in allen Ländern Kommissionen zu bilden, welche es sich zur Aufgabe machen, die Zahnverhältnisse der betreffenden Länder statistisch festzuhalten [...] Als geeignete Maßregel zu diesem Zwecke empfiehlt der Kongreß in erster Linie die Aufklärung des Volkes über rationelle Zahnpflege und Zugänglichmachung unentgeltlicher zahnärztlicher Hilfe für die Kinder der unbemittelten Klassen".

Im selben Jahr hielt der Zahnarzt Paul Ritter (1860–1932) in Berlin auf Einladung des „Vereins für innere Medizin" einen Vortrag über die Bedeutung der Schulzahnhygiene. Nach und nach erschienen aussagekräftige statistische Untersuchungen zur Verbreitung von Karies bei Schulkindern in verschiedenen Regionen des Deutschen Reiches. Insbesondere die Zahnärzte Hans-Wilhelm Körner (1862–1929) und Carl Röse (1864–1947) traten mit derartigen Arbeiten an die Öffentlichkeit[11].

Zahnpflege als Teil des Schulunterrichts

Das preußische Kultusministerium reagierte auf die genannten Initiativen 1898 mit einem Erlass an die Schulen[25]:

> „Wir ersuchen [...] die Schulbehörden, dafür Sorge zu tragen, dass bei dem naturkundlichen Unterricht regelmäßig auf die Bedeutung der rationellen Zahn- und Mundpflege, natürlich auch schon in prophylaktischer Beziehung, nachdrücklich hingewiesen und den Schülern die hierfür erforderliche Anleitung gegeben wird".

Aus zahnärztlicher Sicht bedeutete die Verfügung nicht mehr als einen ersten Schritt – die Einführung zahnärztlicher Behandlungsmaßnahmen wurde hier noch nicht angesprochen und auch die Implementierung der Thematik in den Schulunterricht blieb erst einmal Wunschdenken[11].

Die ersten Schulzahnkliniken

Die erste Schulzahnklinik öffnete ihre Pforten im Oktober 1902 in Straßburg. Ihr Leiter, der oben erwähnte Zahnarzt Ernst Jessen[12], forderte den Staat auf, dafür zu sorgen, „daß die Kenntnis von der Bedeutung einer geregelten Zahnpflege für die Gesundheit des ganzen Körpers eindringe in das Volk durch die Schule und Sorge trage, daß die Ausübung der Zahnheilkunde in den Händen gut vorbereiteter und sorgfältig geschulter Männer liege, damit nicht so viele Menschen durch Unberufene Schaden erleiden"[19].

Der Bau der Straßburger Klinik legte den Grundstein für die Integration zahnärztlicher Sozialfürsorge in das deutsche Gesundheitswesen. Nur sechs Wochen später wurde in Darmstadt eine zweite Schulzahnklinik gegründet. Sie entstand aufgrund einer Initiative des „Vereins Hessischer Zahnärzte" und ging später in die Hände der Stadt über. Schließlich setzte der wissenschaftlich ausgerichtete „Central-Verein deutscher Zahnärzte" (CVdZ) – die Vorgängerinstitution der DGZMK – ebenfalls noch 1902 eine elfköpfige Kommission zur Förderung der Schulzahnpflege ein[11].

Die flächendeckende Implementierung von Schulzahnkliniken

Auf der Jahresversammlung des CVdZ forderten die Mitglieder 1902 die Anstellung von Schulzahnärzten, aber auch eine umfassende Zahnfürsorge in Armee und Marine. 1904 wurde schließlich auch der stärker berufspolitisch orientierte „Vereinsbund deutscher Zahnärzte" (VbDZ) aktiv[22]:

> „Die Anwesenheit des Ministerialvertreters dieser Hauptversammlung 1904 und seine Erklärungen hinsichtlich eines besten Fortgangs der in Arbeit befindlichen Petitionen waren verheißungsvoller denn sonst. Die von der Zahnärzteschaft inzwischen eingeführten Fortbildungskurse fanden Anerkennung und Dank, und es lag nahe, auf bereits in Straßburg und Darmstadt bestehende Schulzahnkliniken hinzuweisen, um damit den Wunsch laut werden zu lassen, solcher Gestalt getroffene wohllöbliche Maßnahmen von hygienischer Bedeutung auch auf andere Orte auszudehnen".

Die Forderungen der Zahnärzteschaft nach einer lückenlosen zahnärztlichen Betreuung an deutschen Schulen wurden nun drängender. Jessen sprach sich 1907 dafür aus, dass „jede Stadt eine Schulzahnklinik" erhalten müsse, „und auch auf dem Lande die Zahnpflege" einzuführen sei[7]. Bis 1908 verfügten immerhin 20 Städte über Schulzahnkliniken[11].

Bereits 1907 war auf Initiative des „Berliner Zahnärztlichen Standesvereins" eine „Kommission zur Einführung zahnärztlicher Hilfe an Krankenhäusern und Schulen" gegründet worden. Den Vorsitz übernahm der Zahnarzt Erich Schmidt (gest. 1918). Auch der preußische Obermedizinalrat Martin Kirchner (1854–1925) trat dem Vorstand bei. Er schlug vor, einen „Verein zur Förderung der Schulzahnpflege" zu gründen. Nach eingehender Beratung beschloss man am 19. Dezember 1908 die Konstituierung des „Deutschen Zentralkomitees für Zahnpflege in den Schulen". Dem Komitee gehörten „Vertreter des Kultus- und Kriegsministeriums, des Reichsamtes des Innern, des Kaiserlichen Gesundheitsamtes, der städtischen Behörden von Berlin und der Vororte sowie angesehene Ärzte, Zahnärzte, Schulmänner, Verwaltungsbeamte und Finanzleute aus allen Teilen Deutschlands" an[2].

Zahnpflege mit staatlicher Unterstützung

In Bezug auf die Schulzahnpflege wurde der deutschen Zahnärzteschaft damit vonseiten der Behörden die Protektion zuteil, die sie in ihren Auseinandersetzungen mit den Dentisten, den zahnärztlich tätigen Ärzten und den Krankenkassen vergeblich gefordert bzw. erhofft hatte. So gehörte es zu den Aufgaben des neuen Zentralkomitees, die „Hebung der Zahnpflege in allen Kreisen des deutschen Volkes“ sicherzustellen (§ 2) durch

> „1. Oeffentliche Vorträge über Zahnpflege
> 2. Herausgabe allgemein verständlicher Schriften über Zahnpflege
> 3. Einführung von Belehrung über Zahnpflege in den Unterricht aller Schulgattungen
> 4. Förderung der Bestrebungen zur Einführung einer geordneten Zahnpflege in der Bevölkerung
> 5. Zusammenfassung schon bestehender und Begründung neuer Einrichtungen für Zahnpflege in den Schulen
> 6. Einwirkung auf die staatlichen und kommunalen Körperschaften zur Förderung der satzungsmässigen Zwecke“[6].

Zahnhygiene kommt auf den Lehrplan

Das preußische Kultusministerium veranlasste die königlichen Provinzialschulkollegien und Regierungen mittels mehrerer Runderlasse zur Unterstützung der Arbeit des Komitees. Während die Kommunalbehörden mit der Errichtung, Verwaltung und Finanzierung der Schulzahnpflegestätten betraut wurden, kam dem Zentralkomitee eine vornehmlich beratende Tätigkeit zu. Wie aus den Satzungen deutlich wird, stellte die gezielte Aufklärung der Bevölkerung ein wesentliches Ziel des Komitees dar. Dementsprechend wurde die Lehrerschaft aufgefordert, das Thema „Zahnhygiene“ in die Lehrpläne zu integrieren. Um diesen Schritt zu erleichtern, stellte das Zentralkomitee den Schulen kindgerechtes Lehrmaterial über Zahnerkrankungen und zahnärztliche Prophylaxe zur Verfügung (Abb. 8-3). Zudem wurde ein Aufruf veröffentlicht, der sich an alle „staatlichen und kommunalen Behörden, Vereine und an alle Menschenfreunde überhaupt“[8] wandte mit der Bitte, die Arbeit des Komitees durch Beitritt und finanzielle Zuwendungen zu unterstützen[11].

Zur Förderung der Zahnhygiene gründete man lokale Ausschüsse – die ersten entstanden in Großberlin (1909) und Frankfurt (1910). 1909 wies Kirchner in einem Zwölf-Punkte-Programm eindringlich auf die Notwendigkeit einer regelmäßigen Behandlung aller Schulkinder hin. Zudem wurde eine Pressekommission eingesetzt, die sich um flankierende Veröffentlichungen kümmerte. Darüber hinaus gab man eigens das Organ „Schulzahnpflege“ heraus, das ab 1910 in Berlin erschien, im Ersten Weltkrieg jedoch vorübergehend eingestellt werden musste[11] (vgl. Kapitel 11).

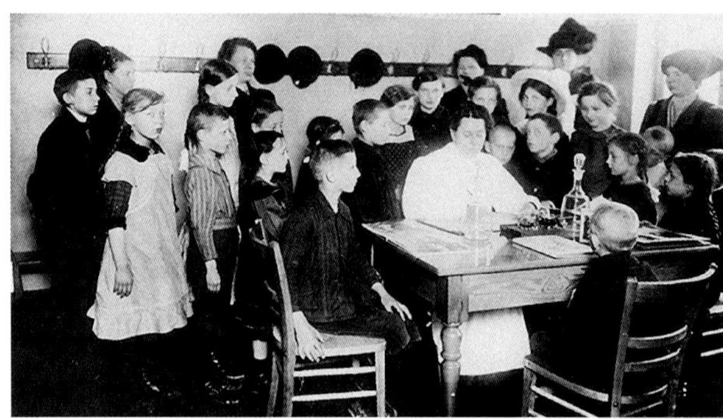

Abb. 8-3 Schulzahnpflege in Berlin Neukölln, 1914.

Dass die Zahnärzteschaft die Versorgung der Schulkinder nicht allein aus sozialer Verantwortung, sondern auch aus berufspolitischem Interesse einforderte, zeigt die Tatsache, dass man sich bemühte, nichtapprobierte Zahnbehandler – die sich mittlerweile mehrheitlich Dentisten nannten (vgl. Kapitel 3) – von der Schulzahnpflege fernzuhalten. Da diese jedoch in der Reichsversicherungsordnung (1911) bereits als Kassenbehandler bestätigt worden waren (vgl. Kapitel 9), mussten derartige Anstrengungen erfolglos bleiben[11].

Ärztlicher Gegenwind

Gegenwind erfuhren die Zahnärzte ausgerechnet aus ärztlichen Kreisen. Hier meldeten sich Vertreter zu Wort, welche die Zahnpflegemaßnahmen in den Schulen für übertrieben hielten und als Modeerscheinung abtaten. Andere stellten sich auf den Standpunkt, Zahnbefunde seien mit dem gleichen Erfolg durch Schulärzte zu erheben, Schulzahnärzte seien daher entbehrlich. Vor allem die Schulärzte selbst warnten vor einer Überbewertung zahnärztlicher Maßnahmen[24]:

> „Allein Widerspruch muss erhoben werden gegen die überstarke Betonung der Bedeutung der Zähne, die oft genug gewaltig übers Ziel hinaus schiesst und den Anschein erweckt, als ob alles Weh und Ach des menschlichen Körpers aus diesem einen Punkt zu kurieren wäre und ebenso gegen die gewaltsame Konstruierung von Beziehung zwischen Zähnen und Schule, die es in Wirklichkeit gar nicht gibt."

Auch die Krankenkassen weigerten sich vielfach, die Schulzahnpflege finanziell zu unterstützen[11]. Dass sich diese dennoch als Teilgebiet der kommunalen Gesundheitsfürsorge etablierte, lässt sich anhand der wachsenden Zahl von Schulzahnpflegestätten zeigen: 1914 waren schon über 200 – zum größten Teil von Kommunen getragene – Einrichtungen zur Jugendzahnpflege registriert. Längst wurden auch Aufklärungsschriften publiziert: 1909 erschien etwa die „Kleine Zahnkunde für Schule und Haus" von Ernst Jessen und Bruno Stehle und 1914 brachten Jean Kientopf (1883–1954) und Georg Ulkan (geb. 1882) eine „Zahnhygienische Wandtafel" zu Demonstrationszwecken in Schulen heraus[14,16].

Schulzahnpflege im Abonnement

Doch die neue Entwicklung wurde nicht von allen deutschen Zahnärzten begrüßt. Viele sahen ihre beruflichen Interessen in dem ausgreifenden Schulzahnkliniksystem nicht ausreichend berücksichtigt oder sogar konterkariert. Strittig war vor allem das System: Während etwa das Zentralkomitee die Gründung von klassischen Schulzahnkliniken befürwortete, traten viele Zahnärzte unter Führung einer Mannheimer Gruppierung für die freie Zahnarztwahl ein; danach sollte die Jugendzahnpflege in den zahnärztlichen Praxen betrieben werden. Dementsprechend bezeichneten die Vertreter der Mannheimer Zahnärzteschaft die Schulzahnkliniken als Schrittmacher der verpönten „Krankenkassenkliniken".

Ein wesentlicher Hintergrund dieser Diskussion war die Tatsache, dass die Krankenkassen sich, wie erwähnt, meist nicht bereitfanden, die Schulzahnpflege finanziell zu unterstützen. Stattdessen mussten Eltern, die Krankenkassenmitglieder waren, die zahnärztliche Versorgung ihrer Kinder in Schulzahnkliniken durch Sonderbeiträge sicherstellen. Diese „Abonnements" galten jeweils nur für ein Jahr und wurden von vielen Eltern früher oder später aus Kostengründen wieder aufgekündigt. Als Folge gingen die Patientenzahlen zurück. Das eigentliche Ziel der Schulzahnpflege – die langfristige Sensibilisierung der heranwachsenden Bevölkerung für die Bedeutung der Zahnhygiene und eine frühzeitige Anbindung möglichst aller jungen Menschen an die Zahnheilkunde – wurde damit nach Ansicht vieler Zahnärzte verfehlt.

Kliniksystem versus freie Zahnarztwahl

Die Auseinandersetzung gewann an Schärfe, als die „Deutsche zahnärztliche Wochenschrift" (DZW) 1914 einen Artikel veröffentlichte, in dem die Nachteile des Systems der Schulzahnkliniken zusammengestellt wurden. Dazu zählten unter anderem unverhältnismäßig hohe Kosten und die Störung des Schulunterrichts[9].

Ungeachtet dieser Kritik hielt das besagte Zentralkomitee am Konzept der Schulzahnpflege fest. Es argumentierte, dass die freie Zahnarztwahl – d. h. die Versorgung der Schüler in den Zahnarztpraxen – keine Kontrollmöglichkeit und keine systematische (statistische) Erfassung erlaube und dass die Zahlung derartiger Einzelleistungen an niedergelassene Zahnärzte die Kostenträger überdies finanziell überfordere. In der zahnärztlichen Fachpresse spielte dieser Streitpunkt auch in der Folgezeit eine bedeutende Rolle. Darstellungen und Gegendarstellungen lösten einander ab; die Fronten blieben verhärtet.

Stillen und dunkles Brot als Alternativen zur Schulzahnpflege?

Neben der skizzierten Auseinandersetzung zwischen Befürwortern und Gegnern der Schulzahnkliniken existierte noch eine weitere Gruppe von Zahnärzten, welche die schulzahnärztliche Fürsorge per se für verfehlt hielt und die zahnärztliche Prophylaxe stattdessen zu einer „Brotfrage" erhob. Jene Zahnärzte forderten eine Rückbesinnung auf frühere Zeiten. So müssten die Mütter wieder zum Stillen der Kinder ermutigt, der Zuckerkonsum gesenkt und die „Eigenbäckerei aus dunklem Mehl" wieder eingeführt werden. Viele dieser Zahnärzte vertraten um 1910 die folgende Position[21]:

> „Abhilfe gegen die Schädigungen, die aus der zunehmenden Stillungsunlust erwachsen, ist nur von einer Aufrüttelung des Gewissens unserer Mütter und von dem guten Beispiel der führenden, intelligenteren Gesellschaftsschichten zu erhoffen. Hier könnten vielleicht die Frauenvereine durch Aussetzung von Praemien oder dergleichen segensreich eingreifen".

Einigkeit herrschte hinsichtlich der Notwendigkeit, in der heranwachsenden Bevölkerung ein stärkeres zahnhygienisches Bewusstsein zu wecken. Auch erkannten immer mehr Zahnärzte das ökonomische Potenzial der Kinder- und Jugendzahnheilkunde. Sichtbares Zeichen dafür war, dass der 1910 gegründete „Wirtschaftliche Verband deutscher Zahnärzte" (WVdZ, vgl. Kapitel 10) im Jahr 1913 eine Abteilung einrichtete, die sich explizit mit der Schulzahnpflege befasste[11].

Mit Beginn des Ersten Weltkriegs mussten die Bemühungen um eine Weiterentwicklung des Schulzahnpflegesystems vorübergehend eingestellt werden. Da viele Zahnärzte Kriegsdienst leisteten, verwaisten nun etliche Schulzahnkliniken. In vielen Städten versuchte man mithilfe (angehender) Zahnärztinnen eine Notversorgung sicherzustellen.

Nach dem Krieg entspannte sich die Situation, das System der Schulzahnpflege wurde zunächst weiter ausgebaut, und die Zahl der Schulzahnpflegestätten überstieg rasch die Schwelle von 200[11].

Unterschiede in der Trägerschaft

Nach wie vor gab es jedoch Unterschiede bezüglich der Trägerschaft: Während die große Mehrzahl der Kommunalbehörden Verträge mit ortsansässigen Zahnärzten abgeschlossen hatte, wurden immerhin 70 der 229 nach dem Krieg registrierten Pflegestätten und damit knapp ein Drittel von den Kommunen getragen. Bei 15 weiteren Einrichtungen fungierte die Krankenkasse als Träger. Das Zentralkomitee berief eine „Sonderkommission der Schulzahnärzte", die im Mai 1919 den Beschluss fasste, das oben erwähnte „Abonnementsystem" abzuschaffen und statt dieses bei den Eltern ungeliebten Zuzahlungsmodells die unentgeltliche Schulzahnpflege einzuführen. Tatsächlich wurde am 9. Juli 1922 das „Reichsgesetz für Jugendwohlfahrt" verabschiedet, das die Errichtung von Jugendämtern verfügte; Letztere sollten künftig die Wohlfahrt schulpflichtiger Jugendlicher außerhalb des Unterrichts gewährleisten[11].

So war die Schulzahnpflege letztlich Nutznießerin eines neuen Zeitgeistes: In dem Maße, in dem die „soziale Frage" an gesellschaftlicher Bedeutung gewann, rückten Gesundheitsfürsorge, Körperpflege und damit eben auch Fragen der Zahnhygiene in den Blickpunkt. Dabei waren es vor allem staatliche Organe – Behörden und Kommunen –, die auf eine Verbesserung der Schulzahnpflege hinwirkten und hierfür mit Institutionen wie dem Zentralkomitee zusammenarbeiteten. Auf der anderen Seite gelang es den zahnärztlichen Standesvertretern, die behördlichen Interessen für ihr berufspolitisches Kalkül zu nutzen.

Erweitertes zahnärztliches Tätigkeitsfeld

Die organisierte Zahnärzteschaft war aus verschiedenen Gründen am Ausbau des Schulzahnpflegesystems interessiert: Zum einen ging es den Zahnärzten um die Sicherstellung der Zahngesundheit in der Bevölkerung; die Schulzahnpflege befriedigte nicht nur ein gesundheitspolitisches Bedürfnis, sondern war auch ein zentrales fachliches Anliegen der Zahnärzteschaft.

Drei weitere Motive waren jedoch aus berufspolitischer Sicht ähnlich bedeutsam: So erweiterten die Zahnbehandler über die Schulzahnpflege den zahnärztlichen Berufsmarkt und bewirkten damit zugleich eine Konsolidierung des zahnärztlichen Berufs. Überdies war die Behandlung von Schulkindern eine Gelegenheit, die begrenzten eigenen Verdienstmöglichkeiten aufzubessern: Die Schulzahnpflege war mehr und mehr zu einem lukrativen Betätigungsfeld geworden; nicht zuletzt vor diesem Hintergrund ist auch das Eintreten der Standespolitik für die freie Zahnarztwahl zu sehen. Darüber hinaus gelang über die Schulzahnpflege eine Neubewertung des Verhältnisses zwischen Regierungsvertretern und Zahnärzteschaft: Im „Deutschen Zentralkomitee für Zahnpflege in den Schulen" fanden sich Vertreter beider Gruppierungen zusammen. Die organisierte Zahnärzteschaft arbeitete hier auf Augenhöhe mit Regierungsvertretern und rückte sogar – zumindest in Bezug auf den Bereich der Schulzahnpflege – in die ungewohnte Rolle eines staatlichen Protegés[11].

Die Zahnärzteschaft im Aufwärtstrend

Daneben lassen sich weitere, wenngleich nachrangige Motive ausmachen: So bot gerade die Reihenuntersuchung von Schulkindern die geeignete Plattform für umfassende epidemiologische Studien. Erst hierdurch wurden vermeintliche Kenntnisse über die Arten und die Verbreitung von Zahnkrankheiten auf eine solide wissenschaftliche Grundlage gestellt. Damit erhielt die deutsche Zahnheilkunde die Möglichkeit, ihrem traditionellen und weiterhin von Teilen der Ärzteschaft genährten Ruf als nichtakademisches, der Medizin nachgeordnetes Fach entgegenzutreten. Der wissenschaftliche Nachweis hoher Kariesfrequenzen unterstrich zudem die Berechtigung der zahnärztlichen Forderungen nach Reihenuntersuchung und -behandlung.

Eng verbunden mit dem Ausbau der Schulzahnpflege war im Übrigen die Forderung nach einer gebührenden Berücksichtigung der Zahnärzte im Heeressanitätswesen – die Schüler von heute waren schließlich die Soldaten von morgen. So wies die zahnärztliche Presse ausdrücklich auf den Zusammenhang zwischen Dentalprophylaxe und militärischem Leistungsvermögen hin[15]:

> „In einem etwaigen Zukunftskriege kann in Bezug auf Zahnkrankheiten im Felde manches besser stehen als heute, wenn das Verständnis für die Notwendigkeit der Schulzahnpflege in die breiten Schichten des Volkes eingedrungen sein wird [...] In dem Maße, wie die Schuljugend unseres Volkes unter den Segen einer geordneten Zahnpflege kommt, werden sich in der Folge die Zahnkrankheiten in Heer und Marine vermindern. Das gilt nicht nur für den Krieg, sondern auch für die Friedenszeit".

Niedergang der Schulzahnpflege

Der Boom der Schulzahnpflege hielt bis zum Ende der 1920er Jahre an: 1929 bestanden in Deutschland mehr als 1000 Schulzahnpflegestätten. In den Folgejahren führte die allgemeine Wirtschaftskrise zu deutlichen Einschnitten im Sozialetat, die auch die Schulzahnpflege – und damit ebenso die Verdienstmöglichkeiten der Zahnärzte – betrafen.

Im „Dritten Reich" wurde das System der Schulzahnkliniken dann erheblich zurückgefahren (vgl. Kapitel 13). Der wichtigste zahnärztliche Protagonist der Schul- und Jugendzahnpflege, der jüdische Ordinarius Alfred Kantorowicz (1880–1962), wurde 1933 als Hochschullehrer in Bonn entlassen und zur Emigration gezwungen[13]. Statt der Schulzahnpflegestätten wurde nun das System der mobilen Zahnpflegestationen gefördert[17]. Letztere sollten, so die NS-Gesundheitspropaganda, entlegene ländliche Regionen erreichen und flexibler eingesetzt werden als die stationären Pflegestätten. Das Konzept hierfür hatte der Zahnarzt und Gauleiter Otto Hellmuth (1896–1968) entwickelt (vgl. Kapitel 13). Obwohl die fahrbaren Zahnstationen eine organisierte stationäre Schulzahnklinik nicht ansatzweise ersetzen konnten und vor allem für (para-)militärische Zwecke genutzt wurden, stieg ihre Zahl bis 1943 auf über 140 an.

Ein neues System der Jugendzahnpflege

Nach dem Zweiten Weltkrieg war von dem ehemals dicht geknüpften Netz an Schulzahnpflegestätten kaum etwas übrig[17]. In beiden deutschen Staaten wurde die Jugendzahnpflege neu organisiert:

In der ehemaligen DDR erfolgte die zahnärztliche Befunderhebung und Versorgung der Kinder und Jugendlichen zumeist in staatlichen Einrichtungen. Bereits 1954 und 1958 waren hier „Anordnungen über die Jugendzahnpflege" verabschiedet worden, die der Implementierung einer systematischen kinderzahnärztlichen Versorgung dienten. 1960 wurde der „Fachzahnarzt für Kinderstomatologie" geschaffen und 1970 die „Gesellschaft für Kinderstomatologie" gegründet. Zu diesem Zeitpunkt waren in der DDR bereits über 700 Zahnärzte in der Kinderstomatologie tätig[20].

In der Bundesrepublik nahm die Kinder- und Jugendzahnheilkunde eine andere Entwicklung: Hier prägte – und prägt – die Freiberuflichkeit die zahnärztliche Tätigkeit. Auch dort, wo eine zahnärztliche Befunderhebung in Kindergärten und Schulen erfolgte, wurde – und wird – die eigentliche prophylaktische und therapeutische Behandlung der Schüler in den zahnärztlichen Praxen durchgeführt. Auch die institutionelle Struktur war nunmehr eine andere: An die Stelle des historischen Zentralkomitees trat im Westen der 1949 gegründete „Deutsche Ausschuß für Jugendzahnpflege". Er entwickelte sich zur „Deutschen Arbeitsgemeinschaft für Jugendzahnpflege" (DAJ). Ihr gehören heute die „Landesarbeitsgemeinschaften für Jugendzahnpflege" (LAGen) an. Die DAJ ist dementsprechend zu einem Verband mit derzeit 40 Mitgliedsorganisationen herangewachsen[4]. Sie erhält die finanziellen Mittel für ihre Arbeit aus einer Umlage der Spitzenorganisationen der Zahnärzte, des GKV-Spitzenverbandes und der „Landesarbeitsgemeinschaften für Jugendzahnpflege" sowie aus den Beiträgen der übrigen Mitglieder.

Die DAJ entwickelte in den vergangenen Jahrzehnten Strukturen und Programme für eine weitreichende Kinder- und Jugendzahnpflege[3-5]. Trotz erheblicher Verbesserungen gibt es noch keine vollständige Flächendeckung; wesentliche Ursachen hierfür sind mangelnde Kapazitäten und die Freiwilligkeit zur Annahme von Prophylaxeangeboten in Kindergärten und Schulen. Allerdings konnte in Paragraph 21 des Sozialgesetzbuches (SGB) V 1989 erstmalig verbindlich festgelegt werden, dass Krankenkassen, Zahnärzte und die für die Zahngesundheitspflege zuständigen Stellen gemeinsame und einheitliche Maßnahmen zur Erkennung und Verhütung von Zahnerkrankungen ihrer versicherten Kinder und Jugendlichen durchzuführen haben[23]. Eine weitere Säule der Jugendzahnpflege stellt die „Deutsche Gesellschaft für Kinderzahnheilkunde“[5] dar; sie bearbeitet vorrangig wissenschaftliche Themen (vgl. hierzu auch Kapitel 12).

Literatur

1. Burgerstein L, Netolitzky A. Handbuch der Schulhygiene. Jena: Fischer, 1895.
2. Cohn K. Die Bedeutung der Schulzahnhygiene. Schulzahnpflege 1909;1(5):14–18.
3. Deutsche Arbeitsgemeinschaft für Jugendzahnpflege (DAJ). Pressemitteilung. Gesunde Zähne und ein frohes Lachen! 60 Jahre DAJ – Erfolge der Prophylaxe und neue Herausforderungen (2009), http://www.daj.de/fileadmin/user_upload/60_Jahre_DAJ.pdf [30.09.2018].
4. Deutsche Arbeitsgemeinschaft für Jugendzahnpflege (DAJ). Wir über uns (2018), http://www.daj.de/Wir-ueber-uns.26.0.html [30.09.2018].
5. Deutsche Gesellschaft für Kinderzahnheilkunde (DGKiZ): Vorstellung (2018), http://www.dgkiz.de/dgkiz-vorstellung.html [30.09.2018].
6. Deutsches Zentralkomitee für Zahnpflege in den Schulen: Satzungen des Deutschen Zentralkomitees für Zahnpflege in den Schulen, angenommen am 1. Februar 1909. Schulzahnpflege 1910;1(1):3–6.
7. Dt Zahnärztl Wschr 1907;10:127.
8. Dt Zahnärztl Wschr 1909;12:286.
9. Dt Zahnärztl Wschr 1914;17:134.
10. Eulenberg H, Bach T. Schulgesundheitslehre. Das Schulhaus und das Unterrichtswesen vom hygienischen Standpunkte. Berlin: Heine, 1889.
11. Groß D. Die schwierige Professionalisierung der deutschen Zahnärzteschaft (1867–1919) (= Europäische Hochschulschriften, Reihe 3, 609). Diss. phil. Saarbrücken 1993. Frankfurt a. M.: Lang, 1994.
12. Groß D. Wegbereiter der Zahnheilkunde. Ernst Jessen – Begründer der Schulzahnpflege. Zahnärztl Mitt 2018;108(3):84f.
13. Groß D. Wegbereiter der Zahnheilkunde. Alfred Kantorowicz – Wegbereiter der Jugendzahnpflege. Zahnärztl Mitt 2018;108(7):102f.
14. Jessen E, Stehle B. Kleine Zahnkunde für Schule und Haus. Straßburg: Beust, 1909.
15. Kehr F. Schulzahnpflege in Krieg und Frieden. Dt Mschr Zahnheilk 1916;34:298–315.
16. Kientopf J, Ulkan G. Die Zahnverderbnis, ihre Folgen und Heilung: Zugleich eine Erläuterung zur zahnhygienischen Wandtafel. Berlin: Meußer, 1914.

17. Kirchhoff W. Schulzahnärzte im NS-System. In: Groß D, Westemeier J, Schmidt M, Halling T, Krischel M (Hrsg.). Zahnärzte und Zahnheilkunde im „Dritten Reich“: Eine Bestandsaufnahme. Berlin, Münster: LIT Verlag, 2018:147–167.
18. Klein W. Schulzahnklinik und Schulzahnarzt. Schulzahnpflege 1910;1(8):3–7.
19. Klemm H. Die Entwicklung der Schulzahnpflege und der Schulzahnklinik und ihre soziale Bedeutung. Diss. med. Jena 1952.
20. Künzel W. Die Geschichte der zahnärztlichen Gesellschaften Ostdeutschlands 1945–1990. Berlin: Quintessenz, 2010.
21. Kunert. Befindet sich die schulzahnärztliche Fürsorge mit den heutigen Zielen auf dem richtigen Wege? Dt Zahnärztl Wschr 1909;12:857–861.
22. Seefeldt R. Die Geschichte des Vereinsbundes Deutscher Zahnärzte. München, Berlin: Lehmann, 1937.
23. Sozialgesetzbuch (SGB V). Fünftes Buch. Gesetzliche Krankenversicherung. Zuletzt geändert durch Art. 4 G v. 17.8.2017, I 3214, 2017.
24. Steinhardt G. Ein ärztliches Gutachten über die Einführung der Schulzahnpflege auf dem Lande. Schulzahnpflege 1913;4(5):3–8.
25. Zahn- und Mundhygiene im Dienste der öffentlichen Gesundheitspflege. Jena: Fischer, 1903.

9 Geliebter Feind – die gesetzlichen Krankenkassen und ihr Einfluss auf die Zahnärzte und deren Tätigkeitsprofil

Deutschland besitzt das weltweit älteste System der Krankenversicherung. Den Grundstein dafür legte 1883 Otto von Bismarck (1815–1898) mit dem Krankenversicherungsgesetz (KVG), das zunächst lediglich eine Versicherungspflicht für alle Arbeiter in Industrie und Gewerbe mit einem Lohn von unter 2000 Mark jährlich vorsah. In den folgenden Jahren wurden jedoch sowohl der Kreis der Arbeitnehmer als auch der Leistungsumfang sukzessive erweitert[15,16,21].

Bismarcks Krankenversicherungsgesetz forderte die zahnärztliche Berufsgruppe in mehrfacher Hinsicht heraus: Zum einen war strittig, ob und inwieweit Zahnbehandlungen zu den Kassenleistungen zu zählen waren und wer im Bedarfsfall derartige Zahnbehandlungen durchführen durfte. Zum anderen wurde die Kassenfrage zu einem echten Lackmustest, d. h. zu einer berufspolitischen Bewährungsprobe: Die Zahnärzteschaft musste einerseits die Bereitschaft und Fähigkeit zur Kooperation mit den Kassen unter Beweis stellen und andererseits ihre fachliche Vormachtstellung gegenüber den konkurrierenden Zahnkünstlern bzw. Dentisten behaupten, die sich den Kassenvorständen konsequent als Zahnbehandler anboten[17,18].

Die Abhängigkeit von Kassen und Kassenärzten

Paragraf 6 des KVG schrieb den Rechtsanspruch des Versicherten auf „freie ärztliche Behandlung" fest[27]. Zahnkrankheiten waren in dem Passus zunächst nicht (explizit) berücksichtigt. Die Zahnbehandlung zählte damit nicht zu den grundständigen kassenpflichtigen Leistungen. Dementsprechend fanden auch die Begriffe „Zahnarzt" und „Zahnheilkunde" im Gesetz keine Erwähnung.

Für die Zahnärzteschaft barg diese Tatsache ein erhebliches Konfliktpotenzial: Einerseits ließ sich aus den vagen Bestimmungen folgern, dass sich die Zahnärzte mit den Krankenkassen über die Auffassung und die Reichweite des Begriffs „ärztliche Behandlung" – und damit über die gesundheitspolitische Relevanz von Zahnkrankheiten und ihrer Therapie – auseinanderzusetzen hatten. Andererseits waren die Zahnärzte durch das KVG in eine direkte Abhängigkeit von den Kassenärzten geraten, denn es war deren Einschätzung überlassen, ob ein Patient in Bezug auf die Zähne als behandlungsbedürftig galt und wer kompetent erschien, diese Behandlung durchzuführen.

Der Zahnarztbesuch als ultima ratio

Die Machtstellung der Ärzte zeigt sich nicht zuletzt in ihrer grundsätzlichen Berechtigung, Zahnbehandlungen *selbst* durchzuführen – auch wenn nur wenige von diesem Recht Gebrauch machten[14]. Doch auch in anderer Hinsicht stand der Arzt erkennbar *über* dem Zahnarzt: Während sich der Patient dem Arzt gegenüber in einer sozial abhängigen Position befand[19] – immerhin konnte der Arzt Arbeitsunfähigkeitsbescheinigungen ausstellen oder eben verweigern –, fehlten dem im Auftrag der Kasse tätigen Zahnarzt zunächst derartige Befugnisse.

Letztlich spielte die zahnärztliche Behandlung von Kassenpatienten in den ersten Jahren nach Verabschiedung des KVG kaum eine Rolle. Neben den geltenden restriktiven gesetzlichen Bestimmungen war dies auch der geringen Bedeutung geschuldet, welche die Erwerbstätigen selbst gemeinhin der Zahngesundheit zumaßen. Das Aufsuchen des Zahnarztes erfolgte auch an der Wende zum 20. Jahrhundert zumeist erst, wenn es nicht mehr anders ging – wie z. B. bei nicht kompensierbaren Schmerzzuständen. Begünstigt wurde dieser Zustand durch die noch geringe Verbreitung zahnärztlicher Lokalanästhetika[17].

Verkennung der Relevanz der „Kassenfrage"

Auch wenn die Notwendigkeit einer *Zahn*behandlung politisch umstritten blieb, war am Vorabend des Ersten Weltkrieges – bei Einbezug der zum Teil mitversicherten Familienangehörigen – bereits die Hälfte der reichsdeutschen Bevölkerung krankenversichert. Aus der traditionellen Zweierbeziehung Zahnarzt-Patient war das Dreiecksverhältnis Zahnarzt-Krankenkasse-Patient oder gar die Viererbeziehung Zahnarzt-Krankenkasse-Kassenarzt-Patient geworden. Die Beziehung zwischen Zahnarzt und Krankem erhielt hierdurch einen *mittelbaren* Charakter – in die machtvolle Zwischenposition war die jeweilige Krankenkasse gerückt.

Allerdings verkannte die organisierte Zahnärzteschaft lange Zeit die neue, wegweisende Bedeutung des Krankenkassensystems für den Berufsstand[18]. Zwar stand die „Stellung der Zahnärzte zu den Ortskrankenkassen" 1888 auf der Tagesordnung der Jahresversammlung des CVdZ, das Ergebnis des Meinungsaustausches war jedoch nichtssagend. Fast schien sich ein Fatalismus breitzumachen, denn es hieß[12]:

> „Ueber das Verhältnis der Zahnärzte zu den Ortskrankenkassen ergibt die Debatte, daß die Verhältnisse nicht nur in verschiedenen Ländern, sondern sogar in verschiedenen Städten andere sind, und der Vorsitzende schließt aus der Debatte, daß in dieser Angelegenheit von Seiten des Central-Vereins nichts getan werden kann."

1890 forderte dann der Berliner Zahnarzt Max Lustig (1851–1914) im Rahmen der Jahresversammlung des CVdZ die Festanstellung von Kassenzahnärzten, den Ausschluss Nichtapprobierter von der Zahnbehandlung der Kassenpatienten, eine stärkere Unabhängigkeit gegenüber den Kassenärzten sowie die Einteilung der Städte in sogenannte zahnärztliche Bezirke. Er warnte zudem vor einer Monopolstellung einzelner Zahnärzte auf Kosten der Gesamtheit. Hintergrund war hierbei die Tatsache, dass manche Zahnärzte sich gegenseitig unterboten, um Verträge mit den Kassen abzuschließen. Die an Lustigs Vortrag anschließende Diskussion stieß aber auch diesmal auf erstaunlich wenig Resonanz[25].

Tatsächlich fanden die Zahnärzte in den verschiedenen Regionen unterschiedliche Verhältnisse vor. Allein der Umstand, dass der Anspruch auf zahnärztliche Behandlung im bestehenden KVG nicht explizit ausformuliert war, ließ verschiedene Ansichten über den Stellenwert zahnärztlicher Versorgungsleistungen aufkommen. Manche Kassen stellten gar keine Zahnärzte an, einige übernahmen nur chirurgische Maßnahmen, wieder andere zeigten sich in Einzelfällen durchaus gesprächs- und kompromissbereit. Ein Teil der Kassenvorstände stellte „Vertrauensärzte" an, die den Umfang der notwendigen zahnärztlichen Maßnahmen festlegen sollten[2]. Je nach Meinung des beauftragten Arztes ergaben sich hierbei unterschiedliche Auslegungen und Vorgehensweisen der Kassen.

Hinzu kamen Differenzen in der politischen Grundhaltung der Kassenvorstände: Standen die Ortskrankenkassen vor allem seit Mitte der 1890er Jahre überwiegend unter dem Einfluss von Gewerkschaften und Sozialdemokratie, waren die Betriebskrankenkassen von Unternehmern bestimmt. Die Bahnkrankenkassen wurden ihrerseits staatlich verwaltet[21]. Entsprechend uneinheitlich interpretierten die jeweiligen Kassenvorstände die „Bedürfnisfrage". Zumindest zahnärztlicherseits führte man die Nichtanstellung von Zahnärzten auf den „sozialen und politischen Zusammenhang" zwischen den Krankenkassenverwaltungen und den nichtapprobierten Zahnbehandlern zurück – eine deutliche Anspielung auf die SPD-Nähe der Ortskrankenkassen[30].

Während sich der Vorsitzende des CVdZ noch 1878 in der Eröffnungsrede zur Jahresversammlung von den Sozialdemokraten distanzierte[6], unterstellte man den konkurrierenden nichtapprobierten Zahnbehandlern eine Sympathie für die SPD und damit zugleich eine politische Nähe zu den Ortskrankenkassen. Ungeachtet dieser unterstellten politischen Verflechtung hatten die Kassenvorstände ein natürliches Interesse, „möglichst sparsam mit den Kassenfinanzen zu wirtschaften, um in möglichst kurzer Zeit die gesetzlich vorgeschriebenen Rücklagenfonds aufbauen und danach eventuell die Leistungen der Kasse erweitern zu können"[21]. Diese Finanzpolitik sprach für die Kooperation mit Dentisten, die durchweg geringere Honoraransprüche stellten.

Im Juni 1891 wurde die uneinheitliche und unbefriedigende Haltung der Kassen in der Frage der Zahnbehandlung auf der Jahresversammlung des Vereins Schleswig-Holsteinischer Zahnärzte diskutiert[22] und der Vorstand des CVdZ wandte sich nun mit einer Petition an den Reichstag.

Die Anerkennung der „Zahnplombe"

Die Bittschrift enthielt im Wesentlichen die vorgenannten Forderungen Lustigs[3]. Wieder einmal lief die Initiative ins Leere: Für die endgültige Fassung des KVG von 1892 fand die Eingabe keine Beachtung mehr, da der Reichstag die zum Gesetzentwurf eingegangenen Petitionen in Anbetracht der bereits erzielten Einigung für hinfällig erklärte[4].

Immerhin wurde am 31. Januar 1894 in Berlin der „Verein für freie Zahnarztwahl" ins Leben gerufen, der die rasche Zulassung aller Berliner Zahnärzte zur Kassenbehandlung forderte, die Aufhebung der Patientenüberweisung durch Mitglieder des Kassenvorstandes propagierte und die Begutachtung zahnmedizinischer Leistungen ausschließlich in zahnärztliche – statt in ärztliche – Hände gelegt wissen wollte[28]. Noch im Gründungsjahr fragte der Verein beim Oberpräsidenten der Provinz Brandenburg an, ob der Begriff „freie ärztliche Behandlung" auch die *zahnärztliche* impliziere. Der Oberpräsident leitete das Schreiben an die Gewerbedeputation weiter. Diese beantwortete die Anfrage dahingehend, dass die Krankenkassen nicht verpflichtet seien, ihren Mitgliedern freie *zahnärztliche* Behandlung zu gewähren. Auch bei Zahnkrankheiten bestünde allenfalls die Notwendigkeit zur Gewährung einer freien *ärztlichen* Behandlung[33].

Weitaus zahnarztfreundlicher war indes eine Entscheidung des Berliner Magistrats, wonach Zahnplomben zu den in § 6 der KVG genannten „Heilmitteln" gehörten und damit von den Krankenkassen zu bezahlen seien[1]. Die Krankenkasse legte gegen dieses Urteil Berufung ein. Das Amtsgericht Berlin entschied jedoch in zweiter Instanz ähnlich[1]:

> „Der Wert des Füllungsmaterials ist ähnlich dem des Pflasters bei der Versorgung einer Wunde. Daher ist die ärztliche Behandlung bei der Plombierung die Hauptsache und muss von der Krankenkasse unentgeltlich gewährt werden."

Eine zweite Revision wurde vom königlichen Landgericht, 16. Zivilkammer Berlin, erneut zurückgewiesen. Der Krankenkasse wurde jedoch zumindest zugestanden, dass „beim Plombieren nur das billigste Füllungsmaterial zu verwenden“ sei. Zudem müsse die fragliche Zahnerkrankung in einem Zusammenhang mit dem Allgemeinleiden stehen[17].

1896 wurde die erste „Preußische Gebührenordnung“ (Preugo) erlassen. Sie trat am 1. Januar 1897 in Kraft und löste die bis dahin geltenden Medizinaltaxordnungen ab, v. a. die Medizinaltaxe vom 21. Juni 1815. Die Preugo von 1897 enthielt 163 ärztliche, aber nur 22 zahnärztliche Gebührenpositionen und war dementsprechend sehr umstritten; sie wurde in den 1920er und den 1950er Jahren durch neuere, in Teilen umfassendere Versionen ersetzt, die aber – wie schon die Erstfassung von 1897 – hinter den zahnärztlichen Erwartungen zurückblieben.

Angesichts der beschriebenen Spannungen setzte der „Vereinsbund Deutscher Zahnärzte“ (VbDZ) 1897 das Verhältnis zu den Krankenkassen im Rahmen der Jahresversammlung erneut auf die Agenda[12]. Im selben Jahr schloss er einen Vertrag mit der „Kranken- und Begräbniskasse des Verbandes deutscher Handlungsgehilfen in Leipzig“ ab; jenes Abkommen kann als erster Versuch einer Regelung unter explizitem Ausschluss der nichtapprobierten Zahnbehandler gelten[27].

Richtungsweisend wurde dann 1903 ein Gutachten, das der Direktor des Berliner zahnärztlichen Instituts, Friedrich Busch (1844–1916), einem Berliner Gericht vorlegte. Busch wies auf den Zusammenhang zwischen kariös bedingten Entzündungen und Allgemeinerkrankungen hin[27]:

> „Ich muss mich dahin aussprechen, dass das Plombieren erkrankter Zähne zu den ärztlichen Hilfeleistungen gehört, welche nicht nur zur Erhaltung der Gesundheit einzelner Zähne selbst, sondern auch zur Erhaltung der Gesundheit der Kassenmitglieder notwendig sind.“

Viele Krankenkassen versuchten die Ausgaben nun dadurch zu begrenzen, dass sich der jeweilige Vorstand das Genehmigungsrecht für Zahnfüllungen vorbehielt. Andere verwiesen auf die Möglichkeit, dass die kariösen Läsionen schon vor der Mitgliedschaft in der Kasse bestanden hätten, und nutzten dieses Argument für einen ablehnenden Bescheid[14,26]. Dennoch wurden die Kassen seit den 1890er Jahren immer häufiger zur Erstattung entsprechender zahnärztlicher Leistungen verurteilt[7].

Der Zusammenhang zwischen „Kassenfrage“ und „Nichtapprobiertenfrage“

Gerade die mögliche Anstellung nichtapprobierter Zahnbehandler als Kassenbehandler machte die „Kassenfrage“ aus zahnärztlicher Sicht zu einem ebenso heiklen wie berufspolitisch bedeutsamen Faktor[8]. Nicht so sehr die frühe Einsicht in die finanziellen Potenziale der Kassenbehandlung als vielmehr das leidige Nichtapprobiertenproblem wurde zur eigentlichen Triebfeder der zahnärztlichen Politik in der Kassenfrage. Bezeichnenderweise beauftragte der Vereinsbund die Delegierten 1903, dahin zu wirken, dass die folgenden Punkte anerkannt werden[8]:

> „1. Die Behandlung der Zahnkrankheiten gehört zu den ärztlichen Behandlungen im Sinne des § 6,
> 2. die Anführung von Nichtapprobierten in den officiellen Verzeichnissen der Krankenkassen als behandelnde Faktoren ist zu unterlassen,
> 3. die Ausstellung von Bescheinigungen über die Notwendigkeit von Behandlungen an den Zähnen seitens Nichtapprobierter ist zu verbieten und ärztliche Bescheinigungen sind nur durch den Arzt, respektive Zahnarzt auszufüllen."

Mit anderen Worten: Die zahnärztliche Politik in der „Kassenfrage" war deutlich überlagert von der „Nichtapprobiertenfrage". Dies ist um so bemerkenswerter, wenn man die frühe und entschlossene Haltung der Ärzte in der Kassenfrage zum Vergleich heranzieht. Wie Huerkamp (1985) zu Recht herausstellt, hatten nämlich die Ärzte „die große Bedeutung, welche die Krankenversicherung [...] für ihren ganzen Stand gewann, sofort richtig beurteilt". Bereits auf dem Ärztetag 1884 wurde festgestellt, „daß kaum eine Frage in den letzten Jahren von solcher Wichtigkeit für das materielle Wohl und Wehe der Ärzte" vorgelegen habe[21].

Das Verhältnis von Kassen zu den Zahnkünstlern

Die halbherzige Behandlung der Kassenfrage durch die organisierte Zahnärzteschaft ist zumindest teilweise damit zu erklären, dass ihr die hochemotionale und bisweilen verbissene Bekämpfung der nichtapprobierten Konkurrenz den sachlichen Blick auf die revolutionären Neuerungen und Potenziale der Sozialgesetzgebung verstellte. So registrierten die Zahnärzte vor allem, dass viele Krankenkassen mit Nichtapprobierten Verträge abschlossen. Letzteren kam hierbei zugute, dass das Publikum in seiner Mehrheit nicht zwischen Approbierten und Zahnkünstlern zu unterscheiden wusste; dementsprechend gab es keine nennenswerten Patienteninitiaven zugunsten der expliziten Berücksichtigung von Zahnärzten. Für viele Krankenkassen war ohnehin der Kostenfaktor ausschlaggebend. Da die Nichtapprobierten geringere finanzielle Anforderungen stellten, wurden sie von den Kassen häufig bereitwillig unter Vertag genommen[2].

So ergab eine Umfrage, dass im Jahr 1907 von 1146 erfassten Kassen 1018 sowohl Zahnärzte als auch Zahntechniker eingestellt hatten – nur 128 Kassen beschränkten sich auf Zahnärzte. Dieselbe Befragung hatte ergeben, dass 331 dieser Kassen zu jenem Zeitpunkt noch keine Zahnfüllungen gewährten[29].

Welcher Stellenwert dem Nichtapprobiertenproblem in der Kassenfrage mittlerweile zugemessen wurde, verdeutlicht die Tatsache, dass der Vereinsbund 1906 eine „Krankenkassenkommission" berief[32]. Wie berechtigt die Ängste der Zahnärzte waren, zeigte sich bei den ersten Beratungen zur Verabschiedung der neuen Reichsversicherungsordnung:

Als die erste Fassung der RVO 1909 bestimmte, dass die ärztliche Behandlung bei Zahnkrankheiten „auch" durch Zahnärzte erfolgen solle, Hilfeleistungen von Zahnkünstlern dagegen nur in Gebieten geduldet seien, in denen ein Mangel an Approbierten herrsche[9], sahen sich die Ortskrankenkassen zu einer Protestresolution genötigt[9]:

> „Die durch die Vorlage vorgesehene Beschränkung des zahnärztlichen Dienstes auf approbierte Zahnärzte ist weder gerechtfertigt noch durchführbar. Den Kassen kann unbedenklich, besonders mit Rücksicht auf die Bestimmungen des § 834 der Vorlage überlassen werden, die Behandlung von Zahnkranken entsprechend zu ordnen."

Insgesamt sprachen sich 1693 von 1696 Kassenvertretern gegen einen Ausschluss der Zahnkünstler von der zahnärztlichen Behandlung aus. 1036 Ortskrankenkassen standen hinter der Resolution. Dieselbe Entschließung fasste der Betriebskrankenkassentag[23]. Auch auf einer Konferenz im Innenministerium im Oktober 1909 plädierten die Vertreter der Krankenkassen für die unbeschränkte Zulassung der Zahnkünstler[23].

Der dritte Entwurf der RVO vom Juni 1910 legte schließlich explizit die Möglichkeit einer Behandlung durch Nichtapprobierte fest[10]:

> „Bei Zahnkrankheiten mit Ausschluß von Mund- und Kieferkrankheiten kann die Behandlung auch durch Zahntechniker erfolgen. Wer als Zahntechniker im Sinne dieses Gesetzes zugelassen ist, wird durch die Verordnung der höheren Verwaltungsbehörde bestimmt."

Kassen und Nichtapprobierte schienen sich durchzusetzen. Der Entwurf löste bei den Zahnärzten Empörung aus. Man fürchtete, dass die Zulassung der Nichtapprobierten als Kassenbehandler zu einer Art Befähigungsnachweis für Nichtapprobierte umgedeutet (oder einen solchen nach sich ziehen) würde. In verschiedenen Großstädten wurden daher spontane Protestveranstaltungen anberaumt[10]. Große Bedeutung kam einer Kundgebung mit 600 Personen zu, die 1910 gemeinsam vom VbDZ und dem „Wirtschaftlichen Verband Deutscher Zahnärzte" (WVdZ) organisiert wurde.

Der Wirtschaftliche Verband war kurz zuvor gegründet worden, um in der Kassenfrage die zahnärztlichen Interessen wirksam zu vertreten (vgl. Kapitel 10)[10,31]. Insgesamt hatten 50 zahnärztliche Vereine Delegierte entsandt. Sie verabschiedeten schließlich eine Petition an Reichstag und Regierung, in der man folgenden Passus vorschlug[10]:

> „Bei Zahnkrankheiten kann, sofern und solange im Bezirk eines Versicherungsträgers nicht genug Zahnärzte und Aerzte vorhanden sind, welche die Behandlung übernehmen, widerruflich auch Zahntechnikern die selbständige Behandlung übertragen werden. Wer als Zahntechniker im Sinne des Gesetzes widerruflich zugelassen ist, wird durch Verordnung der obersten Verwaltungsbehörde bestimmt. Diese kann bestimmen, unter welchen Voraussetzungen auch Heildiener und Heilgehilfen bei Zahnkrankheiten selbstständige Hilfe leisten können."

Zahlreiche Artikel in der Fachpresse belegen die Unzufriedenheit der damaligen Zahnärzte mit dem Verlauf der Beratungen. Grundtenor war die Ansicht, dass die Nichtapprobierten „sich heute eines größeren Wohlwollens seitens der Regierung und der Volksvertreter zu erfreuen haben, als die Approbierten, sodass es fast den Eindruck erweckt, als ob es heute den Betreffenden zum Vorwurf und zum Nachteil gereichen soll, dass sie die von der Regierung und Volksvertretung für die zuverlässige Ausübung der Heilkunde als notwendig erachtete Ausbildung sich erworben haben!"[11].

Die Initiativen der Zahnärzte blieben einmal mehr erfolglos. Ein Vermittlungsvorschlag, der die Interessen beider Gruppen berücksichtigen sollte, wurde von der zuständigen Kommission mit 14 zu 13 Stimmen abgelehnt.

Die endgültige Fassung der RVO wurde im Juli 1911 verkündet[13]. Das neue Krankenversicherungsgesetz trat am 1. Januar 1914 in Kraft. Als Zahntechniker im Sinne der RVO war hiernach derjenige anzusehen, der „das 25. Lebensjahr vollendet hat, unbescholten ist, eine dreijährige Lehrzeit bei einem Zahnarzt oder zuverlässigen Zahntechniker durchgemacht hat, nach der Lehrzeit vier Jahre als behandelnder Zahntechniker im Hauptberuf tätig gewesen ist, das Gewerbe des Zahntechnikers im Hauptberuf ausübt, die vorgeschriebene Prüfung bestanden hat und sich im Besitze eines hierüber ausgestellten Ausweises befindet"[23].

Die Dentisten wurden somit als Berufsgruppe in den öffentlichen Gesundheitsdienst integriert. Kein einziger Reichstagsabgeordneter hatte sich dagegen ausgesprochen. Stattdessen regten die Abgeordneten Linz und Pauli die Einführung eines Befähigungsnachweises für Dentisten an[23]. Die „vorbehaltliche" Zustimmung des Versicherten zur Behandlung durch Nichtapprobierte war de facto eine nahezu irrelevante Einschränkung, zumal weite Bevölkerungsteile, wie erwähnt, über die Unterschiede beider Berufsgruppen kaum informiert waren.

Bereits 1914 wurde in Elsaß-Lothringen eine entsprechende Prüfung für Dentisten eingeführt. Nach Kriegsende folgten auch die anderen Länder mit derartigen Erlassen[20,23]. Obgleich jene Prüfungen eigentlich nur die Fähigkeit zur Behandlung von Kassenpatienten nachweisen sollten, wurden sie von Seiten der Dentisten als staatliche Fachprüfung interpretiert und entsprechend gefeiert[24].

Die „kleine Approbation" für Dentisten

Als das Land Baden 1920 dann auch tatsächlich die Bezeichnung „staatlich geprüfter Dentist" einführte, sahen die Dentisten ein Hauptziel erreicht[34]:

> „Die staatliche Prüfung für Dentisten! Ein Wort, das vor dem Kriege als eine stille, aber noch in weiter Ferne liegende Hoffnung aller derjenigen galt, die es ernst mit ihrem Beruf und ihrem Stand meinten, nun ist es Tatsache geworden!"

Ungeachtet der zahnärztlichen Proteste betitelten die Dentisten die staatlichen Prüfungen als „kleine Approbation". Allerdings blieben die Prüfungsbestimmungen in den einzelnen Ländern unterschiedlich. Der von den Dentisten geforderte einheitliche Ausbildungsgang blieb illusorisch[23]. Dennoch kam die Tatsache, dass Dentisten als „Zahntechniker im Sinne dieses Gesetzes" zuzulassen waren, de facto einem Befähigungsnachweis gleich.

Auch die Spannungen zwischen Zahnärzten und Krankenkassen blieben, denn letztlich stand es den Kassenvorständen frei, wie viele und welche Behandler sie zuließen. Spätestens seit der Inkraftsetzung der RVO waren die Dentisten zu einer ernsthaften Konkurrenz geworden, die zudem auf den Rückhalt der Kassen setzen konnte. Auch die Ärzte waren weiterhin grundsätzlich zur Behandlung von Zahnkrankheiten berechtigt, aber das spielte aufgrund der zunehmenden Spezialisierung des Fachs Zahnheilkunde mit der Zeit eine immer geringere Rolle.

Scheitern aufgrund von Konzeptlosigkeit

Letztlich scheiterte die zahnärztliche Interessenpolitik in der Kassenfrage an ihrer eigenen Konzeptlosigkeit. Einerseits war man bemüht, die Einführung des Abiturs als Studienvoraussetzung durchzusetzen, um sich mit diesem „Bildungspatent" dem akademischen Arzt anzugleichen, andererseits handelte man sich jedoch genau hierdurch einen strategischen Nachteil ein:

Die höhere schulische Vorbildung bremste den potenziellen zahnärztlichen Nachwuchs aus und führte gleichzeitig den Dentisten Kandidaten zu. Die zahnärztliche Berufsgruppe geriet also zahlenmäßig gegenüber den Dentisten immer stärker ins Hintertreffen. So standen 1919 – zehn Jahre nach der Einführung des Abiturs als Voraussetzung zum Zahnmedizinstudium – 4478 Zahnärzten genau 9483 nichtapprobierte Zahnbehandler gegenüber[17].

Dieses Verhältnis stand dem Anspruch und Diktum der Zahnärzteschaft, die Versorgung der Versicherten *allein* gewährleisten zu können, offensichtlich entgegen. Und so kam man in den beratenden Gremien zu dem Schluss, dass auf die Gruppe der Dentisten nicht verzichten werden könne, wenn der Staat seiner Sorgfaltspflicht genügen wollte[5,23].

Eine weitere Schwäche der zahnärztlichen Berufspolitik war, wie angedeutet, darin zu sehen, dass die Potenziale des Krankenkassensystems zu spät erkannt und zu spät in konzertierte Initiativen umgemünzt wurden. Zudem hatte sich bei den Vorverhandlungen zur RVO gezeigt, dass das Verbandswesen der Zahnärzte im Vergleich zum ärztlichen wenig effektiv war. Besonders augenfällig war die Erfolglosigkeit des gerade erst gegründeten Wirtschaftlichen Verbandes deutscher Zahnärzte, wofür sich mehrere Gründe ausmachen lassen.

Organisatorische Defizite, Kompetenzgerangel und fehlende personelle Kontinuität

So wiesen die Zahnärzte gegenüber den Ärzten immer noch einen organisatorischen Rückstand auf. War es den Ärzten bereits 1900 gelungen, einen wirtschaftlichen Verband zu gründen und aufzubauen, erreichte die Zahnärzteschaft dieses Ziel erst eine knappe Dekade später. Der WVdZ war in den politisch entscheidenden Jahren 1910 und 1911 noch zu wenig ausgereift und konsolidiert, um in die laufenden Beratungen zur RVO noch wirkungsvoll eingreifen zu können[17,18].

Neben diesen strukturellen Defiziten dürfte die nicht eindeutig geklärte Rollenverteilung zwischen Vereinsbund und Wirtschaftlichem Verband die Durchschlagskraft des Letzteren gemindert haben[17].

Einen weiteren Erklärungsansatz liefern zeitgenössische Artikel des Zahnarztes Julius Misch (1874–1942). Misch bezeichnete bereits die Vorbereitung zur Gründungsversammlung des WVdZ als unzureichend. Auch seien Aufgaben und Ziele des zu gründenden Verbands nicht genau bestimmt worden. Eine Diskussion über den Satzungsentwurf sei ebenfalls nicht erfolgt[35].

Zudem fehlte es an personeller Kontinuität in der Führungsarbeit. Der Königsberger Zahnarzt Georg Kirchner (1854–1910), der in Personalunion dem VbDZ und dem neu gegründeten WVdZ vorstehen sollte, starb bereits kurz nach seiner Wahl zum Vorsitzenden, und auch sein Nachfolger, der Münchner Zahnarzt Hans-Christian Greve (1870-1955), blieb nur kurz im Amt[11].

Im Übrigen besaßen die Zahnärzte im Unterschied zu den Ärzten keine einflussreichen Kontakte zum Reichstag. Sie hatten damit weder bei den Krankenkassen noch in der Legislative personellen Rückhalt[21].

Die im Vergleich zum ärztlichen Hartmannbund geringere Effektivität des WVdZ lag aber auch daran, dass beide Verbände unterschiedliche Ausgangspositionen vorfanden: Während die Ärzte bereits 1883 im Krankenversicherungsgesetz als Krankenbehandler expressis verbis genannt waren, musste der Anspruch auf zahnärztliche Behandlung erst mühsam erstritten - und gegen nicht approbierte Zahnbehandler verteidigt - werden.

Auf Schmerzbeseitigung beschränkt

Aber auch die Perspektive und die Erwartungshaltung der Versicherten waren andere: Der Kranke erhoffte sich vom Arzt eine Absicherung gegen das Risiko der Erwerbsunfähigkeit. Die Aussicht auf eine Arbeitsunfähigkeitsbescheinigung im Krankheitsfalle sicherte dem Arzt seinerseits trotz aller Abhängigkeit vom Kassenvorstand eine einflussreiche Position. Die Rolle des Zahnarztes war bereits aufgrund der Begrenztheit des zahnärztlichen Aufgabenbereichs im Wesentlichen auf Schmerzbeseitigung bzw. auf einfache Füllungen beschränkt. Die Bindung des Versicherten an den Zahnarzt blieb dementsprechend gering.

Hinzu kam, wie ausgeführt, dass die Zahnbehandlung von Kassenpatienten kein zahnärztliches Monopol darstellte. Der Umstand, dass Kassenärzte über die Notwendigkeit zahnbehandelnder Maßnahmen zu befinden hatten, brachte weitere Limitierungen[17].

Die Kassenpraxis - eine späte Erfolgsgeschichte

Trotz aller Unzulänglichkeiten und taktischen Schwächen der zahnärztlichen Interessenpolitik in den Anfängen der Sozialversicherung wurde das Krankenkassensystem im Verlauf des 20. Jahrhunderts zu einem maßgeblichen Katalysator der zahnärztlichen Berufsentwicklung. Die „Kassenpraxis" wurde zunehmend charakteristisch für das Berufsbild des niedergelassenen Zahnarztes - und sie ist es bis heute. Sie wurde zudem zu einer wesentlichen Einkommensquelle der Praxisinhaber.

Die Bedeutung des Krankenversicherungssystems für den zahnärztlichen Professionalisierungsprozess kann damit - unbeschadet der holprigen und vielfach frustranen Anfänge - kaum zu hoch bewertet werden.

Literatur

1. Arbeiter-Versorgung 1895;12:422, 752.
2. Axmann U. Die Entwicklung des Kassenzahnarztwesens der Stadt Hamburg von der Sozialgesetzgebung (1883–1889) bis zum Erlaß des „Gesetzes über Kassenarztrecht" (1955). Diss. med. Hamburg 1984.
3. Beibl zur Dt Mschr Zahnheilk 1891;9:71.
4. Beibl zur Dt Mschr Zahnheilk 1892;10:11.
5. Deutscher Reichstag: Stenographische Berichte des deutschen Reichstages. 1910/11, 6430, 7212.
6. Dt Vjschr Zahnheilk 1878;18:406.
7. Dt Zahnärztl Wschr 1898;1:39, 88, 154.
8. Dt Zahnärztl Wschr 1903;6:30.
9. Dt Zahnärztl Wschr 1909;12:589, 606.
10. Dt Zahnärztl Wschr 1910;13:450, 470, 717, 729, 750, 771.
11. Dt Zahnärztl Wschr 1911;14:10, 333.
12. Dt Zahnärztl Wschr 1936;39:366, 773.
13. Einführungsgesetz zur RVO vom 19.07.1911. Artikel 4. RGBl I, 839, RGBl. II, 439.
14. Fischer P. Die Geschichte der Krankenkassen, unter besonderer Berücksichtigung des zahnärztlichen Krankenkassenwesens. Diss. med. Greifswald 1921.
15. Frevert U. Arbeiterkrankheit und Arbeiterkrankenkassen im Industrialisierungsprozeß Preußens (1840–1870). In: Gonze W, Engelhardt U (Hrsg.). Arbeiterexistenz im 19. Jahrhundert. Stuttgart: Klett-Cotta, 1981:293–319.
16. Frevert U. Krankheit als politisches Problem 1770–1880. Soziale Unterschichten in Preußen zwischen medizinischer Polizei und staatlicher Sozialversicherung (= Kritische Studien zur Geschichtswissenschaft, 62). Göttingen: Vandenhoeck & Ruprecht, 1984 .
17. Groß D. Die schwierige Professionalisierung der deutschen Zahnärzteschaft (1867–1919) (= Europäische Hochschulschriften, Reihe 3, 609). Diss. phil. Saarbrücken 1993. Frankfurt a. M.: Lang, 1994:273–306.
18. Groß D. Zwischen Anspruch und Wirklichkeit: Der Stellenwert zahnbehandelnder Maßnahmen in den Anfängen der gesetzlichen Krankenversicherung (1883–1919). Würzb Medizinhist Mitt 1998;17:31–46.
19. Hampp R, Zettel O. Die Geschichte des Arztberufs. In: Zettel O (Hrsg.). Gesundheitsberufe. Studien zu ihrer Entstehung und Veränderung. Frankfurt a. M., New York: Campus Verlag, 1983:14–63.
20. Hoffmann L, Venter R. Kassenrecht für Zahnärzte und Dentisten. Teil I.: Zulassungsrecht. 2. Auflage. Berlin: Reichsverb. d. Zahnärzte Deutschlands, 1935.
21. Huerkamp C. Der Aufstieg der Ärzte im 19. Jahrhundert. Vom gelehrten Stand zum professionellen Experten: Das Beispiel Preußens (= Kritische Studien zur Geschichtswissenschaft, 68). Göttingen: Vandenhoeck & Ruprecht, 1985.
22. Korrespbl Zahnärzte 1891;2:337f.
23. Lang M. Dentistische Rechtskunde (Dentistenrecht). Band 1. München: Verl. f. Dentistik, 1930.
24. Linnert F. Die erste staatlich-preußische Dentistenprüfung. Zahnärztl Mitt 1920;11:335f.
25. Lustig M. Stellung der Zahnärzte zu den Ortskrankenkassen und Hilfsvereinen. Beibl Dt Mschr Zahnheilk 1890;8:37–42.

26. Mencke W. Über das Verhältnis der Zahnärzte zu den Ortskrankenkassen. Dt Zahnärztl Wschr 1902;5:253–255.
27. Ritter P. Rechte, Pflichten und Kunstfehler in der Zahnheilkunde. Berlin: Berlinische Verl.-Anst., 1903.
28. Seibeld A. Die Entwicklung der deutschen sozialen Zahnheilkunde im 19. Jahrhundert. Diss. med. Tübingen 1925.
29. Sydow H. Die Zahnbehandlung in der Arbeiterversicherung. Berlin: Verl. d. Dt. Krankenkassenzeitung, 1908.
30. Vereinsbund Deutscher Zahnärzte. Mitteilungen für die Neuregelungen des Krankenversicherungsgesetzes in bezug auf die Behandlung von Zahn- und Mundkrankheiten vom Vereinsbunde Deutscher Zahnärzte. 1909 (ehem. Archiv des FGZZ, Köln, heute BZÄK; ohne Registriernummer).
31. Zahnärztl Mitt 1933;24:450.
32. Zahnärztl Rdsch 1908;17:997.
33. Zahnärztl Rdsch 1920;29:373f.
34. Zahntechn Wschr 1920;24:1401.
35. Zeitschr Zahnheilk 1910;1:125.

10 Schlagkraft durch Organisation: Etablierung und Ausbau des zahnärztlichen Verbandswesens

Jeder berufspolitische Erfolg ist an eine funktionierende Interessenvertretung gebunden – dies gilt umso mehr, wenn die Bedeutung eines kleinen Berufsstandes erst noch (mühsam) politisch erstritten werden muss. Ebendies traf auf die deutsche Zahnärzteschaft in der ersten Hälfte des 19. Jahrhunderts zweifellos zu[16].

Die Anfänge des zahnärztlichen Vereinswesens

Wie erwähnt, wurden die Zahnärzte staatlicherseits erst 1825 offiziell als eigenständige Berufsgruppe geführt (vgl. Kapitel 2). 1847/48 wurde dann – in Berlin – der erste zahnärztliche Verein gegründet. Bis 1870 folgten sieben weitere, zumeist lokale Vereine, von denen allerdings zum Zeitpunkt der Gründung des Deutschen Reiches (1871) nur noch zwei aktiv waren[15,16]. Die übrigen Vereinsaktivitäten waren wieder „eingeschlafen": Der „Verein Deutscher Zahnärzte" existierte lediglich von 1859 bis 1862; in diesen war – aller Wahrscheinlichkeit nach – bereits 1859 der „Verein der Zahnärzte in Berlin" aufgegangen. Auch der 1855 gegründete „Zahnärztliche Verein in Sachsen" stellte seine Tätigkeit – wohl mangels Resonanz – 1869 ein. Der 1862 in Breslau konstituierte „Zahnärztliche Verein für Schlesien" trat erst gar nicht öffentlich in Erscheinung. Ebenso wenig Bedeutung erlangte der ebenfalls seit 1862 bestehende „Verein der Berliner Zahnärzte", ohne dass dieser jedoch offiziell aufgelöst worden wäre. Selbst der 1857 gegründete „Zahnärztliche Verein in Hamburg" führte seit der Mitte der 1960er Jahre nur eine „Scheinexistenz"[15,16].

Somit traten zum Zeitpunkt der Reichsgründung (1871) nur der 1859 gegründete „Central-Verein deutscher Zahnärzte" (CVdZ) – die Vorgängerorganisation der heutigen DGZMK – sowie der „Verein deutscher Zahnärzte zu Frankfurt am Main" öffentlich in Erscheinung. Dass der nationale Central-Verein anders als die heutige, dezidiert wissenschaftlich ausgerichtete DGZMK stark standespolitisch orientiert war, lässt sich seiner Satzung entnehmen: Nach § 2 der Statuten galt die „Hebung des Standes der Zahnärzte in wissenschaftlicher und sozialer Beziehung" als Hauptziel der Organisation. Seit 1861 erschien als Presseorgan des CVdZ die „Deutsche Vierteljahrsschrift für Zahnheilkunde"[15,16].

Die Kurierfreiheit als politischer Katalysator

Der geringe Entwicklungsgrad des zahnärztlichen Verbandswesens dürfte erklären, warum zum Zeitpunkt der Freigabe der Heilkunde für Laienbehandler („Kurierfreiheit", 1871) kaum zahnärztliche (Gegen-)Initiativen erfolgten (vgl. Kapitel 3). Erst im Verlauf der 1870er Jahre formierte sich ein merklicher zahnärztlicher Protest. Dabei war es erstaunlicherweise nicht der Central-Verein als nationale Organisation, der den Kampf gegen die Behandlung durch Laien einleitete, sondern eine kleine Gruppe von Berliner Zahnärzten, die 1874 als Reaktion auf die Kurierfreiheit eine weitere Gesellschaft gründete: Robert Baume (1848–1907) war der herausragende Vertreter dieser Vereinigung, zugleich aber auch der neue Schriftleiter der „Deutschen Vierteljahrsschrift für Zahnheilkunde", dem Fachorgan des CVdZ.

Erster zahnärztlicher Protest aus Berlin

Es lag nahe, dass Baume in ebendieser Zeitschrift die Gründung seiner „Gesellschaft Berliner Zahnärzte" mitteilte. Dabei schrieb er[1]:

> „Wir Berliner Zahnärzte haben den Impuls gegeben zu einer Bewegung, deren Wirkung für Alle von höchster Wichtigkeit ist, jedoch bedürfen wir dazu der ausgiebigsten Unterstützung von seiten aller Collegen".

Dass sich die Berliner Gesellschaft als erste genuin berufspolitische Interessenvertretung der Zahnärzte verstand, ging auch aus den weiteren Erläuterungen hervor; so bezeichnete Baume es als wichtigste Aufgabe des Verbands, „für die Wahrung der zahnärztlichen Interessen zu sorgen". Alle bis dahin gegründeten Vereinigungen hatten sich ebenso auch der Förderung von Wissenschaft, Kollegialität und zahnärztlicher Ausbildung verschrieben. Schon im Februar 1874 verfasste eine von den Berliner Zahnärzten eingesetzte Kommission eine Petition an das Ministerium für geistliche, Unterrichts- und Medizinal-Angelegenheiten, in der eine baldige Abhilfe gegen die Kurpfuscherei auf dem Gebiet der Zahnheilkunde gefordert wurde[16].

Gestiegenes Selbstvertrauen des CVdZ

Ein größeres Selbstvertrauen verhieß nun aber auch die Rede des Vorsitzenden des CVdZ, Gustav Klare (1834–1910), anlässlich der Jahresversammlung des Central-Vereins 1874 in Kassel. Klare sprach die immer offensichtlicheren Missstände nun direkt an[5]: „die zahllose Schar der Zahntechniker, die, ihre Befugnisse weit überschreitend, sich dem nicht unterrichteten Publikum als Zahnärzte vorstellt", sei „ganz dazu angethan, die Begriffe zu verwirren, und, indem Zahnärzte und Techniker vielfach als Einer Klasse angehörig beurtheilt werden, dem Ansehen des Standes zu schaden."

Offensichtlich fanden die Zahnärzte allmählich zu einer Protestbewegung. So wies Klares Nachfolger im Amt, Adolf Hartung (1817–1873), 1877 auf der Jahresversammlung des CVdZ in Leipzig auf vermehrte Aktivitäten hin[6]:

> „Der Central-Verein wird es sich zur Aufgabe zu machen haben, immer mehr klar zu legen, in welcher Weise unser Stand am wenigsten geschädigt aus der grossen Krisis hervorgehen kann".

Eine zentrale Rolle spielte die neue offensive Politik aber erst auf der Jahresversammlung des CVdZ 1878 in Coburg. Hartung prangerte nun die staatliche Gesetzgebung unverhohlen an. So erklärte er[7]:

> „Werthe Collegen, ich brauche sie hoffentlich nicht zu versichern, dass ich kein Socialdemokrat bin, aber ich spreche es hier offen und frei aus, dass alle unsere staatlichen, socialen und kirchlichen Gesetze deshalb so Reform bedürftig sind, weil sie uns mehr oder minder aufgedrängt und fabricirt worden sind, am Schreibpulte, ohne praktische Anschauungen [...] Wer hat diese heute noch massgebenden Gesetze gemacht? Medicinalpersonen ohne alle zahnärztliche Fachkenntniss und ohne irgendeinen Fachmann zugezogen zu haben."

Im Weiteren verlangte Hartung eine Akademisierung der Zahnärzteschaft. Höhere fachliche Standards seien eine wirksame Waffe gegen die „Auswüchse" der Kurierfreiheit[7]:

> „Das Publicum würde dann mit ganz anderen Augen auf den medicinisch gebildeten Zahnarzt blicken und den Unterschied zwischen einem wirklichen Zahnarzt und einem Zahntechniker rasch begreifen".

Intensivierung und Fokussierung der Interessenpolitik

Auf der gleichen Tagung erging der Beschluss, statistische Untersuchungen über die Kurpfuscherei auf dem Gebiet der Zahnheilkunde durchzuführen. Anlässlich der 18. Jahresversammlung des CVdZ 1879 in Bremen erstattete der Berliner Zahnarzt (und spätere CVdZ-Präsident) Carl Sauer (1835–1892) Bericht über die durchgeführten statistischen Erhebungen[8,30]. Dabei ging Sauer ausführlich auf die heterogene Vorbildung nichtapprobierter Zahnbehandler ein. Die früheren Berufe der Betreffenden waren hiernach[8]:

> „Barbiere, Friseure, Gastwirthe, Porzellanreisende, Goldarbeiter, Barbierstochter, Gelbgiesser, Uhrmacher, Malergehülfe, Buchhändler, Lazarethverwalter, ein entlassener Kreisgerichtssecretair, der in der Folge Leinewandhändler und dann Cassirer war, Schauspieler, Kegelbahnwirth, Thierarzt, Drechslergeselle, ehemaliger Candidat der Medicin, Kaminfeger, Wundarzt, Schauspielerswithwe, Opernsänger, Invalide".

Angesichts der zutage getretenen Ergebnisse schloss er seinen Bericht mit zwei rhetorischen Fragen: „Sollen wir da nicht versuchen, unsere Patienten und uns gegen solche Pseudocollegen zu schützen? Sollen wir da nicht eine vollständige Umänderung der betreffenden Gesetze der Gewerbefreiheit anstreben?" Sauer erhielt daraufhin den Auftrag, seine Untersuchungen zu diesem Thema fortzuführen.

Vergebliche zahnärztliche Petitionen

Die von Sauer geschilderten Missstände veranlassten den Central-Verein 1880 zu einem Gesuch an den Preußischen Staatsminister Hoffmann. In der Bittschrift wurde in erster Linie auf die unzureichende Ausbildung der Nichtapprobierten aufmerksam gemacht. Sauer selbst trat als Verfasser der Petition in Erscheinung[9]. Sie blieb erfolglos, führte jedoch zu einer erneuten Bittschrift, die diesmal an den Reichstag gerichtet wurde[16]. Erneut wurde kein greifbares Ergebnis erzielt: Das Reichstagsbüro teilte dem Vorstand des CVdZ 1883 mit, dass die Petition nicht mehr zur Beratung gelangt sei.

Die Jahrestagung des CVdZ 1888 in München stand ganz im Zeichen der Ausbildungsfrage[2]. Das Thema wurde eng mit der Nichtapprobiertenfrage verknüpft: Während beispielsweise der Zahnarzt Ph. Andreae (gest. 1896) das Maturum als notwendige Vorbedingung zur Aufnahme des zahnärztlichen Studiums forderte, da nur so die gesellschaftliche Geltung des Zahnarztberufs zu heben sei, argumentierte Otto Walkhoff (1860–1934), dass dem ausgebildeten Zahnarzt bei entsprechend längerem Schulbesuch im Vergleich zur Konkurrenz der Zahnkünstler einige Berufsjahre verloren gingen[2]. Aber auch eine Umorganisation des Verbandswesens wurde auf der Versammlung in München ins Auge gefasst.

Wunsch nach wirksamerer Interessenvertretung

Da die berufspolitischen Ziele unter der Führung des CVdZ trotz aller Bemühungen auch 20 Jahre nach der Einführung der Kurierfreiheit nicht erreicht waren, forderten mehr und mehr Zahnärzte eine wirksamere Form der Interessenvertretung. Man dachte an eine Organisation, die hauptsächlich für berufspolitische Aufgaben zuständig sein sollte. Der Central-Verein sollte sich dagegen auf die Förderung der Wissenschaft und der Kollegialität fokussieren. Allerdings lehnte der Vorstand des CVdZ eine solche Beschneidung seiner Aufgaben ab[16]. Dennoch stellten Mitglieder des Central-Vereins 1889 im Rahmen der Jahresversammlung in Hamburg einen Antrag auf „Bildung eines Verbandes der Lokal- respektive Provinzialvereine mit dem Central-Verein“[23]. Zuvor hatte die „Gesellschaft Deutscher Zahnärzte zu Berlin“ alle zahnärztlichen Vereine zu einer Tagung nach Berlin eingeladen, in der die Stellung der Zahnmediziner zu den Ortskrankenkassen beraten, aber auch das Verhältnis zwischen den Provinzialvereinen und dem CVdZ geklärt werden sollte. Seefeldt bezeichnete diese Versammlung bereits als „ersten Delegiertentag zur Bildung des Vereinsbundes“, obwohl nicht alle existierenden Organisationen teilnahmen[28]. Die Entscheidung war gefallen, und der CVdZ-Vorstand musste erkennen, dass er „bei allem Bemühen [...] nicht mehr den revolutionären Ideen nach einer Neuordnung des Standes Einhalt gebieten“ konnte[28].

Die Gründung des Vereinsbundes

Der „Zahnärztliche Verein für Niedersachsen“ ergriff im selben Jahr eine weitere berufspolitische Initiative: Der Vereinsvorsitzende Karl Kühns (1850–1918) ließ Fragebögen erstellen, die vom Vorstand des CVdZ an sämtliche Zahnärzte im Deutschen Reich gesandt wurden. Damit wurde allen Kollegen die Möglichkeit gegeben, zum Ausbildungsproblem Stellung zu nehmen. Wie die schriftliche Umfrage ergab, forderten die meisten Zahnmediziner das Abitur als künftige Zulassungsvoraussetzung für das zahnärztliche Studium[16].

Unterdessen wurde auch die Gründung des neuen Verbandes vorangetrieben: Ein zweiter Delegiertentag fand vom 4. bis zum 6. August 1890 – ebenfalls in Berlin – unter der Teilnahme von neun Organisationen statt[23]. Am 2. April 1891 erfolgte dann im Rahmen eines dritten Delegiertentages in Breslau die eigentliche Gründung des „Vereinsbundes Deutscher Zahnärzte“ (VbDZ), der sich in der Folgezeit ausschließlich berufspolitischen Zielen widmete. Damit gelang den Zahnärzten eine organisatorische Angleichung an die Ärzteschaft, die bereits 1873 einen „Ärztevereinsbund“ gegründet hatte, der den Zahnärzten als Vorbild galt[28].

Die ersten Entwürfe zu einer verbindlichen „Standesordnung“ des VbDZ finden sich bereits 1892 im Beiblatt der Deutschen Monatsschrift für Zahnheilkunde. Doch letztlich fand die Berufsordnung keine Mehrheit. Zwar wurde deren grundsätzlicher Nutzen nicht infrage gestellt, doch sah man ein Problem darin, dass die Bestimmungen nur für Vereinsmitglieder, nicht aber für die übrigen Zahnärzte bindend gewesen wären. Deshalb verzichtete man auf dieses Instrument. Damit blieben die Zahnärzte hinter den Ärzten zurück, denn 1890 besaßen bereits 105 der 225 im Ärztevereinsbund zusammengeschlossenen ärztlichen Verbände eine geschriebene „Standesordnung", die jeweils für alle Vereinsmitglieder verbindlich war, und weitere 61 Organisationen verfügten über einen gewählten Ehrenrat[20].

Im Januar 1894 kam es zur Gründung des „Vereins für freie Zahnarztwahl in Berlin", der in der Folgezeit zahlreiche Prozesse führte, um die Interessen der Zahnärzte gegenüber den Krankenkassen und der nichtapprobierten Konkurrenz zu wahren. Auch hier dienten die Ärzte, die seit Beginn der 1890er Jahre in vielen Städten Vereine zur Einführung freier Arztwahl gegründet hatten, als Vorbild[28]. Insgesamt entstanden allein in den letzten beiden Jahrzehnten des 19. Jahrhunderts 22 neue zahnärztliche Vereinigungen (Tabelle 10-1)[16].

Tabelle 10-1 Die Entwicklung des zahnärztlichen Vereinswesens bis zum Jahr 1900[16].

				Berlin 89	Württemberg 98
				Baden 88	Hessen-Nassau 97
				Bayern 86	Bergisches Land 96
				Berlin 85	Westfalen 95
				Sachsen 85	Schlesien 95
				Hamburg 84	Hessen 94
			Osterland 79	Berlin 83	Berlin 94
	Verein dt. Zahnärzte 59		Rheinland-Westfalen 79	Nieder-sachsen 83	Brandenburg 94
	Central-Verein dt. Zahnärzte 59	Frankfurt 63	Schleswig-Holstein 75	Mittel-deutschland 83	Mecklenburg 93
	Hamburg 57	Breslau 62	Pfalz 75	Magdeburg 81	Vereinsbund 91
Berlin 47	Sachsen 55	Berlin 62	Berlin 74	Dresden 81	Ostpreußen 91
Bis 1850	**1851–1860**	**1861–1870**	**1871–1880**	**1881–1890**	**1891–1900**

Erstes zahnärztliches Vereinsblatt

Ab 1895 brachte der Vereinsbund mit dem „Zahnärztlichen Vereinsblatt" ein eigenes Presseorgan heraus[16], das fortan alle 14 Tage erschien. Allein zwischen 1896 und 1898 konnte der VbDZ 14 neue zahnärztliche Organisationen aufnehmen. Allmählich entkrampfte sich auch das Verhältnis zwischen Central-Verein und Vereinsbund. Während der amtierende Vorsitzende des Central-Vereins, Friedrich Louis Hesse (1849–1906), noch 1896 erklärt hatte, dass er von einer Entlastung des CVdZ durch den Vereinsbund nichts spüre und dass sich der Central-Verein auch künftig um standespolitische Belange zu kümmern gedenke[23], schlug er 1898 moderate Töne an. Nun hieß es, von einer „Rivalität des Central-Vereins mit dem Vereinsbund kann also nicht entfernt die Rede sein, was jene für sich begehren, wollen wir ja gern los sein, und was wir beanspruchen, ist ihnen principiell und faktisch unerreichbar"[3].

1898 gehörten dem VbDZ bereits 23 zahnärztliche Vereinigungen an. Diese hohe Zahl erklärt sich durch die erwähnten, meist regionalen Neugründungen in den letzten Dekaden des 19. Jahrhunderts[27].

Etablierung eines Wirtschaftsverbands

Nachdem die deutschen Ärzte 1900 in Leipzig den „Verband der Ärzte Deutschlands zur Wahrung ihrer wirtschaftlichen Interessen" (später auch „Hartmannbund" genannt) gegründet hatten[20,25], gab es auch unter den Zahnärzten erste Bestrebungen, sich in wirtschaftlicher Hinsicht neu aufzustellen. Der Vereinsbund sah jedoch in einer solchen Maßnahme eine Beschneidung seiner Kompetenzen und veröffentlichte noch 1909 eine Stellungnahme, in der er eine wirtschaftliche Organisation als überflüssig bezeichnete[12].

Der Vereinsbund gewann zwar Zeit, konnte sich am Ende mit seiner restriktiven Linie jedoch nicht durchsetzen: 1909 beschäftigte man sich auf einer Versammlung in Berlin einmal mehr mit dem Thema Wirtschaftsverband. Ein Vertreter des Leipziger Ärzteverbands referierte über Ziele und Vorgehensweise seiner Organisation und betonte deren große Bedeutung bei der Auseinandersetzung mit den Krankenkassen. Die Versammlung beschloss daraufhin, eine Kommission einzusetzen, welche die Gründung eines zahnärztlichen Wirtschaftsverbands vorbereiten sollte[14]. Angesichts der Beratungen zur Reichsversicherungsordnung (RVO), so der Tenor, sei „die Schaffung eines wirtschaftlichen Verbandes [...], wie es der Hartmann-Bund für die Aerzte darstelle, als eine zwingende Notwendigkeit zu betrachten". Dieser trete jedoch mit dem VbDZ nicht in Konkurrenz, sondern sei vollkommen anders konzipiert: Während der VbDZ Vereine als Mitglieder hatte, sollte der wirtschaftliche Verband „jedem

Zahnarzt Deutschlands zugänglich" werden, also auf persönliche Mitgliedschaften fokussieren[14].

Die Gründungsversammlung des „Wirtschaftlichen Verbandes deutscher Zahnärzte" fand 1910 in Würzburg statt. Trotz seiner ursprünglich ablehnenden Haltung erklärte sich der Vorstand des VbDZ bereit, mit dem WVdZ zusammenzuarbeiten: In der Delegiertenversammlung des Vereinsbunds stimmten 86 Personen der Neugründung zu; gegen die wirtschaftliche Organisation sprachen sich nur noch 17 Personen aus[14].

Am 1. Juli 1910 rief der WVdZ mit den „Zahnärztlichen Mitteilungen" (ZM) eine verbandseigene Zeitschrift ins Leben[16]. Zudem war eine Resolution verabschiedet worden, in der eine Änderung des die Zahnärzte betreffenden Paragrafen der Reichsversicherungsordnung (RVO) gefordert wurde[13]. So schlug man vor, die „Zahntechniker" nur dann in Betracht zu ziehen, wenn nicht genügend Zahnärzte oder Ärzte vorhanden seien. Zudem sollte die Einbindung dieser „Zahntechniker" lediglich auf Widerruf erfolgen.

Auch in der Folgezeit blieb der Ausschluss Nichtapprobierter von der Kassenbehandlung das oberste Ziel des WVdZ. Misst man den Erfolg des WVdZ an diesem Anspruch, so blieb er erfolglos: Die endgültige Fassung der Reichsversicherungsordnung erlaubte grundsätzlich die Zulassung der Zahntechniker zur Krankenkassenbehandlung und stand damit in diametralem Gegensatz zu den Forderungen des WVdZ[16].

Durchbruch in der „Ausbildungsfrage"

Sehr viel erfolgreicher war in diesen Jahren der Central-Verein, der sich um die wissenschaftliche Konsolidierung und die Akademisierung des Berufsstandes kümmerte (Abb. 10-1): 1909 konnte er endlich die Einführung des Abiturs als Studienvoraussetzung verbuchen; 1919 folgte dann das Promotionsrecht im eigenen Fach und 1923 schließlich das Recht wissenschaftlich entsprechend ausgewiesener Zahnärzte zur Habilitation (vgl. Kapitel 5). Damit war die langersehnte akademische Angleichung an den Arztberuf erreicht.

Die Gründung der ersten Kammer

Die Gründung der ersten Zahnärztekammer fiel ebenfalls in das erste Dezennium des 20. Jahrhunderts[16]. Auch sie ließ vergleichsweise lange auf sich warten: Während die Ärzte und Apotheker bereits 1887 bzw. 1896 staatlich anerkannte Berufsvertretungen in Form eigener Kammern erhalten hatten, waren gleichlautende Forderungen der Zahnärzte lange Zeit ungehört geblieben[10]. Die erste Zahnärztekammer wurde erst am 10. Oktober 1906 in Baden errichtet.

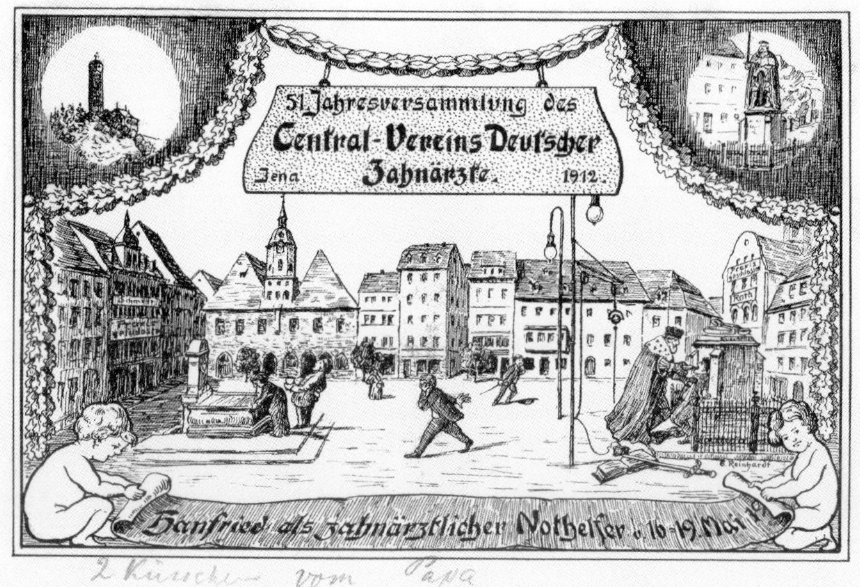

Abb. 10-1 Postkarte aus Anlass der 51. Jahresversammlung des Central-Vereins Deutscher Zahnärzte (1912).

Grundlage dieser Institution war das „Gesetz betreffend die Rechtsverhältnisse des Sanitätspersonals“[11]. Die Kammer setzte sich zusammen aus elf Mitgliedern und ebenso vielen Stellvertretern. Wahlberechtigt waren alle Zahnärzte des Landes. Der Wirkungsbereich der neuen Institution umfasste die Vertretung der „Gesamtinteressen des zahnärztlichen Standes“, die Teilnahme an der öffentlichen Gesundheitspflege, die Gründung von Wohlfahrtseinrichtungen, das Recht der Umlageerhebung sowie das Disziplinarrecht.

Erst 1912 gelang auch in Preußen die Gründung einer Zahnärztekammer[16]. Der Berufsvertretung wurden hierin folgende Befugnisse zugestanden[24]:

> „§ 2: Der Geschäftskreis der Zahnärztekammer umfasst die Erörterung aller Fragen und Angelegenheiten, die den zahnärztlichen Beruf, insbesondere die zahnärztliche Fortbildung, die zahnärztlichen Standesinteressen oder die Zahngesundheitspflege betreffen.“

Im Gegensatz zur badischen Kammer wies die preußische eine sehr eingeschränkte Disziplinargewalt auf. Der Vorstand erhielt lediglich die Befugnis, Zahnärzten, die ihre Berufspflichten verletzt hatten, das Wahlrecht und die Wählbarkeit zeitweise oder dauernd zu entziehen. Der hiervon betroffene Zahnarzt konnte jedoch innerhalb einer vierwöchigen Frist gegen einen derartigen Beschluss Beschwerde beim Minister einlegen[32]. Die für eine moderne Profession charakteristische Selbstkontrolle durch eigene Verbände war damit noch keinesfalls erreicht.

Dennoch wurde mit der sukzessiven Einführung von Kammern der langjährigen Forderung der Zahnärzteschaft auf staatlich anerkannte Körperschaften entsprochen. Sie garantierten immerhin das Recht, bei den Ministerien Anträge zu stellen. Auch die Präsenz von Ministerialvertretern bei den Sitzungen des Vorstands bot eine wichtige Voraussetzung, um ein stärkeres Bewusstsein der Behörden für die Belange der Zahnärzteschaft zu schaffen. Die Zahnärztekammern schlugen somit eine institutionelle Brücke zwischen den berufspolitischen Interessen der Zahnärzte und den Belangen der Ministerien und sicherten den Zahnärzten eine gewisse Mitwirkung an Entscheidungen der öffentlichen Gesundheitspflege.

Zunehmender Organisationsgrad

Ebenso aufschlussreich wie die Ausdifferenzierung des zahnärztlichen Verbandswesens erscheint die Frage nach der Entwicklung des zahnärztlichen Organisationsgrades – gerade auch im Vergleich zur deutschen Ärzteschaft, die den Zahnärzten über viele Jahrzehnte hinweg als erklärtes Vorbild diente[16]:

Im Gründungsjahr 1859 nahm der CVdZ seine Arbeit mit 21 Mitgliedern auf. Bis 1875 waren knapp 130 von rund 500 deutschen Zahnärzten im Central-Verein organisiert – damit war nur jeder vierte Zahnarzt CVdZ-Mitglied. Erste zuverlässige Angaben zum Anteil der organisierten Ärzte liegen für 1874 vor. Zu jenem Zeitpunkt bestanden 111 ärztliche Vereine mit insgesamt 6165 Mitgliedern. Der Organisationsgrad betrug hier rund 50 Prozent – die Ärzteschaft wies damit einen deutlichen Vorsprung auf. 1898 lag der Organisationsgrad der Ärzte bei 63,3 Prozent[20].

Erst nach 1900 stieg auch die Zahl der Mitglieder des CVdZ deutlich an. 1909 wurden erstmals mehr als 1000 Mitglieder gezählt[26]. 1906 waren immerhin 63,9 Prozent der deutschen Zahnärzte in mindestens einem zahnärztlichen Verband Mitglied – nämlich 1286 von 2013 im Deutschen Reich registrierten Zahnärzten[16].

Der Organisationsgrad des 1910 gegründeten WVdZ blieb in den beiden ersten, mit Blick auf die Kassenfrage höchst wichtigen Jahren gering. Bis 1912 gehörten dem Verband lediglich 1500 Zahnärzte an. Zwei Jahre später betrug ihre Zahl dagegen bereits 2967. Der Prozentsatz der im WVdZ organisierten Zahnärzte stieg demnach bis 1914 auf beachtliche 74,2 Prozent. Er entsprach damit zu diesem Zeitpunkt annähernd der dem Leipziger Verband angeschlossenen Prozentzahl der Ärzte[22].

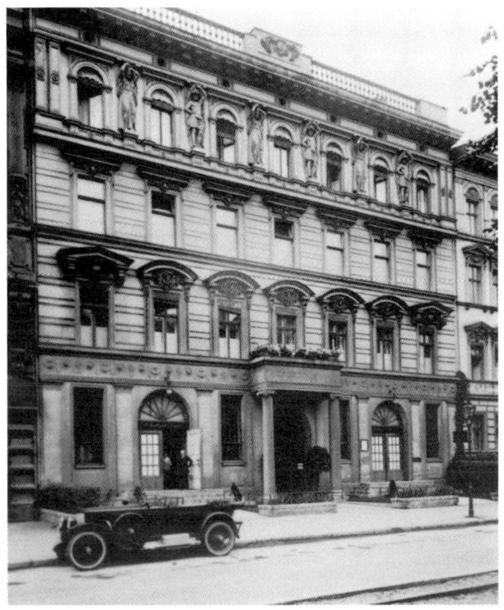

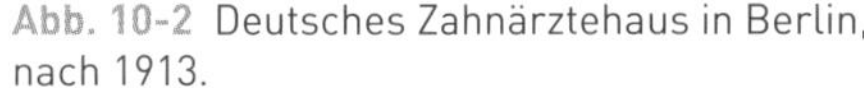

Abb. 10-2 Deutsches Zahnärztehaus in Berlin, nach 1913.

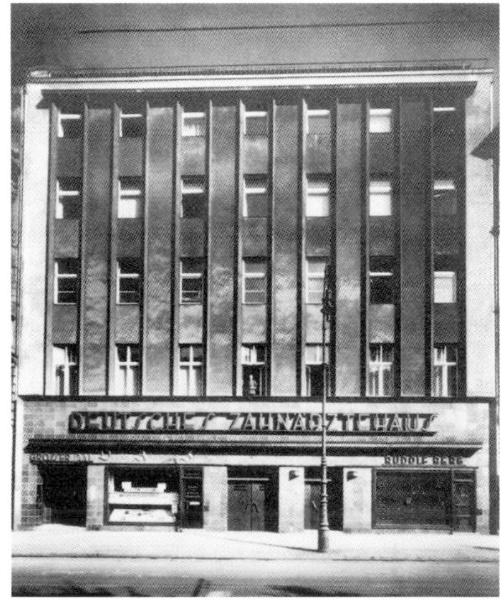

Abb. 10-3 Zahnärztehaus in Berlin nach dem Umbau (1928).

Die Gründung des „Deutschen Zahnärztehauses“ und das schleichende Ende des VbDZ

1915 verlegte der WVdZ seine Geschäftsstelle in das ein Jahr zuvor gegründete „Deutsche Zahnärztehaus“ in der Bülowstraße 104 in Berlin (Abb. 10-2 und 10-3)[31]. Am 20. Mai 1914 war das Zahnärztehaus offiziell eingeweiht worden. Es sollte fortan als Stätte für zahnärztliche Versammlungen, Fortbildungen und persönliche Kontaktpflege dienen. Bereits am 21. Mai 1914 wurde hier die Jahresversammlung des Central-Vereins eröffnet[4]. Das Haus wurde von Anfang an von den Zahnärzten stark genutzt; es wurde bald für laufende Fortbildungskurse umgebaut, bevor letztlich ein Neubau am Heidelberger Platz erfolgte[31].

Nach dem Ende des Ersten Weltkrieges wurde offensichtlich, dass sich der Vereinsbund „überlebt“ hatte – seine berufspolitischen Aktivitäten waren de facto an den WVdZ übergegangen. Obgleich im Mai 1920 in Weimar eine Abstimmung der Arbeitsgebiete beider Organisationen erfolgte, wonach der WVdZ vor allem für die Verhandlungen mit den Krankenkassen und Versicherungsanstalten zuständig sein sollte, rückte der Wirtschaftliche Verband schon bald von dieser Absprache ab. 1923 fasste der Beirat des WVdZ folgenden Beschluß[14]: „Die Beiratssitzung wünscht die Entwicklung des W.V. zu einem Reichsverbande der deutschen Zahnärzte, der alle Angelegenheiten der deutschen Zahnärzteschaft in seinen Arbeitsbereich zieht.“ Die 1924 vollzogene Gründung des „Reichsverbandes der Zahnärzte Deutschlands“ war möglich geworden, weil zu

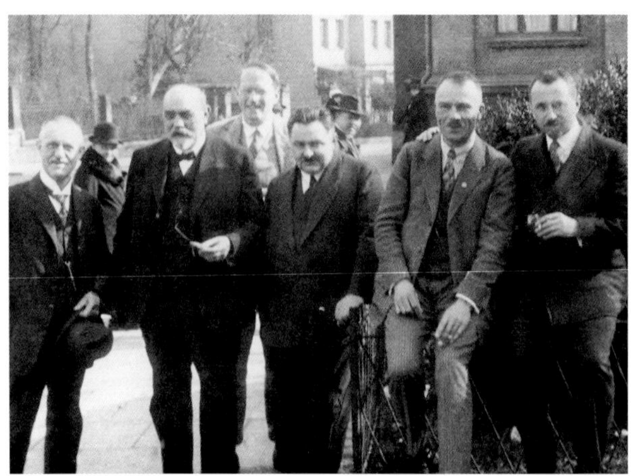

Abb. 10-4 Der Vereinsvorstand im Jahr 1926. Von rechts nach links: Hermann Euler, Gustav Hesse, Heinrich Blum, Carl-Ulrich Fehr, Wilhelm Herrenknecht, Adolf Scheele.

jenem Zeitpunkt nahezu 7000 Mitglieder – d. h. nahezu die gesamte deutsche Zahnärzteschaft – dem WVdZ angehörten[17,21]. Damit stand die Daseinsberechtigung des Vereinsbundes ernsthaft in Frage. Und tatsächlich wurde 1925 in Hannover im Rahmen der 31. und letzten Hauptversammlung des VbDZ der Beschluss gefasst, den Vereinsbund mit dem CVdZ zusammenzulegen. Die bisherigen Vereine des Vereinsbundes führten ihre Mitglieder geschlossen dem Central-Verein zu, der aus diesem Anlass den Namen „Zentralverein Deutscher Zahnärzte – Deutsche Gesellschaft für Zahn- und Kieferheilkunde“ (DGZK) annahm (Abb. 10-4)[17].

Gemischte Bilanz

Obwohl die Dentisten- und die Kassenfrage weiterhin ungelöst waren, hatten die zahnärztlichen Organisationen bis zu diesem Zeitpunkt durchaus Erfolge zu verzeichnen: Die Kassenbehandlung spielte für immer mehr Zahnärzte eine wirtschaftlich bedeutsame Rolle. Hinzu kamen, wie erwähnt, handfeste berufspolitische Erfolge bei der Akademisierung des Faches (1909 Einführung des Abiturs als Studienvoraussetzung, 1919 Promotionsrecht im eigenen Fach) (vgl. Kapitel 5). Die Öffentlichkeitsarbeit war insgesamt deutlich professioneller und schlagkräftiger geworden, der Organisationgrad der Zahnärzte war sukzessive gestiegen und die Tätigkeit der Zahnärzte in den Verbänden führte zu einer zunehmenden Solidarisierung und zur Ausbildung eines „Wir-Gefühls“. Auch in materieller Hinsicht kam dem zahnärztlichen Verbandswesen Bedeutung zu. So bemühten sich die Organisationen für ihre Mitglieder erfolgreich um günstige Bezugsquellen für zahnärztliche Bedarfsartikel und etablierten Unterstützungsmodelle für in Not geratene Berufskollegen und deren Familien[15,16].

„Gleichschaltung" im „Dritten Reich"

1924 wurde der Wirtschaftsverband in „Reichsverband der Zahnärzte Deutschlands" umbenannt[21], und im „Dritten Reich" wurde daraus die – fortan maßgeblich von Reichszahnärzteführer Ernst Stuck (1893–1974) geprägte – „Deutsche Zahnärzteschaft" (DZ)[29]. Die DZ war das Ergebnis der (von den Zahnärzten durchweg begrüßten) „Gleichschaltung" der Verbände durch das NS-Regime[19].

Der Central-Verein wurde 1933 zur „Deutschen Gesellschaft für Zahn-, Mund- und Kieferheilkunde" (DGZMK), stand jedoch auch nach dem politischen Machtwechsel unter der Leitung von Hermann Euler (1878–1961) (vgl. Kapitel 13)[18].

Verbliebene Frage: Der Dualismus in der Zahnheilkunde

Die Lösung des drängendsten standespolitischen Problems – der „Dentistenfrage" bzw. des Dualismus in der Zahnheilkunde (vgl. Kapitel 3 und 4) – gelang den zahnärztlichen Interessenvertretern allerdings erst nach dem Zweiten Weltkrieg: In der damaligen Sowjetischen Besatzungszone (SBZ) bzw. DDR wurde das Ende des Dentistenberufs 1949 Wirklichkeit; die Bundesrepublik folgte 1952. Den bereits praktizierenden Dentisten wurden günstige Bedingungen für eine Eingliederung in den künftigen zahnärztlichen „Einheitsstand" ermöglicht (vgl. Kapitel 4).

Während der Dualismus somit in beiden deutschen Staaten aufgehoben werden konnte, entwickelte sich das Vereinswesen in Ost- und Westdeutschland sehr unterschiedlich (vgl. Kapitel 14).

Literatur

1. Baume R. Eine Petition um Beschränkungen der Medicinal-Pfuscherei auf zahnärztlichem Gebiete. Dt Vjschr Zahnheilk 1874;14:119–226.
2. Dt Mschr Zahnheilk 1888;2:53–64.
3. Dt Mschr Zahnheilk 1898;16:396.
4. Dt Mschr Zahnheilk 1914;32:476–479,483f.
5. Dt Vjschr Zahnheilk 1874;14:450.
6. Dt Vjschr Zahnheilk 1877;17:394.
7. Dt Vjschr Zahnheilk 1878;18:406–411.
8. Dt Vjschr Zahnheilk 1879;19:363–371.
9. Dt Vjschr Zahnheilk 1880;20:115–118.
10. Dt Zahnärztl Wschr 1898;1:102.
11. Dt Zahnärztl Wschr 1906;9:966,971.
12. Dt Zahnärztl Wschr 1909;12:574f.
13. Dt Zahnärztl Wschr 1910;13:450,470,717,729,750,771.

14. Dt Zahnärztl Wschr 1937;40:208f.,457.
15. Fretzdorff J. Die zahnärztlichen Vereine in Deutschland. Von den Anfängen bis zur Gründung des Vereinsbundes Deutscher Zahnärzte. Diss. med. Marburg 1969.
16. Groß D. Die schwierige Professionalisierung der deutschen Zahnärzteschaft (1867–1919) (= Europäische Hochschulschriften, Reihe 3, 609). Diss. phil. Saarbrücken 1993. Frankfurt a. M.: Lang, 1994.
17. Groß D, Schäfer G. Geschichte der DGZMK 1859–2009. Berlin: Quintessenz, 2009.
18. Groß D, Schmidt M, Schwanke E. Zahnärztliche Standesvertreter im „Dritten Reich" und nach 1945 im Spiegel der Lebenserinnerungen von Hermann Euler (1878–1961) und Carl-Heinz Fischer (1909–1997). In: Krischel M, Schmidt M, Groß D (Hrsg.). Medizinische Fachgesellschaften im Nationalsozialismus: Bestandsaufnahme und Perspektiven. Berlin: LIT Verlag, 2016: 129–171.
19. Groß D, Westemeier J, Schmidt M, Halling T, Krischel M (Hrsg.). Zahnärzte und Zahnheilkunde im „Dritten Reich": Eine Bestandsaufnahme. Berlin, Münster: LIT Verlag, 2018.
20. Huerkamp C. Der Aufstieg der Ärzte im 19. Jahrhundert. Vom gelehrten Stand zum professionellen Experten: Das Beispiel Preußens (= Kritische Studien zur Geschichtswissenschaft, 68). Göttingen: Vandenhoeck & Ruprecht, 1985.
21. Maretzky K, Venter R. Geschichte des deutschen Zahnärzte-Standes. Köln: Bundesverb. d. Dt. Zahnärzte, 1974.
22. Meerwarth R. Bedarf und Nachwuchs an Zahnärzten. Berlin: Struppe & Winckler, 1932.
23. Parreidt J. Geschichte des Central-Vereins Deutscher Zahnärzte. Berlin: Springer, 1909.
24. Reichs-Medizinal-Kalender für Deutschland. Teil II. Leipzig: Thieme, 1914:27.
25. Schadewaldt H. 75 Jahre Hartmannbund. Ein Kapitel deutscher Sozialpolitik. Bonn: Verb. d. Ärzte Deutschlands Hartmannbund, 1975.
26. Schaeffer-Stuckert F. Geschichte des Zentral-Vereins Deutscher Zahnärzte 1901–1934. München: Lehmann, 1934.
27. Schulz S. Der Zahnärztliche Verein für Mitteldeutschland sowie das Leben und Wirken seiner führenden Mitglieder in der Bedeutung für die deutsche Zahnheilkunde zu Ausgang des 19. und Beginn des 20. Jahrhunderts. Diss. med. Halle 1966.
28. Seefeldt R. Die Geschichte des Vereinsbundes Deutscher Zahnärzte. München, Berlin: Lehmann, 1937.
29. Tascher G. Die Gleichschaltung der standespolitischen und wissenschaftlichen Verbände der Zahnärzte nach 1933. In: Groß D, Westemeier J, Schmidt M, Halling T, Krischel M. (Hrsg.). Zahnärzte und Zahnheilkunde im „Dritten Reich": Eine Bestandsaufnahme (= Medizin und Nationalsozialismus, 6). Berlin, Münster: LIT Verlag, 2018:41–64.
30. Tiburczy F. Carl Sauer (1835–1892) und seine Bedeutung für die Zahnheilkunde. Diss. med. Berlin 1982.
31. Tidick C. Die Geschichte des Vereinsbundes Deutscher Zahnärzte. Dt Zahnärztl Wschr 1921;24:190–200.
32. Zahnärztl Rdsch 1913;22.

11 Sprachrohr von Wissenschaft und Standespolitik: Das zahnärztliche Zeitschriften- und Pressewesen

Ein wesentlicher Indikator für den Professionalisierungsgrad einer Berufsgruppe ist deren Fachpresse. Gerade Umfang und Qualität des Zeitschriften- und Pressewesens lassen deutliche Rückschlüsse auf den wissenschaftlich-fachlichen und berufspolitischen Stand eines Faches zu. Vor diesem Hintergrund erscheint es lohnend, bei der Frage nach der Entwicklung des Zahnärztestands auch auf Anfänge und Ausdifferenzierung des zahnärztlichen Zeitschriftenwesens zurückzublicken[10,21].

Schon in der Gründungsnotiz des „Central-Vereins der deutschen Zahnärzte“ (CVdZ) findet sich der Hinweis, dass man drei Maßnahmen ergreifen wollte, um eine „Hebung des zahnärztlichen Standes“ herbeizuführen: die Organisation von Jahrestagungen, die Gründung von Lokalvereinen und die Herausgabe einer vereinseigenen Fachzeitschrift[5]. Der Vorsitzende des CVdZ, Moriz Heider (1816–1866), sah in der Etablierung eines Vereinsorgans ein ebenso wichtiges wie aufwendiges Projekt[15]:

> „[...] wir müssen uns ein großes, gemeinsames Organ schaffen, welches dem Einzelnen das Lesen der vielen Zeitschriften in fremden Sprachen erspart. Die Gründung einer solchen Zeitschrift ist ein Gegenstand, der [...] die volle Aufopferung und den ganzen Patriotismus der Berufsgenossen in Anspruch nehmen wird“.

Tatsächlich gelang es dem CVdZ im Jahr 1861, mit der „Deutschen Vierteljahrsschrift für Zahnheilkunde“ ein offizielles vereinseigenes Fachjournal zu etablieren. Zuvor waren 1860 übergangsweise sogenannte „Mittheilungen“ des Central-Vereins erschienen (Abb. 11-1)[10,21].

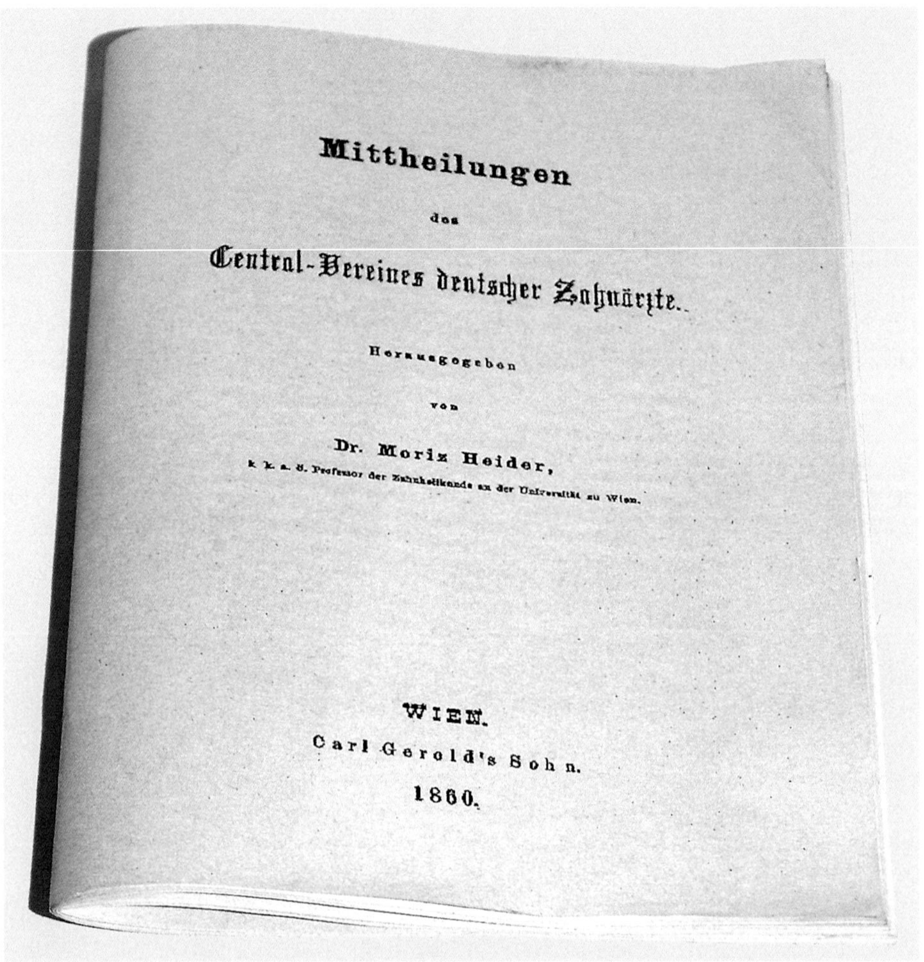

Mittheilungen

des

Central-Vereines deutscher Zahnärzte.

Herausgegeben

von

Dr. Moriz Heider,

k. k. a. ö. Professor der Zahnheilkunde an der Universität zu Wien.

WIEN.

Carl Gerold's Sohn.

1860.

Abb. 11-1 Mitteilungen des Central-Vereins deutscher Zahnärzte, 1860.

„Der Zahnarzt" – die erste deutschsprachige Fachzeitschrift

Allerdings stellte die Vierteljahrsschrift nicht das erste Periodikum der deutschen Zahnärzte dar. Bereits 1846 war die Fachzeitschrift „Der Zahnarzt" gegründet worden[10]. Dieses Journal wurde von Anfang an monatlich herausgegeben und stand unter der Redaktion von Carl Wilhelm Schmedicke (1822–1863), der das Blatt zunächst in Eigenregie – d. h. ohne eine Fachgesellschaft im Hintergrund – veröffentlichte[11]. Das wissenschaftliche Niveau der Zeitschrift galt jedoch von Anfang an als eher niedrig; es mangelte vor allem an Originalarbeiten. Daher referierte Schmedicke viele ausländische Beiträge – allerdings z. T. ohne Quellenangabe[21]. Zudem war das persönliche Verhältnis von Schmedicke und Heider ausgesprochen angespannt[11,12]. So lobte Heider die von ihm 1861 etablierte Vierteljahrsschrift in Anspielung auf den älteren „Zahnarzt" polemisch als eine Zeitschrift, die „wenigstens [...] keine Vergangenheit" habe, „an welche sich eine den deutschen Namen kompromittierende Erinnerung knüpft"[2].

Erwartungen an die Vierteljahrsschrift

Die Erwartungshaltung an das neue Organ war 1861 sehr hoch[10]. Man sah in seiner Gründung einen Gegenstand, der „sehr ernste und eindringende Berathungen erfordert"[20]. Doch die Mühen schienen sich zu lohnen: Während „Der Zahnarzt" 1872 eingestellt wurde, gewann die Vierteljahrsschrift mit den Jahren an Bedeutung. Nach Heiders Tod 1866 wurde sie bis 1870 von dem Nürnberger Zahnarzt Adolf zur Nedden (1831–1872) redigiert.

Unter zur Neddens Schriftleitung nahm die Zeitschrift weiteren Aufschwung. Zur Nedden nutzte seine Fremdsprachenkenntnisse, um den Zahnärzten zusätzlich zu den Orginalarbeiten Übersetzungen fremdsprachiger Fachbeiträge zu bieten. Im Gegensatz zu Schmedicke bemühte er sich dabei jedoch stets um genaue Herkunftsnachweise und um kritische Kommentierungen dieser Arbeiten. 1871 übernahm der Österreicher Edmund Mühlreiter (1839–1918) interimistisch die Redaktion, bevor man 1874 Robert Baume (1848–1907) zum Schriftleiter der Vierteljahrsschrift ernannte. Baume rückte berufspolitische Fragen stärker in den Vordergrund; im Mittelpunkt stand nun vor allem die Auseinandersetzung mit den nichtapprobierten Zahnbehandlern.

Was die Auflagenzahlen anbelangt, so verzeichnete die Vierteljahrsschrift im Verlaufe der 1870er Jahre einen deutlichen Aufwärtstrend: 1871 besaßen 458 Zahnärzte ein Abo. Zu Beginn der 1880er Jahre belief sich die Auflagenhöhe dann bereits auf 800[20]. Und dennoch: Nur wenige Zahnärzte reichten eigene Beiträge ein, sodass der „Pool" der tatsächlichen Autoren klein blieb[3]. Im Ausland erfuhr die Vierteljahrsschrift allerdings zunehmend Anerkennung. Das „Komitee für zahnärztliche Literatur in New York" würdigte ihre wissenschaftliche Ausrichtung und betonte, dass eine Fachzeitschrift, die ausschließlich von Zahnärzten herausgegeben werde und als Vereinsorgan erscheine, die Interessen der Berufsgruppe am besten vertrete und niveaulose Blätter am zuverlässigsten ausschalte[4].

Von der Vierteljahrsschrift zur Monatsschrift

1882 entschloss sich der CVdZ angesichts der wachsenden Bedeutung wissenschaftlicher und interessenpolitischer Fragen zur Herausgabe einer „Monatsschrift". Demgemäß erschienen ab 1883 jährlich statt bisher vier fortan zwölf Ausgaben des Vereinsorgans. Da die Leser der Monatsschrift zudem eine stärkere Berücksichtigung von „Standesangelegenheiten" wünschten, entschloss sich der Central-Verein, ab 1887 zusätzlich zur Monatsschrift auch noch ein „Beiblatt" herauszubringen, das ausschließlich berufspolitische Fragen behandeln sollte.

Organe der Zahnkünstler

Auch die Zahnkünstler bemühten sich zu dieser Zeit um ein schlagkräftiges Presseorgan. Sie etablierten 1887 die Fachzeitschrift „Die Zahnkunst" als Organ des „Vereins deutscher Zahnkünstler". Als Redakteur fungierte der Zahnkünstler Arthur Stolper. Die Zeitschrift hatte viele Jahrzehnte Bestand, wechselte aber im Zeitverlauf mehrfach ihren Namen (seit 1907: „Zahntechnische Wochenschrift, seit 1923: „Deutsche Dentistische Wochenschrift", seit 1943: „Deutsche dentistische Wochenschrift und Dentistische Reform").

Vereinsunabhängige Zeitschriften am Markt

Doch wie sah es in dieser Zeitphase mit vereinsunabhängigen Zeitschriften aus[10]? Zunächst existierte bereits seit Oktober 1871 das „Korrespondenz-Blatt für Zahnärzte". Herausgegeben wurde es von der deutschen Niederlassung einer englischen Dental-Firma. Aus verkaufsstrategischen Gründen richtete sich das Organ sowohl an approbierte als auch an nichtapprobierte Zahnbehandler. Aus ebendiesem Grund begegneten die Zahnärzte der Zeitschrift mit Skepsis. In wissenschaftlicher Hinsicht blieb das Blatt, das immerhin bis 1944 Bestand hatte, erkennbar hinter den Ansprüchen der Vierteljahrs- bzw. Monatsschrift zurück.

1886 erschien erstmals die „Deutsche Zahnheilkunde in Vorträgen" – eine Sammlung wissenschaftlicher Beiträge. Herausgegeben wurde das durchaus niveauvolle Blatt von den Professoren Julius Witzel (1863–1914) und Otto Walkhoff (1860–1934). Als das Journal 1908 in den Thieme-Verlag überging, wurde vonseiten des Vereinsbunds darauf hingewiesen, dass jeder Kollege die Zeitschrift abonnieren solle, um den Erhalt des Blattes sicherzustellen. 1915 wurde der Name des Blattes auf „Deutsche Zahnheilkunde" verkürzt. 1934, knapp 50 Jahre nach Gründung, wurde sein Erscheinen eingestellt.

1892 konnte erneut eine Fachzeitschrift mit dem Titel „Der Zahnarzt" gegründet werden. Die Zeitschrift trat allerdings, anders als der Vorgänger, als „Gratis-Offerten-Blatt für alle Zahnärzte und Zahnkünstler Deutschlands, Oesterreich-Ungarns und der Schweiz" auf. Die Qualität der Beiträge fiel dementsprechend dürftig aus. Da sich das Blatt auch an nichtapprobierte Zahnbehandler richtete, wurden berufspolitisch heikle Fragen von vornherein ausgespart.

Den Zahnkünstlern stand die Zeitschrift zweifellos wohlwollend gegenüber. Bald änderte das Journal seinen Namen in „Zahnärztliche Rundschau". Verleger und Herausgeber des Blattes wurde nun der Berliner Zahnarzt Max Bejach (1862–1905). Die Rundschau erschien jeden Donnerstag als „Organ für die gemeinsamen Interessen aller Praktiker auf den Gebieten zahnärztlicher und zahntechnischer Berufstäthigkeit". Allein aus diesen Worten wird ersichtlich, dass sich das Blatt in Fragen der Berufspolitik neutral gab. Von den Vorständen der zahnärztlichen Vereine wurde das Blatt stark kritisiert, eben weil es auch Zahnkünstler adressierte. Der Verlag reagierte 1897, indem er die Zeitschrift in zwei verschiedene Richtungen weiterentwickelte: Für die deutschen Zahnärzte sollte der Name „Zahnärztliche Rundschau" beibehalten werden – sie entwickelte sich zu einem der niveauvolleren Blätter und hatte immerhin bis 1968 Bestand. Für die Zahnbehandler wurde fortan eine „Zahntechnische Rundschau" herausgegeben.

Die übrigen vereinsunabhängigen Periodika konnten sich nur kurzzeitig auf dem Markt behaupten:

1877 war erstmals der „Zahnärztliche Almanach" erschienen. Herausgeber des Jahrbuchs war zunächst der Zahnarzt Adolf Petermann (1850–1891). Der Almanach führte u. a. alle praktizierenden Zahnärzte auf und hatte insofern auch die Funktion eines aktuellen Verzeichnisses der Kollegenschaft; er blieb jedoch nur bis 1908 bestehen.

Daneben gab der Potsdamer Zahnarzt Gustav Adolf Seiffert (1811–1889) von 1879 bis 1881 eine Zeitschrift heraus mit dem Titel „Der zahnärztliche Bote". Der Umstand, dass keine Exemplare der Zeitschrift nachzuweisen sind, lässt auf eine sehr geringe Verbreitung schließen. Keine dauerhafte Bedeutung erlangten auch die „Monatsschrift für Zahnpflege" (sie erschien lediglich 1879) und das „Centralblatt für Zahnheilkunde", das von 1883 bis 1884 monatlich vertrieben wurde. Ähnliches gilt für den um 1885 erstmals herausgegebenen „Central-Anzeiger für Zahnheilkunde", der lediglich bis 1894 existierte.

1886 wurde zudem das „Journal für Zahnheilkunde" gegründet. Jene Zeitschrift trat als „Organ der Deutschen Vereinigung in Amerika graduierter Doktoren der Zahnheilkunde" auf. Das Blatt diente vor allem den Interessen derjenigen Zahnbehandler, die ihre Doktortitel im Ausland erlangt (bzw. teils käuflich erworben) hatten. Es war primär gegen die Angriffe des Central-Vereins gerichtet, der sich in dieser Zeit entschieden gegen den Erwerb und das Führen ausländischer Doktordiplome wandte. Zahllose Polemiken verliehen dem „Journal für Zahnheilkunde" letztlich den Charakter eines „Kampfblattes". 1913 stellte das Organ sein Erscheinen ein.

Seit 1887 erschien das „Zahnärztliche Wochenblatt" – redigiert vom Hamburger Zahnarzt Ph. Andreae (gest. 1896). Das Blatt hielt sich bis 1907 und machte durch seine Polemiken gegenüber allen nicht bzw. nicht im Deutschen Reich approbierten Zahnbehandlern von sich reden. Daher kann es nicht verwundern, dass sich gerade das Wochenblatt und das „Journal für Zahnheilkunde" heftig befehdeten. Zahllose Angriffe gegen die Zahnkünstler bestimmten letztlich auch das – eher geringe – Niveau.

Geo Poulsons „Vierteljährlicher Bericht über Neuheiten und praktische Erfindungen auf dem Gebiet der Zahnheilkunde und Zahntechnik" wurde 1886 erstmals herausgegeben. Poulson war Namensgeber einer 1867 in Hannover gegründeten Dentalfabrik. Das zahntechnisch orientierte Blatt wurde bereits 1914 wieder aufgegeben.

1896 wurde mit den „Odontologischen Blättern" eine weitere Gratis-Zeitschrift gegründet. Dem Untertitel zufolge verstand sich das Journal als „Umschau über den Fortschritt in der Zahnheilkunde". Berufspolitische Themen kamen hier lediglich am Rande zur Darstellung. Das Inseratenblatt wandte sich bis 1908 an Zahnbehandler in „Central-, Nord- und Ost-Europa".

Der Vereinsbund und das erste „Standesorgan"

Nachdem 1891 mit dem „Vereinsbund Deutscher Zahnärzte" eine Organisation gegründet worden war, die sich ganz berufspolitischen Fragen widmen wollte, wurde das oben erwähnte Beiblatt des Central-Vereins 1894 kurzerhand zum „Organ des Vereinsbundes" erklärt[10]. Es erschien nun getrennt von der Monatsschrift. Doch noch im gleichen Jahr wurde sein Erscheinen eingestellt, da sich der VbDZ nun doch zur Herausgabe einer *eigenen* Zeitschrift entschloss: Das „Zahnärztliche Vereinsblatt" sollte eine neue Ära einleiten[21].

Die Tatsache, dass sich einige auflagenstarke Fachblätter gleichermaßen an Zahnärzte und an Nichtapprobierte richteten, war dem Vereinsbund ein Dorn im Auge[10]. Vor diesem Hintergrund sollte sich das Vereinsblatt ausdrücklich der Besprechung von „Standesfragen" widmen. Es erschien zweimal monatlich. Im Untertitel wurde die Zeitschrift explizit als „Organ des Vereinsbundes Deutscher Zahnärzte für dessen Vereinsangelegenheiten, sowie für die zahnärztlichen Standesangelegenheiten und Personalien" charakterisiert. Die wissenschaftlich ausgerichteten Beiträge sollten also nach wie vor dem Organ des CVdZ vorbehalten bleiben; Redakteur der „Monatsschrift" des CVdZ war in jener Zeit Hofzahnarzt Friedrich-Wilhelm Schneider (1844–1899).

1897 machte der VbDZ-Vorsitzende Georg Kirchner seinem Ärger über die bestehende Zeitschriftenlandschaft mit drastischen Worten Luft[26]:

> „Wochenschriften, welche gratis in das Haus der Zahnärzte als auch der Zahntechniker, respektive Barbiere wandern, sind geradezu [...] ein Krebsschaden für den zahnärztlichen Stand".

Doch das mit großen Erwartungen gestartete Vereinsblatt erwies sich schon bald als finanziell untragbar. Zudem brachte es aufgrund des vierzehntäglichen Erscheinungsturnus „wichtige Mitteilungen meistens verspätet“[6]. Auch Streitigkeiten mit der Verlagsleitung trugen dazu bei, dass der Vereinsbund über Änderungen nachdachte. Noch 1897 wandte sich Georg Kirchner mit einem Aufruf an die Leser, in dem es hieß[26]:

> „Die Unterzeichneten sind zunächst davon durchdrungen, daß das Vereinsblatt entschieden weiter bestehen muß als ein ungemein wichtiger Faktor des Vereinsbundes Deutscher Zahnärzte, zumal zu einer Zeit, wo die zahnärztliche Fachpresse sehr darniederliegt, und es dringend erforderlich ist, ein Organ zu erhalten, was ausschließlich für Zahnärzte bestimmt ist. Ein solches Organ kann aber nur dann existenzfähig sein, wenn es alle acht Tage erscheint und nicht nur Standesangelegenheiten behandelt, sondern auch wissenschaftliche Arbeiten bringt.“

Vom Vereinsblatt zur Wochenschrift

Daher sollte das „Zahnärztliche Vereinsblatt“ in ein Wochenblatt mit dem neuen Titel „Deutsche zahnärztliche Wochenschrift“ (DZW) umgewandelt werden[10]. Mit der Neugründung wurde zugleich ein Garantiefond errichtet: Freiwillige Zuwendungen von Zahnärzten sollten nun helfen, dem neuen Organ eine finanzielle Basis zu sichern. Und tatsächlich: Als die „Deutsche zahnärztliche Wochenschrift“ im April 1898 erstmals erschien, verfügte sie immerhin schon über 200 zahnärztliche Abonnenten. Da letztlich alle Mitglieder des Vereinsbundes verpflichtet wurden, das Blatt zu abonnieren, erreichte die Wochenschrift bald schlagartig zwei Drittel aller Zahnärzte.

Wie das „Zahnärztliche Vereinsblatt“ legte auch die Wochenschrift ihren Schwerpunkt auf Fragen der Berufspolitik. Schon in der ersten Ausgabe hieß es, die Wochenschrift wolle „das geistige Band aller deutschen Zahnärzte im engeren und aller Zahnärzte deutscher Zunge im weiteren Sinne bilden“[6]. Der hohe Stellenwert des Journals ergab sich auch aus dem Beschluss des VbDZ, wonach Mitteilungen über Standesfragen stets zuerst in der Wochenschrift zu publizieren seien. Andere Fachblätter sollten lediglich eine Nachdruckerlaubnis erhalten, und Nichtapprobierten sollte der Zugang gänzlich versperrt bleiben. Daher war das Blatt nicht frei zugänglich, sondern zunächst nur über den Vereinsbund zu beziehen.

Finanzielle Probleme veranlassten die Delegierten des Vereinsbundes jedoch 1901, auf freien Postbezug umzuschwenken. Man gestand die Notwendigkeit ein,

„mit der chinesischen Mauer zu brechen. Es ist lächerlich, wenn jemand glaubt, man könne Jemandem das Blatt vorent.halten. Wir können das Abonnement nur heben, wenn wir durch Post und Buchhandel die Wochenschrift erscheinen lassen"[7].

Passagere Konkurrenz: Die „Berliner zahnärztliche Halbmonatsschrift"

Die wissenschaftliche und schriftstellerische Mitarbeit der deutschen Zahnärzte entwickelte sich zunehmend positiv, sodass die Redaktion bald weniger als in der Anfangsphase auf eigene Beiträge angewiesen war[10]. Umstritten war dagegen der Einfluss des Vereinsbundes auf den Inhalt der Wochenschrift. (Vermeintlich) zweifelhafte Artikel musste die Redaktion zunächst dem Vorstand des VbDZ vorlegen.

Angesichts derartiger Zensurbestrebungen sahen sich drei Berliner Vereine vorübergehend zum Austritt aus dem Vereinsbund veranlasst. Tatsächlich wurde noch im selben Jahr der „Berliner Verband Zahnärztlicher Vereine" ins Leben gerufen, der ab 1907 die „Berliner zahnärztliche Halbmonatsschrift" herausbrachte. Eine direkte Auseinandersetzung mit der Wochenschrift wollte man jedoch vermeiden. Ab Januar 1910 erschien das Berliner Blatt unter dem Titel „Zeitschrift für Zahnheilkunde". Hintergrund waren die Auflösung des Berliner Verbandes (Ende 1909) und der Wiedereintritt jener Verbände in den Vereinsbund. Den Erfolg der Wochenschrift konnte die Berliner Konkurrenz nicht erreichen; dementsprechend stellte die Berliner Kollegenschaft ihre Zeitschrift 1919 wieder ein.

Der Erste Weltkrieg und seine Folgen

Die Aufwärtsentwicklung der „Deutschen zahnärztlichen Wochenschrift" wurde 1914 mit dem Ausbruch des Ersten Weltkriegs gestoppt[10]. Der Verlust einiger redaktioneller Mitglieder, der Rückgang der Abonnenten- und Inserentenzahlen, Zensur und Papiermangel waren ursächlich für den zeitweiligen Niveauverlust des Blattes.

1919 war die Krise überwunden. Die Wochenschrift wurde zum „Offiziellen Organ der Zahnärztekammern in Baden und Preussen" bestimmt. Zur selben Zeit charakterisierte der Redakteur, Julius Parreidt (1849–1933), die Zeitschrift als

> „Sprachrohr für alle, die zur Besserung der sozialen Lage des Standes beitragen wollten. Die D.Z.W. hat sich jederzeit voll in den Dienst des Standes gestellt und so erreicht, dass sie sich immer mehr entwickeln konnte, was Inhalt, Umfang und Abnehmerzahl betrifft [...] Möge die zukünftige Entwicklung unseres so schwer geschä-

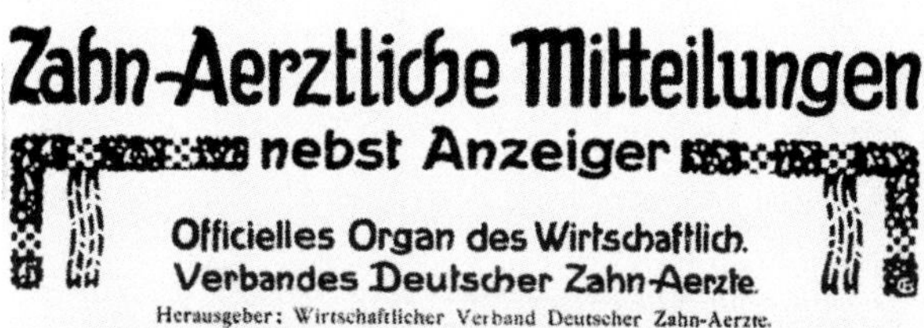

Zahn-Aerztliche Mitteilungen nebst Anzeiger

Officielles Organ des Wirtschaftlich. Verbandes Deutscher Zahn-Aerzte.

Herausgeber: Wirtschaftlicher Verband Deutscher Zahn-Aerzte.
Redaktion: I. V. Zahn-Arzt Rudolf Löhr, München 23, Feilitzschstrasse 1.
Expedition und Verlag: Max Steinebach, München, Baaderstr. 1, Tel. 2355.

Erscheint zwölfmal im Jahr. – Alle Postanstalten Deutschlands nehmen Bestellungen an. – Preis jährlich 2.40 Mark. – Inserate: Die viergespaltene Nonpareillezeile 25 Pfennig.

I. Jahrgang MÜNCHEN, den 2. Juli 1910. Nummer 1

Aufruf zum Beitritt.

Kollegen! In einem halben Tausend Mitglieder ist unser Wirtschaftlicher Verband deutscher Zahnärzte ins Leben getreten; der beste Beweis, dass Zweck und Ziel unseres Verbandes von der Kollegenschaft gebilligt und anerkannt wird. Von neuem ergeht nunmehr die Bitte an alle anderen Kollegen, ebenfalls unserem Verbande beizutreten, damit ihm in unserem wirtschaftlichen Kampfe immer grössere Erfolge ermöglicht werden, die in finanzieller Unterstützung und einmütigem Zusammenschluss gegen andere Gegner die feste Basis finden. Wer auf die Regierung allein vertraut, hat auf Sand gebaut. Das zeigt der Entwurf zur Krankenversicherungsordnung. Muss es deshalb nicht Pflicht bis zum letzten Standesgenossen sein, durch ungesäumten Beitritt die Organisation des Standes zu unterstützen, die nach jeder Richtung hin mit allen zu Gebote stehenden Kräften ohne kleinliche Rücksichtnahme die wirtschaftlichen Interessen des gesammten Zahnärztestandes wie des Einzelnen vertritt?

Kollegen! Wir hoffen selbst bei denen, die bis jetzt gezaudert, auf Einverständnis, Würdigung und Mithilfe bei unserem schweren Werke. Organisation auf dem Prinzip der Selbsthilfe kann auch unser Stand nicht mehr entbehren.

Abb. 11-2 Erste Ausgabe der Zahn-Aerztlichen Mitteilungen, 1910.

digten Vaterlandes den Zahnärzten weiteren Fortschritt und eine würdige Stellung in der Gesellschaft ermöglichen. Soweit es in den Kräften der D.Z.W. steht, wird sie es an ihrer Mitarbeit beim Neuaufbau des Standes nicht fehlen lassen[8]."

Die „Zahnärztlichen Mitteilungen"

Seit 1910 gab der „Wirtschaftliche Verband deutscher Zahnärzte" mit den „Zahnärztlichen Mitteilungen" (ZM) ein eigenes Presseorgan heraus (Abb. 11-2)[10]. Der WVdZ war gegründet worden mit dem Ziel, die wirtschaftlichen Belange der Zahnärzte – insbesondere in der Frage der Kassenzulassung – zu vertreten (vgl. Kapitel 10). Er ermöglichte im Unterschied zum Vereinsbund, der als Zusammenschluss der zahnärztlichen Vereine auftrat, *persönliche* Mitgliedschaften. Bereits ab Juli 1912 erschienen die „Zahnärztlichen Mitteilungen" zweimal im Monat. Die

ZM wurden rasch zum auflagenstärksten zahnärztlichen Fachjournal – sie verfügten 1913 bereits über 2500 Leser – und zu einem wichtigen berufspolitischen Sprachrohr, gerade für den umkämpften Bereich der zahnärztlichen Kassenbehandlung (vgl. auch Kapitel 9)[23].

Vereinsunabhängige zahnärztliche Zeitschriften nach 1900

Neben den drei sehr einflussreichen Vereinsorganen des CVdZ, des VbDZ und des WVdZ existierte zu Beginn des 20. Jahrhunderts eine zunehmende Zahl noch ungenannter vereinsunabhängiger Zeitschriften, die aber in ihrer Bedeutung hinter den drei Vereinsjournalen zurückblieben[10]:

So erschien 1900 bis 1914 mit dem „Archiv für Zahnheilkunde" eine Zeitschrift, die von den in Amerika graduierten Doktoren der Zahnheilkunde lanciert wurde. Sie gehörte damit per se zu jenen Organen, die von der DZW kontinuierlich „bekämpft" wurden.

Nahezu bedeutungslos blieb die 1901 in Leipzig gegründete Monatsschrift „Zahnheilkunde", gedacht als „Zentralblatt und Nachschlagewerk in Monatsheften für die gesamte Literatur". Das Organ existierte nur bis 1902.

Größeren Einfluss erlangte die „Deutsche Zahnärztliche Zeitung" (DZZ). Sie wurde 1901 gegründet und erschien bis 1925. Als Anzeigenblatt zeichnete sie sich durch einen ausnehmend niedrigen Bezugspreis aus. Die ersten drei Nummern wurden kostenlos an 6300 Empfänger gesandt. 1902 verfügte sie über die beachtliche Auflage von 8000 Exemplaren. Sie richtete sich nicht nur an Zahnärzte, sondern an alle Zahnbehandler. Im Untertitel wurde betont, die „Deutsche Zahnärztliche Zeitung" werde „Unter Mitwirkung hervorragender Fachleute des In- und Auslandes redigirt". Obgleich die Zeitschrift keine rein zahnärztlichen Interessen vertrat, kam ihr aufgrund der Auflagenhöhe eine gewisse Bedeutung zu. Vom Vereinsbund wurde dieses Organ dementsprechend als „Gratispresse" heftig angegriffen. Auch der Presseausschuss des Wirtschaftlichen Verbandes betrachtete sie kritisch.

1902 veröffentlichte die Firma S. S. White in Berlin ein Dental-Magazin mit dem Titel „Neuheiten und Verbesserungen auf zahnärztlichem und zahntechnischem Gebiet". Ab 1909 erschien das Organ dann unter dem Namen „Journal für Zahnheilkunde und Zahntechnik" und vertrat die Interessen der Dentalindustrie; „Standesfragen" wurden dementsprechend nicht erörtert.

1907 wurde in Liegnitz die erste Ausgabe des „Zahnärztlichen Zentralblatts" gedruckt. Das Blatt, das vollmundig als „Organ zur Wahrung berechtigter Standesinteressen der Deutschen Zahnärzte" auftrat, existierte jedoch lediglich bis 1909.

1909 erschienen in Pössneck erstmals die „Odontologischen Nachrichten". Die „Zeitschrift für Zahnheilkunde und Zahntechnik", so der Untertitel, hielt sich auch nur bis 1914. Der VbDZ griff auch dieses Blatt in der kurzen Zeit seines Bestehens als „Anzeigenpresse" heftig an; ebenfalls 1909 wurde in Berlin erstmals der „Zahnärztliche Kalender für das Deutsche Reich" veröffentlicht - auch er wurde 1915 bereits wieder eingestellt.

1910 trat in München mit den „Ergebnissen der gesamten Zahnheilkunde" noch ein Fachblatt an die Öffentlichkeit. Es existierte immerhin bis 1924 und berücksichtigte in der Hauptsache wissenschaftliche Beiträge, ohne jedoch als ernsthafte Konkurrenz für die „Deutsche Monatsschrift für Zahnheilkunde" gelten zu können. Im selben Jahr wurde das „Internationale Archiv für öffentliche Mundhygiene" ins Leben gerufen, das jedoch nach vier Jahren sein Erscheinen einstellen musste.

Vor Beginn des Ersten Weltkriegs kam noch eine weitere, in ihrer Zielsetzung neuartige Zeitschrift auf den Markt: „Die Gesundheit der Zähne: Mundhöhle, Verdauungsorgane". Vierzehntäglich erscheinend, wollte sie sich sozialmedizinischen Themen widmen und die Bevölkerung auf die grundsätzliche Bedeutung der Zahngesundheit aufmerksam machen. Doch das Organ existierte wie viele der vorgenannten Blätter nur wenige Jahre - nämlich von 1911 bis 1914.

Fachspezifische Ausdifferenzierungen

Die zunehmende Ausdifferenzierung der Zahnheilkunde in verschiedene Teildisziplinen (vgl. Kapitel 12) spiegelte sich zunehmend auch in der Zeitschriftenliteratur wider[10]:

So war 1907 die erste Fachzeitschrift für Kieferorthopädie unter dem Titel „Zeitschrift für zahnärztliche Orthopädie" auf den Markt gebracht worden. Sie hielt sich bis 1937. Erklärtes Ziel der Schriftleitung war die Besprechung orthodontischer Probleme. Seit Januar 1913 firmierte das Blatt unter dem Namen „Zahnärztliche Orthopädie und Prothese".

1910 erschien im Berliner Verlag Meusser mit der „Schulzahnpflege" erstmals eine Fachzeitschrift mit dem Fokus Kinder- und Jugendzahnheilkunde. Sie trat als Zeitschrift des „Deutschen Zentralkomitees für Zahnpflege in den Schulen" in Erscheinung. Herausgeber waren u. a. die Zahnärzte Konrad Cohn (1866–1938) und Wilhelm Dieck (1867–1935). Bis Juli 1914 erschien sie in unregelmäßigen Abständen. Im Ersten Weltkrieg stellte sie zeitweilig ihr Erscheinen ein. Ab 1923 lag sie monatlich den „Zahnärztlichen Mitteilungen" bei.

1911 kam die „Zeitschrift für Mund- und Kieferchirurgie einschließlich Zahnchirurgie und Grenzgebieten" auf den Markt[10]. Das in Wiesbaden erscheinende Blatt wurde jedoch bereits 1921 von der „Deutschen Vierteljahrsschrift für Zahnchirurgie" abgelöst. Die kieferchirurgisch orientierte Zeitschrift enthielt ebenso wie die erwähnte „Zeitschrift für zahnärztliche Orthopädie" und das 1925 gegründete Blatt „Die Prothese" vornehmlich fachspezifische Beiträge.

Konsolidierung der zahnärztlichen Fachpresse

Der Zahnarzt Max Müller hielt 1911 im Rahmen einer Sitzung des „Zahnärztlichen Vereins für Niedersachsen" einen Vortrag „Über die Klassifikation zahnärztlicher Literatur und die Wichtigkeit der Fachzeitschriften". Er betonte hierbei den engen Zusammenhang zwischen der Bedeutung eines Faches und dem Stellenwert seiner Publizistik[20]. Aus heutiger Sicht ist Müllers Beitrag als ausgesprochen weitsichtig zu bezeichnen:

Die Entwicklung der zahnärztlichen Fachpresse – angefangen von der 1849 in Einzelinitiative gegründeten Zeitschrift „Der Zahnarzt" über die Etablierung von Vereinszeitschriften bis hin zur Herausgabe von auf Teildisziplinen spezialisierten Fachorganen – spiegelt in der Tat den Professionalisierungsprozess der deutschen Zahnärzteschaft wider. Zudem zeigen sich in den Schwerpunkten der Fachpresse vielfach auch die zeitgenössischen Probleme des Berufsstandes – insbesondere der Dualismus der zahnbehandelnden Gruppen, die „Kassenfrage" und das Streben um Akademisierung.

Die *fundiertere* wissenschaftliche Information erfolgte hierbei zweifellos in den Organen der zahnärztlichen Verbände, wobei die Monatsschrift des Central-Vereins seit 1883 als „Marktführer" im Bereich der wissenschaftlichen Fachzeitschriften gelten konnte. Allerdings nahmen berufspolitische bzw. wirtschaftliche Themen einen immer breiteren Raum ein. Hierfür standen wiederum mit der „Deutschen zahnärztlichen Wochenschrift" (ab 1898) bzw. den „Zahnärztlichen Mitteilungen" (ab 1910) zunehmend effektive Journale zur Verfügung.

Zudem hatte der „Wirtschaftliche Verband Deutscher Zahnärzte" noch vor dem Ersten Weltkrieg eine harsche politische Maßnahme ergriffen: Er hatte einen „Presseausschuss" gegründet, der bezeichnenderweise folgenden Antrag stellte: „Es soll den Mitgliedern der Bundesvereine jede Benutzung der Gratis-Presse verboten werden, das heißt 1. dieselbe darf nicht gehalten werden, 2. es darf in ihr nicht annonziert werden, 3. es darf keine Geistesarbeit in ihr veröffentlicht werden, und 4. es dürfen die in ihr annonzierenden Firmen keine Berücksichtigung finden"[25].

Die Kehrseite derartiger berufspolitischer Steuerungsversuche beschrieb 1919 der Remscheider Zahnarzt Victor von Donat[1]:

> „[...] es gibt wohl kaum noch eine Fachpresse eines akademischen Standes, in der es eine solche Menge persönlicher Streitigkeiten und Gereiztheiten gibt, wie in der unsrigen [...] Wenn ich also eine Ansicht aussprechen dürfte, so würde ich mehr vornehme Sachlichkeit geschmackvoller finden [...] Wie gesagt, dies alles ist Takt- und Geschmacksfrage und sollte mehr als bisher in innigem Verhältnis zum Papierkorb der Redaktion stehen."

Unbeschadet dieser „Gereiztheiten“ ist festzustellen, dass das zahnärztliche Zeitschriftenwesen spätestens am Vorabend des Ersten Weltkriegs weitgehend etabliert war: Die drei führenden zahnärztlichen Organisationen – der Central-Verein, der Vereinsbund und der Wirtschaftliche Verband – besaßen mit der Monatsschrift, der Wochenschrift und den „Zahnärztlichen Mitteilungen“ bestens eingeführte Presseorgane.

Die „Zahnärztlichen Mitteilungen“ im „Dritten Reich“

Von den drei vorgenannten Periodika haben allein die „Zahnärztlichen Mitteilungen“ bis heute Bestand. Allerdings durchlebte gerade diese Zeitschrift eine wechselvolle Geschichte: Sie fungierte im „Dritten Reich“ als Organ der „Deutschen Zahnärzteschaft“ und wurde sehr rasch zu einem Propagandainstrument der NS-Gesundheitspolitik. Offen antisemitische und „rassenhygienische“ Beiträge von nationalistisch eingestellten Zahnärzten finden sich in jenen Jahren in den ZM ebenso wie krude Vorstellungen einer „Neuen Deutschen Zahnheilkunde“ (NDZH) (vgl. Kapitel 13)[14,18,22,23].

Die Fachpresse in der Bundesrepublik

Nach dem Ende des Zweiten Weltkrieges wurde die zahnärztliche Presselandschaft in beiden Teilen Deutschlands neu geordnet[9]. Die ZM erlebten hierbei eine Renaissance: Das erste Nachkriegsheft erschien am 1. November 1948 auf westdeutschem Boden – allerdings fungierte die Zeitschrift nun als Organ des „Verbandes der deutschen Zahnärztlichen Berufsvertretungen“ (VDZB). Der nationalsozialistische Duktus, der die Zeitschrift seit 1933 stark geprägt hatte, gehörte fortan der Vergangenheit an. Breiten Raum nahmen in den ersten Jahrgängen der „neuen“ ZM die Bemühungen um einen zahnärztlichen Einheitsstand ein (vgl. Kapitel 4): Tatsächlich konnte in der Bundesrepublik am 31. März 1952 das Zahnheilkundegesetz erlassen werden. Die noch praktizierenden Dentisten wurden nun weitgehend in die Zahnärzteschaft integriert, der jahrzehntelange Dualismus war damit Geschichte. Auch für die ZM hatten diese Veränderungen weitreichende Folgen: Am 14. April 1953 wurde in Rothenburg ob der Tauber der „Bundesverband der Deutschen Zahnärzte“ (BDZ) ins Leben gerufen; er war aus der Verschmelzung des erwähnten VDZB mit dem „Verband Deutscher Dentisten“ (VDD) hervorgegangen. Der BDZ umfasste nun schlagartig ca. 30 000 Berufsangehörige, und die ZM konnten somit ihren Leserkreis gleichsam über Nacht verdoppeln. Von nun an verfügte die organisierte Zahnärzteschaft auch über eine Pressestelle, die beim BDZ angesiedelt war[9].

Die ZM haben sich trotz der wechselvollen Geschichte bis heute als Zeitschrift behauptet[9,21]. Sie erscheinen allerdings heute als gemeinsames Organ der (aus

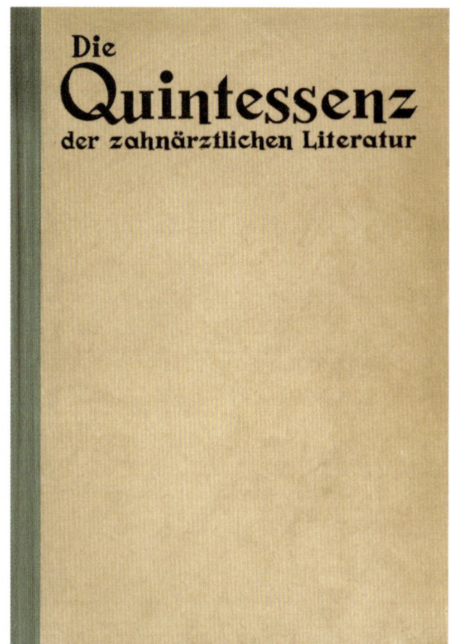

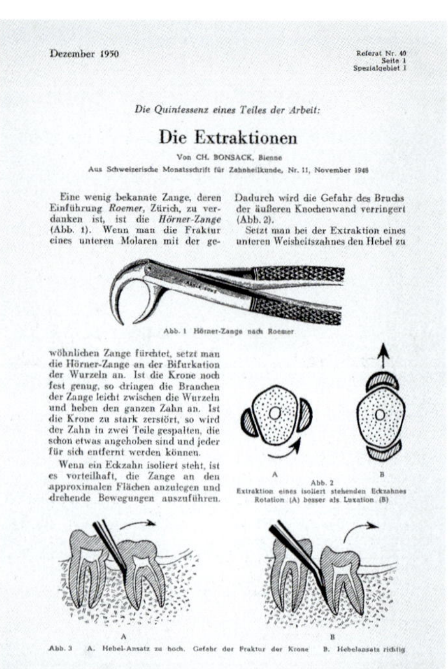

Dezember 1950

Referat Nr. 40
Seite 1
Spezialgebiet 1

Die Quintessenz eines Teiles der Arbeit:

Die Extraktionen

Von CH. BONSACK, Bienne

Aus Schweizerische Monatsschrift für Zahnheilkunde, Nr. 11, November 1948

Eine wenig bekannte Zange, deren Einführung *Roemer*, Zürich, zu verdanken ist, ist die *Hörner-Zange* (Abb. 1). Wenn man die Fraktur eines unteren Molaren mit der gewöhnlichen Zange fürchtet, setzt man die Hörner-Zange an der Bifurkation der Wurzeln an. Ist die Krone noch fest genug, so dringen die Branchen der Zange leicht zwischen die Wurzeln und heben den ganzen Zahn an. Ist die Krone zu stark zerstört, so wird der Zahn in zwei Teile gespalten, die schon etwas angehoben sind und jeder für sich entfernt werden können.

Abb. 1 Hörner-Zange nach Roemer

Wenn ein Eckzahn isoliert steht, ist es vorteilhaft, die Zange an den approximalen Flächen anzulegen und drehende Bewegungen auszuführen. Dadurch wird die Gefahr des Bruchs der äußeren Knochenwand verringert (Abb. 2).

A B
Abb. 2
Extraktion eines isoliert stehenden Eckzahnes
Rotation (A) besser als Luxation (B)

Setzt man bei der Extraktion eines unteren Weisheitszahnes den Hebel zu

A B
Abb. 3 A. Hebel-Ansatz zu hoch. Gefahr der Fraktur der Krone B. Hebelansatz richtig

Abb. 11-3 und 11-4 Titelblatt und Beitrag des ersten Jahrgangs der Quintessenz der zahnärztlichen Literatur, 1950.

dem BDZ hervorgegangenen) Bundeszahnärztekammer (BZÄK) und der „Kassenzahnärztlichen Bundesvereinigung" (KZBV) (vgl. Kapitel 14).

Auch der „Central-Verein deutscher Zahnärzte" und sein Publikationsorgan unterlagen im Verlauf des 20. Jahrhunderts wesentlichen Veränderungen: Der CVdZ selbst wurde bald nach der Machtergreifung Adolf Hitlers (1889–1945) zur „Deutschen Gesellschaft für Zahn-, Mund- und Kieferheilkunde" umgestaltet (DGZMK). Letztere wurde am Ende des Zweiten Weltkriegs aufgelöst, konnte jedoch 1949 – wiederum als DGZMK – erfolgreich rekonstituiert werden. Zum neuen Vereinsorgan wurde mit Wirkung vom 1. Januar 1950 die bereits 1946 in den westlichen Besatzungszonen gegründete „Deutsche zahnärztliche Zeitschrift" (DZZ) gemacht. Sie ist bis heute das zentrale (wenngleich nicht mehr das einzige) Publikationsorgan der DGZMK[13].

1950 wurde zudem die erste Ausgabe der Zeitschrift „Die Quintessenz der zahnärztlichen Literatur" herausgebracht; sie existiert noch heute – nunmehr als „Die Quintessenz" – und stellte damals das erste Fachjournal des 1949 gegründeten gleichnamigen Verlags[17] dar (Abb. 11-3 und 11-4).

Seit 1958 erschien zudem in der Bundesrepublik die „Monatsschrift Deutscher Zahnärzte" als Organ des „Freien Verbands Deutscher Zahnärzte" (FVDZ); sie wurde ab 1971 unter dem Titel „Der Freie Zahnarzt" fortgesetzt und hat als solche ebenfalls bis heute Bestand.

Die Fachpresse in der DDR

Während in Westdeutschland bereits 1949 die erneute Gründung der DGZMK als nationale wissenschaftliche Dachorganisation erfolgte, entstanden in der DDR zunächst nur regionale Gesellschaften[16]. Erst 1964 erfolgte in Leipzig die Konstituierung der „Deutschen Gesellschaft für Stomatologie" (DGfS), die 1973 in „Gesellschaft für Stomatologie der DDR" (GfSt) umbenannt wurde. Die bereits 1951 in der DDR gegründete Fachzeitschrift „Deutsche Stomatologie" wurde alsbald zum Organ der neuen Gesellschaft und prägte – von 1974 bis 1990 allerdings unter dem veränderten Titel „Stomatologie der DDR" – das Bild der zahnärztlichen Fachpresse in Ostdeutschland. Mit Heft neun des Jahrgangs 1990 erhielt das Blatt wieder seinen Ursprungsnamen „Deutsche Stomatologie", wurde jedoch 1991 eingestellt (vgl. Kapitel 14)[16].

Auch die ursprünglich 1934 als Organ der DGZMK gegründete „Deutsche Zahn-, Mund- und Kieferheilkunde" (seit 1974: „Zahn-, Mund- und Kieferheilkunde mit Zentralblatt") hatte in der späteren DDR über viele Jahre Bestand. Sie verschwand ebenfalls nach der deutschen Wiedervereinigung (1992) aus dem Zeitschriftenangebot. Gleiches galt beispielsweise für die Zeitschrift „Zahntechnik: Zeitschrift für Theorie und Praxis der wissenschaftlichen Zahntechnik" – sie stellte bereits 1990 ihr Erscheinen ein (vgl. Kapitel 14)[16].

Die heutige Situation

Aktuell umfasst der Dentalmarkt in Gesamtdeutschland über 60 Zeitschriften[24] – darunter finden sich Standesorgane, Zeitschriften von wissenschaftlichen Fachgesellschaften, aber auch vereinsunabhängige Journale, die in diesem Rahmen nicht angesprochen werden können. Hinzu kommt eine zweistellige Zahl von Mitteilungsblättern der Landeszahnärztekammern.

Gegenwärtig erreichen die ZM unter allen Journalen mit einer Auflage von ca. 90000 die meisten Leser. Die große Reichweite erklärt sich aus der Tatsache, dass jeder in Deutschland tätige oder ansässige Zahnarzt, der Mitglied seiner Landeszahnärztekammer ist, die Zeitschrift im Rahmen seiner Mitgliedschaft erhält. „Der Freie Zahnarzt" besitzt mit ca. 51500 Exemplaren die zweithöchste Auflage unter den zahnärztlichen Journalen. Demgegenüber verfügt die DZZ als Organ der größten wissenschaftlichen Fachgesellschaft derzeit über ca. 19000 Leser[24].

Nie war die deutschsprachige zahnärztliche Publizistik so vielfältig und ausdifferenziert wie in der Gegenwart. Allerdings erscheint das Gros der *wissenschaftlichen* Original- und Übersichtsarbeiten – wie in allen Bereichen der Medizin – mittlerweile in englischsprachigen Fachzeitschriften (vgl. Kapitel 16).

Literatur

1. Donat V von. Unsere Fachpresse. Zahnärztl Rdsch 1919;28:378f.
2. Dt Vjschr Zahnheilk 1862;2:30.
3. Dt Vjschr Zahnheilk 1873;13:108f.
4. Dt Vjschr Zahnheilk 1874;14:309.
5. Dt Vjschr Zahnheilk 1875;15:254f.
6. Dt Zahnärztl Wschr 1898;1:24, 332.
7. Dt Zahnärztl Wschr 1901;4:91.
8. Dt Zahnärztl Wschr 1919;22:2.
9. Friel H. ZM – 100 Jahre. Für die Sache – für die Leser. Zahnärztl Mitt 2010;13:34–44.
10. Groß D. Die schwierige Professionalisierung der deutschen Zahnärzteschaft (1867–1919) (= Europäische Hochschulschriften, Reihe 3, 609). Diss. phil. Saarbrücken 1993. Frankfurt a. M.: Lang, 1994:137–162.
11. Groß D. Wegbereiter der Zahnheilkunde. Carl Wilhelm Ludwig Schmedicke – Gründer der ersten zahnärztlichen Zeitschrift. Zahnärztl Mitt 2017;107(12):82–83.
12. Groß D. Wegbereiter der Zahnheilkunde. Moriz Heider – österreichischer Allrounder. Zahnärztl Mitt 2017;107(22):102–104.
13. Groß D, Schäfer G. Geschichte der DGZMK (1859–2009). Berlin: Quintessenz, 2009.
14. Häussermann E, Benz C, Hundsdorfer E. Deutsche Zahnärzte 1933 bis 1945: Verfolger und Verfolgte. Eine Dokumentation von ZM-Veröffentlichungen 1996 und 1997. Köln: Dt. Ärzte-Verl., 1998.
15. Hosch W. Die zeitgenössische Zahnheilkunde im Spiegel der „Zahnärztlichen Rundschau“ 1904–1919. Diss. med. Düsseldorf 1990.
16. Künzel W. Die Geschichte der zahnärztlichen Gesellschaften Ostdeutschlands 1945–1990. Berlin: Quintessenz, 2010.
17. Lehmkühler S. Die Quintessenz in der zahnärztlichen Welt. Geschichte eines Familienunternehmens. Berlin: Quintessenz, 2005.
18. Maibach-Nagel E. Die ZM von 1910 bis 1945. Zahnärztl Mitt 2010;13:38f.
19. Mittheilungen des Central-Vereines deutscher Zahnärzte 1860;1(4):104.
20. Müller M. Über die Klassifikation zahnärztlicher Literatur und die Wichtigkeit der Fachzeitschriften. Dt Zahnärztl Wschr 1911;14:463–467.
21. Nordheim G. Die deutschen zahnärztlichen Zeitschriften bis zum Ausgang des 19. Jahrhunderts. München: Barth, 1957.
22. Priehn-Küpper S. ZM-Geschichte: 90 Jahre alt, aber topfit. Zahnärztl Mitt 2000;24:58.
23. Priehn-Küpper S, Schmalz G. Zahnärztliche Entwicklung im Spiegel der Zeit. Zahnärztl Mitt 2010;13:46–57.
24. Statistika: Auflagen der wichtigsten Dentalzeitschriften in Deutschland im Jahr 2014, 2018, https://de.statista.com/statistik/daten/studie/457883/umfrage/auflagen-der-wichtigsten-dentalzeitschriften-in-deutschland/ [30.09.2018].
25. Zahnärztl Rdsch 1913;22:154f.
26. Zahnärztl Vereinsbl 1897;3:130, 158.

12 Zahnmedizin hoch vier: Die Ausdifferenzierung der Zahnheilkunde in Spezialdisziplinen

Die moderne Zahnheilkunde ist ganz wesentlich geprägt durch die Existenz mehrerer Spezialdisziplinen, die in Deutschland im Verlaufe des 20. Jahrhunderts an nahezu jeder medizinischen Fakultät mit Lehrstühlen ausgestattet worden sind. Derartige Ordinariate existieren in der Regel zumindest für die Zahnerhaltung (auch: Konservierende Zahnheilkunde), die Zahnärztliche Prothetik (die vielerorts auch Werkstoffkunde bzw. Biomaterialien umfasst), die Kieferorthopädie und die Mund-Kiefer-Gesichtschirurgie. Letztere ragt allerdings insofern in die Medizin hinein, als ihre Ausübung abgeschlossene Ausbildungen und Approbationen in Zahnmedizin und in Medizin sowie eine ärztliche Facharztausbildung voraussetzt.

Je nach gewähltem Kriterium, universitärem Standort und fachlichem Blickwinkel sind weitere Einzeldisziplinen anzuführen wie etwa die Parodontologie – sie ist an vielen Standorten formal dem Lehrstuhl für Zahnerhaltung zugeordnet, vereinzelt aber auch als eigenständiges Ordinariat etabliert –, Kinderzahnheilkunde bzw. Endodontologie. Ähnliches gilt für die hinsichtlich ihres Tätigkeitsfeldes mit der Mund-Kiefer-Gesichtschirurgie verwandte Oralchirurgie oder die an der Nahtstelle von Chirurgie und Prothetik angesiedelte zahnärztliche Implantologie. Auch das Lebensalter dient bisweilen als Grundlage für eine Differenzierung nach Fächern: Hiernach kann unterschieden werden zwischen einer Kinderzahnheilkunde (Kinderstomatologie), der herkömmlichen (Erwachsenen-) Zahnheilkunde und einer Seniorenzahnmedizin (Alterszahnmedizin, Alterszahnheilkunde). Legt man wiederum das Verzeichnis der derzeit existierenden, mit der DGZMK assoziierten zahnärztlichen Fachgruppierungen zugrunde, können mittlerweile sogar mehr als 30 Bereiche differenziert werden, darunter auch sehr spezifische Schwerpunkte wie die Laserzahnheilkunde oder die computergestützte Zahnheilkunde.

In zeitlicher Hinsicht konzentriert sich der vorliegende historisch orientierte Beitrag im Wesentlichen auf die zentrale disziplinäre Ausdifferenzierung der Fächer im Zeitraum zwischen 1800 und 1950[6,21,30,33]; jüngere und jüngste Entwicklungen können an dieser Stelle schon aus Platzgründen nicht systematisch betrachtet werden (vgl. Kapitel 16).

Das Zeitalter der Spezialisierung

Wie Hans-Heinz Eulner bereits 1970 überzeugend herausarbeiten konnte, gilt das 19. Jahrhundert ganz allgemein als das Zeitalter der Entwicklung der medizinischen Spezialfächer. Freilich setzte sich diese Ausdifferenzierung im 20. und 21. Jahrhundert fort – sie führte und führt in vielen Bereichen zu immer neuen Subdisziplinen[5].

Auch in der Zahnheilkunde nahm der Prozess der Spezialisierung im 19. Jahrhundert Fahrt auf. Bis dahin stellte die Zahnbehandlung in den allermeisten Fällen, wie in früheren Kapiteln erwähnt, lediglich eine *ultima ratio* dar. Mit anderen Worten: Zahnbehandler wurden zumeist nur aufgesucht, wenn massive Zahnprobleme bzw. -schmerzen vorlagen. Die Therapie bestand überwiegend in der Extraktion schadhafter Zähne; sie war also zumeist nicht kurativ-restaurativ, sondern auf Schmerzbeseitigung ausgerichtet (vgl. Kapitel 1).

Die Zahnerhaltung

Bis 1800 beschränkten sich zahnerhaltende Maßnahmen – sofern sie überhaupt ergriffen wurden – auf die Entfernung von Zahnstein, das Glätten von Zahnkanten, das (eher seltene) Auffüllen von Zahndefekten mit Folien aus Blei (lat. plumbum – vergleiche „plombieren"), Gold oder Zinn bzw. das Kautern der Pulpa mit glühenden Instrumenten[6,21,30] (vgl. Kapitel 1). Die Zahnerhaltung bzw. die konservierende Zahnheilkunde konnte dementsprechend erst im Verlauf des 19. Jahrhunderts wesentliche fachliche Grundlagen und Alleinstellungsmerkmale ausbilden.

Heutzutage steht der Begriff „Zahnerhaltung" für therapeutische Maßnahmen, die dem Erhalt der natürlichen Zähne dienen. Dazu zählen die Prävention, die Diagnostik und Therapie von erkrankten bzw. geschädigten Zähnen, namentlich die zahnmedizinische (Primär-)Prophylaxe, die Karies- bzw. Füllungstherapie, zahnerhaltende Maßnahmen mittels Teilkronen sowie die Endodontie. Dieses breite Spektrum spiegelt sich auch wider in der Binnendifferenzierung der „Deutschen Gesellschaft für Zahnerhaltung" (DGZ), die 1987 aus der „Arbeitsgemeinschaft für Zahnerhaltung" hervorgegangen ist, heute jedoch einen Verbund von drei eigenständigen Gruppierungen darstellt: namentlich der „Deutschen Gesellschaft für Präventivzahnmedizin" (DGPZM), der „Deutschen Gesellschaft für Restaurative und Regenerative Zahnerhaltung" (DGR^{2}Z) und der „Deutschen Gesellschaft für Endodontologie und zahnärztliche Traumatologie" (DGET).

Auch die Behandlung von Zahnbetterkrankungen fiel ursprünglich in den Aufgabenbereich der Zahnerhaltung. In fachlich-wissenschaftlicher Sicht wird die Parodontologie heute jedoch als eigenständige zahnärztliche Spezialdisziplin be-

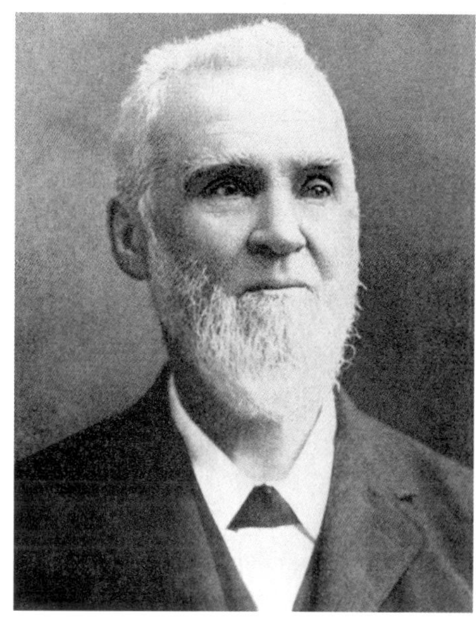

Abb. 12-1 James Beall Morrison.

trachtet; sie wird dementsprechend von einer eigenen Fachgesellschaft vertreten. Letzteres trifft im Übrigen auch für die Kinderzahnheilkunde zu.

Generell gilt: Wenn man auf Entwicklungen in der (Zahn-)Heilkunde blickt, ist es wichtig, zwischen der Zeit der Erstbeschreibung und dem Zeitpunkt der Etablierung einer neuen Methode, eines neuen Materials oder eines neuen Instrumentariums zu differenzieren: Viele Hilfsmittel und Gerätschaften, die heutzutage die konservierende Zahnheilkunde charakterisieren, konnten sich erst zwischen 1800 und 1950 durchsetzen – auch wenn zum Teil erheblich frühere Erstbeschreibungen nachweislich sind[6].

Welche Entwicklungen waren nun für die Zahnerhaltung von besonderer Bedeutung?

1873 brachte der deutsche Zahnarzt Josef Machwürth (1848–1913) die 1871 von James Beall Morrison (1829–1917, Abb. 12-1) in den USA entwickelte Fußtretbohrmaschine nach Europa (Abb. 12-2 und 12-3)[34]. Sie sollte rasch einen Siegeszug antreten und v. a. der restaurativen Zahnheilkunde zu einem wesentlichen Boom verhelfen. Deutsche Unternehmen wie Rauhe (gegründet 1872) und Meisinger (1880) wurden bald wichtige Akteure in diesem Markt (Abb. 12-4). Es folgte das Doriotgestänge, das 1893 vom Pariser Zahnarzt Constant Doriot entwickelt worden war und seinerseits nach 1957 durch andere technische Antriebsarten (zahnärztlicher Mikromotor, zahnärztliche Luftturbine) abgelöst wurde.

Ebenso wegweisend wie bohrtechnische Innovationen waren einzelne wissenschaftliche Erkenntnisse, die sich am Ende des 19. Jahrhunderts durchsetzten

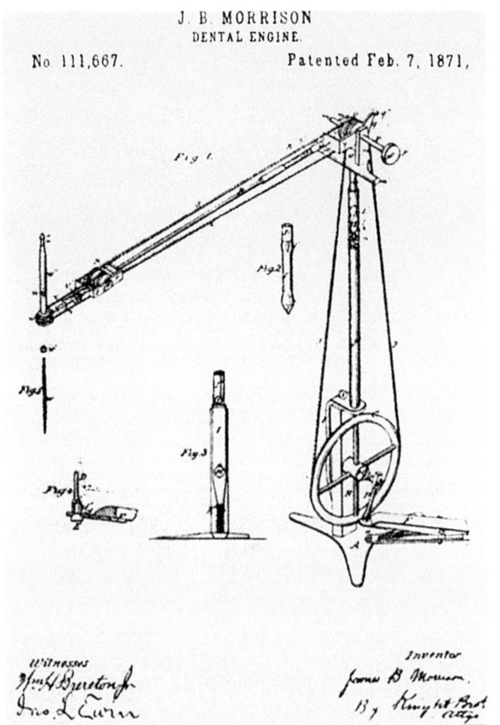

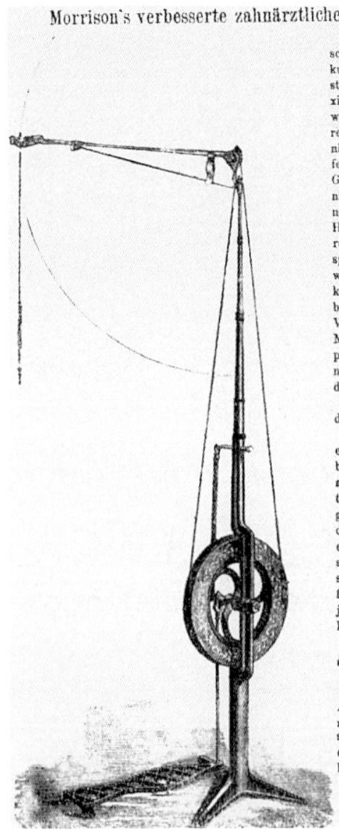

Morrison's verbesserte zahnärztliche Bohrmaschine.

Diese elegante Maschine hat sich in der kurzen Zeit ihrer Existenz schnell in die Praxis eingeführt. Sie erweist sich zum Excaviren, Ausreiben und Reinigen der Cavitäten; ferner zum Finiren der Goldplomben, zum Reinigen der Zähne als sehr nützlich, und da mit Hülfe derselben der Operateur sehr viel Zeit erspart und der Patient weniger Unannehmlichkeit dabei empfindet, als bei dem gewöhnlichen Verfahren, so darf diese Maschine bestens empfohlen werden. Die neueste Verbesserung dieser Maschine besteht hauptsächlich darin, dass sich die obere Kniestückstange jetzt in einem Rollencharnier bewegt, doppelt so lang als früher ist, und mittelst einer schwachen, gleichzeitig als Stütze dienenden Stange durch eine Hülse mit Schraube so umschlossen ist, dass sie in ihrer halbkreisförmigen Bewegung in jedem beliebigen Winkel fixirt werden kann.

Preis der Maschine incl. 1 Dutz. Instrumente Thlr. 95. —.

Ausser der echten amerikanischen Bohr-Maschine führe ich auch die Nachbildung derselben, und verkaufe sie mit *75 Thlr.*

C. A. Lorenz,
Leipzig.

Abb. 12-2 und 12-3 Patent für Morrisons Bohrmaschine, 1871, und das Modell von 1875.

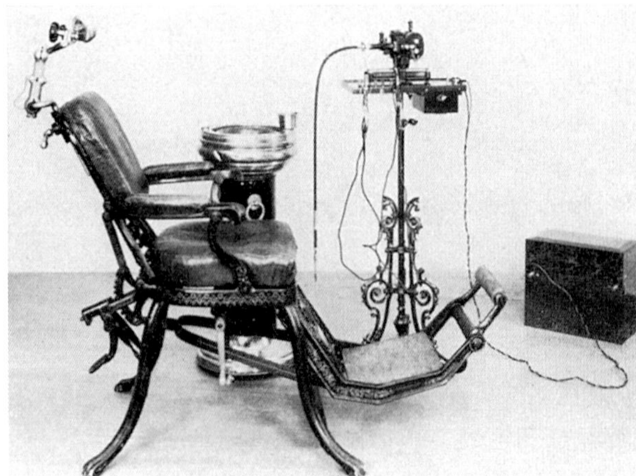

Abb. 12-4 Bohrmaschine der Firma Reiniger, Gebbert und Schall, 1897.

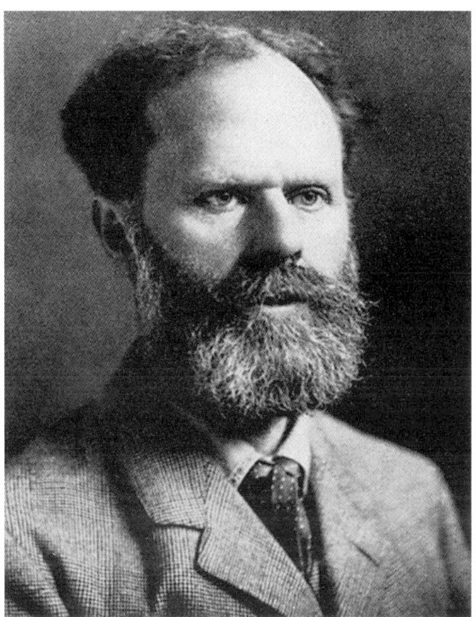

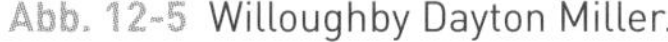

Abb. 12-5 Willoughby Dayton Miller.

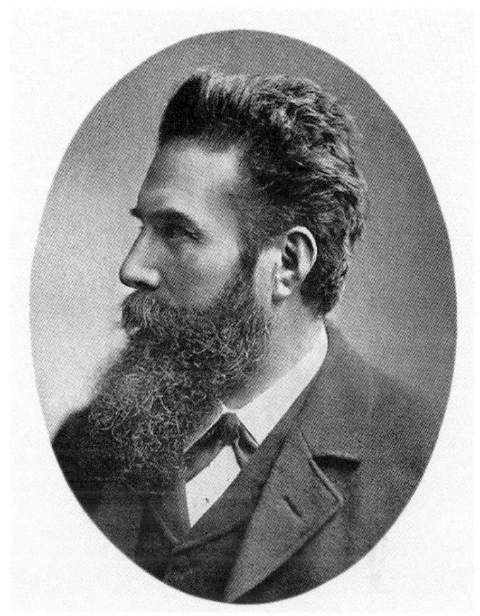

Abb. 12-6 Wilhelm Conrad Röntgen – Entdecker der gleichnamigen Strahlen.

(vgl. Kapitel 15): Einen großen Fortschritt in der internationalen Kariesforschung stellte etwa Willoughby D. Millers (1853–1907, Abb. 12-5) Buch „Die Mikroorganismen der Mundhöhle" aus dem Jahr 1889 dar[10]. Der Deutschamerikaner hatte erkannt, dass die Zahnkaries auf einem chemisch-parasitären Vorgang beruht – damit gehörte auch der lange Zeit in der Bevölkerung nachwirkende Glaube an den „Zahnwurm" endgültig der Vergangenheit an. Eine ähnlich prägende Wirkung entfaltete Otto Walkhoff (1860–1934): Nur wenige Wochen nach der Entdeckung der nach Wilhelm Conrad Röntgen (1845–1923, Abb. 12-6) benannten Strahlen (1896) ließ Walkhoff von seinen eigenen Zähnen erste Röntgenaufnahmen herstellen und leitete damit die Ära der zahnärztlichen Radiologie ein (Abb. 12-7)[12,16]. Im selben Jahr publizierte Miller mit dem „Lehrbuch der Conservirenden Zahnheilkunde" (1896) das erste Buch, das sich spezifisch der Zahnerhaltung widmete; es avancierte rasch zum Standardwerk. Füllungen aus Goldfolie waren zu diesem Zeitpunkt das bevorzugte Füllungsmaterial. In Millers Lehrbuch wurden dem Gold bezeichnenderweise 48 Seiten gewidmet, während das Amalgam nur auf sechs Seiten beschrieben war.

Bereits 1889 hatte der amerikanische Zahnarzt Greene Vardiman Black (1836–1915, Abb. 12-8) – in Abhängigkeit von der Lokalisation dentaler Kariesdefekte – verschiedene Kavitätenklassen vorgeschlagen: diese „Black-Klassen" wurden im frühen 20. Jahrhundert zu einem Goldstandard der Zahnpräparation bzw. der nachfolgenden Füllungstherapie. Etwa zur gleichen Zeit kamen die ersten Dia-

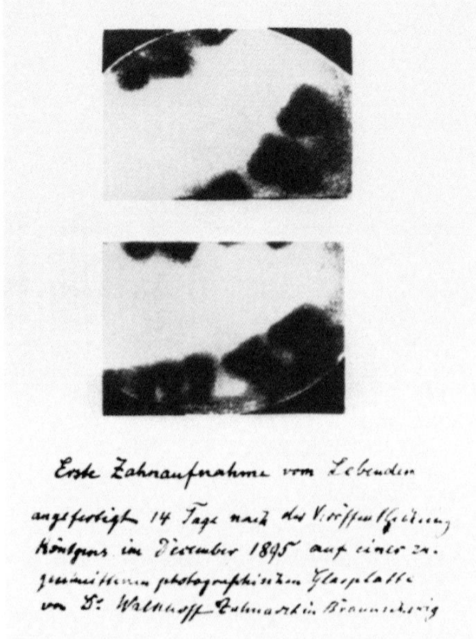

Abb. 12-7 Röntgenaufnahme von Otto Walkhoff.

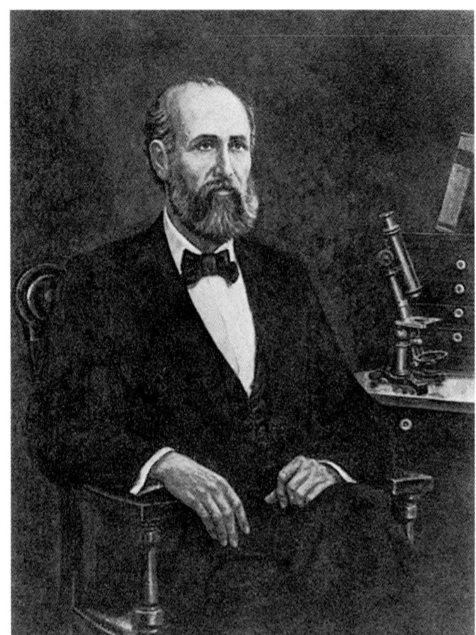

Abb. 12-8 Greene Vardiman Black.

mantschleifer auf; sie bestanden zunächst aus Kupferscheiben mit oberflächlich eingehämmertem Diamantpulver.

Die ersten fluoridhaltigen Mundpflegeprodukte (Zahnpasta, Zahnpulver und Mundwasser) wurden ebenfalls um die Jahrhundertwende hergestellt, fanden jedoch erst seit der Mitte des 20. Jahrhunderts breite Anwendung. In den 1930er Jahren konnte zudem der DMF- bzw. DMFT-Index etabliert werden. Er wurde in der Folgezeit – in modifizierter und weiterentwickelter Form – zum Maßstab für die Zahngesundheit in der Bevölkerung. Die Einführung des Index läutete zugleich die Ära der oralen Epidemiologie ein.

Die Endodontologie

Die Endodontologie – die Lehre vom Zahninneren – befasst sich schwerpunktmäßig mit Erkrankungen der Pulpa und des periapikalen Gewebes. Ziel ist der Zahnerhalt mit den Möglichkeiten, welche die moderne Endodontie bietet.

Auch für die Endodontie gilt, dass die frühen Versuche der Nervbehandlung bereits viele Jahrhunderte zurückliegen – dennoch fallen wiederum viele entscheidende wissenschaftliche und klinische Entwicklungen in die Zeit zwischen 1840 und 1960. Nur wenige Beispiele mögen dies verdeutlichen: Als „Erfinder" der Exstirpationsnadel und der damit verbundenen Vitalexstirpation gilt

Edward Maynard (1813–1891). Letztere geht auf das Jahr 1840 zurück. In den 1880er Jahren wurden die ersten konfektionierten Guttapercha-Stifte auf den Markt gebracht. Die Triopaste (Paraformaldehyd, Trikresol und Kreolin) wurde 1889 von dem Schweizer Zahnarzt Alfred Gysi (1865–1957) eingeführt. Er empfahl zudem die Verwendung von Wasserstoffperoxid (H_2O_2) zur Desinfektion, während sich Natriumhypochlorit (NaOCl) als Spüllösung erst nach dem Ersten Weltkrieg durchsetzte. Außerdem führte Walkhoff 1928 die nach ihm benannte Jodoform-Paste in die Endodontie ein. Sie ergänzte die Wirkstoffkombination Chlorphenol-Kampfer-Menthol (ChKM)[6,21,30]. Heute greifen Endodontologen nicht nur auf modernste Materialien, sondern auch auf verschiedenste technische Hilfsmittel wie Lupe und OP-Mikroskop zurück.

Seit 2016 existiert unter dem Dach der DGZ die oben erwähnte „Deutsche Gesellschaft für Endodontologie und zahnärztliche Traumatologie" (DGET); sie entstand aus der 2002 gegründeten „Deutschen Gesellschaft für Endodontie"[25].

Die Kinderzahnheilkunde

Auch die Kinderzahnheilkunde wird heutzutage häufig als Teildisziplin den Lehrstühlen für Zahnerhaltung zugeordnet. Sie befasst sich mit der Diagnostik, Prävention und Behandlung aller Krankheiten im Zahn-, Mund- und Kieferbereich von der Geburt bis zur Pubertät.

Das erste Prophylaxe-Programm wurde um 1850 von dem belgischen Zahnarzt Amédée-Jules-Louis François Talma (A.-F. Talma, 1792–1864) in Belgien eingeführt. In Deutschland entwickelte sich die Kinderzahnheilkunde im 19. und frühen 20. Jahrhundert vor allem aus dem Bereich der Schulzahnpflege. Weitere maßgebliche Impulse erfuhr die Kinderzahnheilkunde in der früheren DDR, wo sie unter dem Begriff „Kinderstomatologie" firmierte. Mehrere Professuren widmeten sich hier diesem Teilgebiet; zudem konnte man dort seit 1961 eine Weiterbildung zum „Fachzahnarzt für Kinderstomatologie" absolvieren. Die besagte Fachzahnarzt-Weiterbildung wurde nach der Wende nicht fortgeführt. Allerdings bietet die „Deutsche Gesellschaft für Zahnerhaltung" mittlerweile eine qualifizierte Spezialisierung im Teilgebiet Kinder- und Jugendzahnheilkunde an.

Die Vertreter der Kinderzahnheilkunde sind in der „Deutschen Gesellschaft für Kinderzahnheilkunde" (DGKiZ) organisiert, auch sie ist in das erwähnte Spezialisierungsprogramm „Kinder- und Jugendzahnheilkunde" eingebunden. Die heutige DGKiZ geht zurück auf die 1973 in der Bundesrepublik konstituierte „Arbeitsgemeinschaft für Kinderzahnheilkunde und Prophylaxe". Ihre Vorgängerinstitution in den neuen Bundesländern war demgegenüber die „Gesellschaft für Kinderstomatologie"; Letztere war bereits 1969 in der DDR gegründet worden und nach der Wiedervereinigung zunächst in der „Gesellschaft für Kinderzahnheilkunde e. V." aufgegangen[17,27].

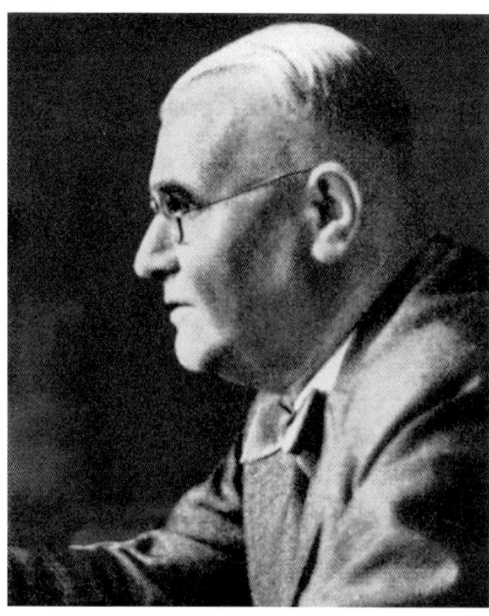

Abb. 12-9 Oskar Weski.

Die Parodontologie

Eine gewisse Sonderstellung nimmt die Parodontologie – die Lehre vom Zahnhalteapparat (Parodontium), seiner Erkrankungen und deren Behandlung – ein. Obwohl sie als Spezialdisziplin anzusprechen ist, blieb sie, wie oben erwähnt, in der Mehrzahl der Fälle formal-organisatorisch den Lehrstühlen für Zahnerhaltung zugeordnet[21,28,30].

Auch im Bereich der Parodontologie ist zu unterscheiden zwischen frühen Erstbeschreibungen und der breiten Etablierung der Disziplin. Der älteste Hinweis auf Parodontalerkrankungen stammt vermutlich von Aulus Cornelius Celsus (ca. 25 v. Chr. – ca. 50 n. Chr.) und reicht damit bis in die Antike zurück. Auch Pierre Fauchard (1678–1761) beschrieb im 18. Jahrhundert klinische Symptome einer Parodontitis – wenngleich die Begrifflichkeit bis weit ins 20. Jahrhundert umstritten blieb. 1921 führte Oskar Weski (1879–1952, Abb. 12-9)[14] den Terminus „Parodontose" als Sammelbegriff für alle (entzündlichen und nicht-entzündlichen) Zahnbetterkrankungen ein – eine Bezeichnung, die bekanntlich bis heute in der Bevölkerung weit verbreitet ist, während sich innerhalb der Fachdisziplin spätestens in der Mitte des 20. Jahrhunderts der Begriff „Parodontitis" (für den zumeist entzündlichen Charakter der Erkrankung) durchsetzte. Demgegenüber kommt dem Terminus technicus „Parodontose" nur noch medizinhistorische Bedeutung zu.

Viele Parodontologen führen die wissenschaftlichen Anfänge des Faches auf den US-Amerikaner John Mankey Riggs (1811–1885) zurück, der seit den 1850er Jahren die zentrale Rolle der Mundhygiene für Zahnbetterkrankungen sowie eine penible Zahnsteinentfernung mit Débridement und anschließender Zahnpolitur als therapeutische Maßnahmen propagierte und so die entzündlichen Erscheinungen deutlich eindämmen konnte. 1922 veröffentlichten Paul Roscoe Stillman (1871–1945) und John Oppie McCall (1879–1978) mit „A Textbook of clinical periodontia" ein vielbeachtetes Lehrbuch dieses jungen Faches. Stillman führte auch die nach ihm benannte Zahnputztechnik ein und wurde Namensgeber der von ihm beschriebenen Stillmanspalte („Stillman's cleft"). Charles Cassedy Bass (1875–1975) entwickelte, ebenfalls in der ersten Hälfte des 20. Jahrhunderts, die nach ihm benannte Zahnputzmethode und leistete so einen noch heute bedeutsamen – wenngleich unter Zeitgenossen durchaus kontrovers diskutierten – Beitrag.

Im Jahr 1924 gründeten der vorgenannte Oskar Weski, Hans Sachs (1881–1974) und Robert Neumann (1882–1958) die „Arbeitsgemeinschaft für Paradentosen-Forschung" (ARPA)[14] – die Vorgängerinstitution der heutigen „Deutschen Gesellschaft für Parodontologie" (DGParo). Die ARPA schrieb sich unter anderem die Standardisierung der Befunderhebung (inklusive Dokumentation von Zahnbetterkrankungen) und der Fachterminologie auf die Fahnen („Parodontosestatus") und leistete so einen wichtigen Beitrag zur Aufwärtsentwicklung des um Anerkennung ringenden Spezialfachs. 1929 konnte die ARPA zudem die erste Ausgabe ihrer Fachzeitschrift „Paradentium" herausgeben, drei Jahre später erfolgte die Gründung der ARPA Internationale, die unter anderem Zahnärzte aus Deutschland, Finnland, Frankreich, Italien, der Schweiz und der Tschechoslowakei versammelte.

Die Machtergreifung durch die Nationalsozialisten hatte nicht nur verheerende weltpolitische und moralische Implikationen, sondern bedeutete gerade auch für die deutsche Parodontologie einen herben Rückschlag, da die nun verfolgten bzw. zur Emigration gezwungenen jüdischen Zahnärzte – unter ihnen Bernhard Gottlieb (1855–1950) und die bereits erwähnten Berufskollegen Alfred Kantorowicz und Hans Sachs – vor 1933 maßgeblich zur Etablierung des Faches beigetragen hatten. Nur langsam erholte sich das Fach im Nachkriegsdeutschland von diesem „brain drain".

1957 brachte die Firma Dentsply mit dem „Cavitron" erstmals eine Apparatur zur Zahnsteinentfernung mittels Ultraschall auf den Markt – ein Gerätetyp, der bald auch im Rahmen der Parodontalbehandlung zum Einsatz kam und sich längst fest etabliert hat. Einen weiteren Meilenstein lieferten die eigentlich in der orthopädischen Forschung verorteten Wissenschaftler Lloyd A. Hurley und Frank E. Stinchfield (1910–1992): Sie schufen 1959 die Grundlagen der „Guided Tissue Regeneration" (gesteuerte Geweberegeneration, GTR), die in der Folgezeit auch für die Parodontologie fruchtbar gemacht werden konnte. So wurden spezifische Membranen etwa aus Polytetrafluoräthylen (PTFE) entwickelt, die an geeigneter Stelle eingepflanzt wurden und werden, um eine gesteuerte Neubildung des im Zuge der Erkrankung verloren gegangenen Gewebes zu induzieren. Hauptziel der GTR war und ist dementsprechend die Wachstumsförderung geschädigter Gewebe des Zahnhalteapparats. 1974 wurde die Behandlung der Parodontopa-

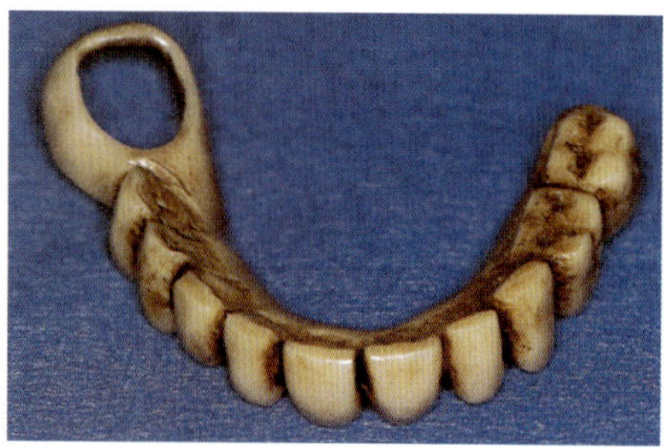

Abb. 12-10 Knochenprothese mit Haltevorrichtung, ca. 1700.

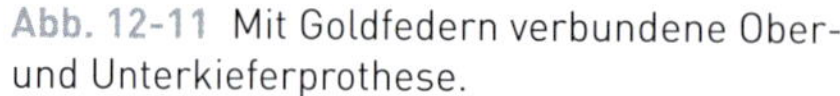

Abb. 12-11 Mit Goldfedern verbundene Ober- und Unterkieferprothese.

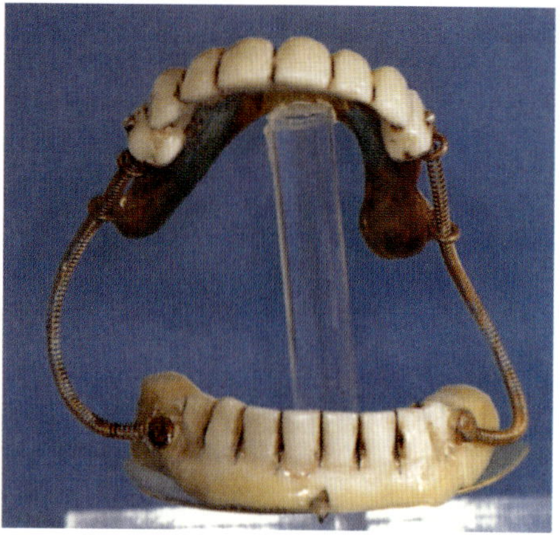

thien in den Bema-Z aufgenommen (vgl. Kapitel 14); zuvor war der „Parodontalstatus" (PA-Status) zur obligaten fachlichen Grundlage einer etwaigen systematischen Parodontaltherapie erklärt worden (1969)[21,28,30].

Die Prothetik

Wie die Zahnerhaltung ist auch die Zahnärztliche Prothetik seit vielen Jahrzehnten an nahezu jedem fakultären Standort mit einem eigenen Lehrstuhl vertreten und gehört somit zu den grundständigen Fächern. Sie beschäftigt sich traditionell schwerpunktmäßig mit der oralen Rehabilitation nach Zahnverlust und weitgehender Zahnhartsubstanzschädigung und bezieht alle damit zusammenhängenden biologischen, funktionellen, psychosozialen, materialkundlichen und technologischen Aspekte mit ein.

Die Versuche, verloren gegangene Zähne bzw. Zahnreihen zu ersetzen, sind so alt wie die Menschheitsgeschichte[21]. Als Materialien dienten je nach Epoche, Kulturkreis und finanziellen Rahmenbedingungen Elfenbein, Knochen, Nilpferd- oder Walrosszähne, aber auch Zähne menschlicher Leichen. In der Regel waren die hiermit angefertigten Prothesen funktionell ungenügend, zudem haftete den Ersatzzähnen aufgrund des organischen Materials häufig rasch ein unangenehmer Geruch an (Abb. 12-10 und 12-11).

Auch die zahnärztliche Prothetik etablierte sich letztlich erst im 19. Jahrhundert als wissenschaftliche Disziplin[4,6,18,19,20,21,30], wenngleich insbesondere Pierre Fauchard und Philipp Pfaff (1713–1766) im 18. Jahrhundert mit ihren Publikationen wichtige Grundlagen legten[15]. Eine echte Schrittmacherfunktion kam Anfang des 19. Jahrhunderts dem italienischen Zahnarzt Giuseppangelo Fonzi (1768–1840) zu: Er ließ erstmals einzelne Porzellanzähne herstellen, die er dann mittels Metallstiften fest

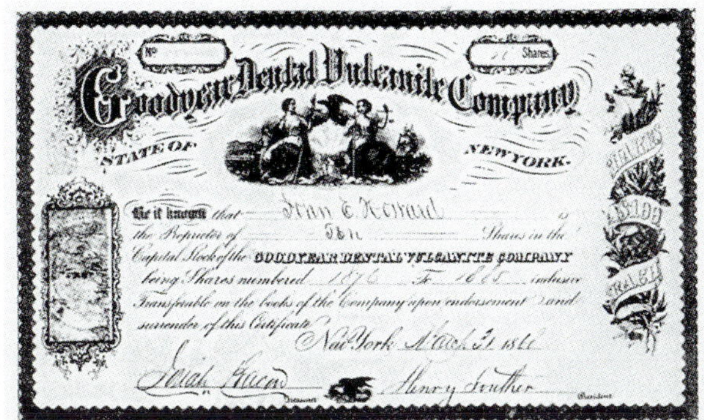

Abb. 12-12 Lizenz für die Herstellung von vulkanisierten Prothesen, ausgestellt von Goodyear Co.

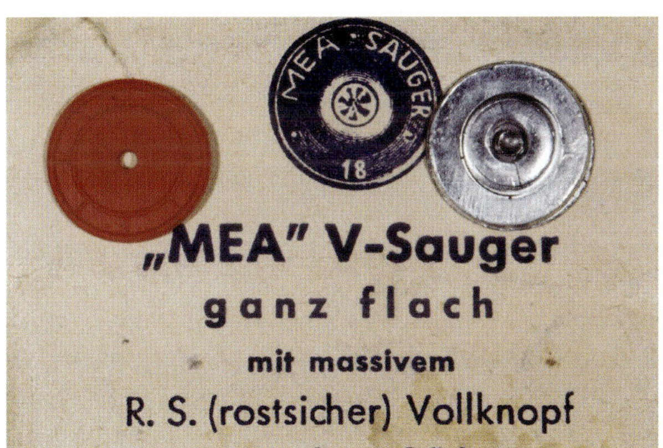

Abb. 12-13 Saugnäpfe für Totalprothesen aus diversen Materialien.

mit der Prothesenbasis verband. Fonzi vollzog damit den entscheidenden Schritt zu einem neuzeitlichen Zahnersatz und zur gewerblichen Produktion von künstlichen Zähnen. 1844 begann der Zahnarzt und Erfinder Samuel Stockton White (S. S. White) (1822–1879) in den USA mit der massenhaften Herstellung von Porzellanzähnen[6].

1839 erfand Charles Goodyear (1800–1860) die Vulkanisation – ein Verfahren, mit dem Kautschuk widerstandsfähig gemacht wird und das bald in die zahnärztliche Prothetik Einzug hielt (Abb. 12-12). Vulkanisierter Kautschuk wurde seit der Jahrhundertmitte für die Produktion von Prothesenbasen genutzt, in welche die Porzellanzähne integriert werden konnten. Allerdings arbeitete man bis ins 20. Jahrhundert hinein Saugnäpfe in Oberkieferprothesen ein, wobei diese nicht selten erhebliche Defekte am Kiefer verursachten (Abb. 12-13). Erst die breitflächige Etablierung der Funktionsabformung zur Erzeugung einer Saugwirkung setzte dieser Fehlentwicklung ein Ende.

Vor der Etablierung von Kautschuk kamen neben Elfenbein auch Gold bzw. Gold-Platin-Legierungen (Platin war bis ins 19. Jahrhundert hinein ein eher preiswertes Metall) als Werkstoffe für die Prothesenbasis zum Einsatz – hier allerdings mit meist dürftigem Erfolg. Metalle bzw. Metalllegierungen traten in der Zahnheilkunde dennoch einen Siegeszug an: So wurde 1912 eine rostfreie Chrom-Nickel-Stahl-Legierung entwickelt, die kaltverformbar war. Sie ermöglichte die Herstellung von Edelstahl-Prothesen im Prägeverfahren. Nach 1936 konnten sich Kobalt-Chrom-Legierungen als Werkstoffe etablieren; Ausgangspunkt waren Vorführungen des „Vitalliumgusses" durch den Essener Zahnarzt Friedrich Hauptmeyer (1882–1950). Diese Legierungen erwiesen sich als weitgehend korrosionsbeständig und wurden zum Ausgangspunkt für viele weitere Legierungen mit immer neuen verbesserten Eigenschaften[33].

Bei den Einzelzahnkronen dominierten bis zum Beginn des 20. Jahrhunderts Goldkronen, die jedoch insbesondere in der Front ästhetisch dürftige Ergebnisse lieferten. Die Jacketkrone (Mantelkrone aus Vollkeramik) geht auf den Detroiter Zahnarzt Charles Henry Land (1847–1922) zurück (1889 Patentanmeldung). Der seit 1866 in Dresden praktizierende US-amerikanische Zahnarzt Newell Sill Jenkins (1840–1919) entwickelte Ende des 19. Jahrhunderts das nach ihm benannte Porzellan-Email („Porcelain Enamel"), das mit der Zeit für Porzellaninlays und bei Zahnkronen und -brücken eingesetzt wurde und damit einen wesentlichen Beitrag zur ästhetischen Zahnheilkunde darstellte. Für die Herstellung sorgte die von Jenkins gegründete Manufaktur Klewe Co. Allerdings erwies sich die Bruchfestigkeit des Porzellans als eher gering, sodass man nach einer Kombination von Metallgerüst und Aufbrennkeramik suchte. Die betreffenden Forschungen führten jedoch erst nach der Mitte des 20. Jahrhunderts zum Durchbruch.

Bereits im ersten Jahrzehnt des 20. Jahrhunderts entwickelte William H. Taggert (1855–1933) eine Gussmaschine und eine Einbettmasse, mit der ein direkt modelliertes Gussobjekt mittels „Lost-wax casting" (Wachsausschmelzverfahren) in Metall überführt werden konnte. Die höchst maßgenauen Kronen bzw. Gusskörper hielten jedoch erst Mitte des 20. Jahrhunderts in breiter Form Einzug in die Zahnheilkunde.

Schon 1858 hatten der Dresdner Sylvestre Augustin Rostaing (1794–1866) und sein Sohn Charles Sylvester Rostaing (geb. 1831) den Zinkphosphatzement vorgestellt, der zwar eigentlich als Füllungsmaterial vorgesehen war, sich letztlich aber als Befestigungsmaterial etablierte. Auch hier folgten zahlreiche Produktvarianten, darunter der ab 1892 von der Berliner Harvard Dental Company vermarktete „Harvard Zement".

Der Prothesenkunststoff Polymethylmethacrylat (PMMA) wurde Ende der 1920er Jahre entwickelt. Mit der Patentierung durch die Firma Kulzer begann die Erfolgsgeschichte des weltweit ersten heißpolymerisierenden Prothesenkunststoffes Paladon®. In der Folgezeit kamen verschiedene Werkstoffvarianten auf Kunststoffbasis auf den Markt, die insbesondere mit Kautschuk und dessen Derivaten konkurrierten und Letzteren spätestens nach der Jahrhundertmitte als Prothesenmaterial zurückdrängten.

Die Entwicklung moderner Artikulatoren lässt sich ins 19. Jahrhundert zurückverfolgen: William Gibson Arlington Bonwill (1833–1899) aus Philadelphia stellte 1864 einen Artikulator vor, der die Kiefergelenksbewegungen zuverlässig simu-

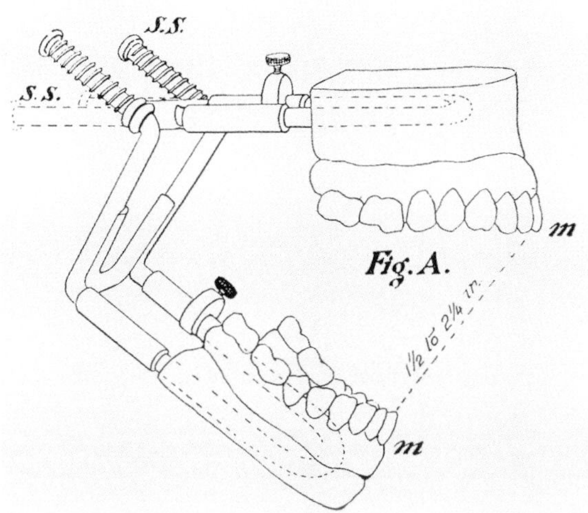

Abb. 12-14 Bonwill-Artikulator.

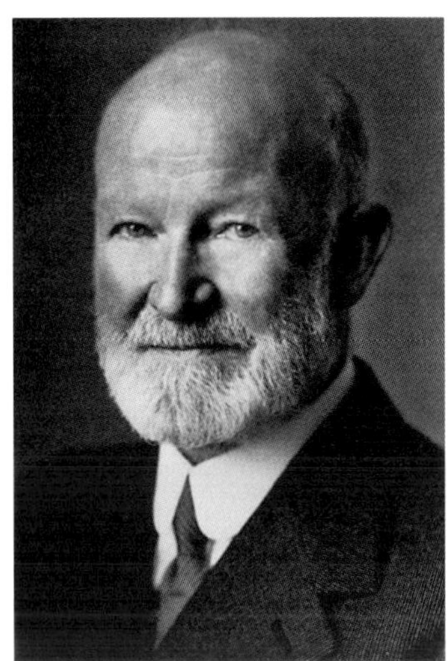
Abb. 12-15 Alfred Gysi.

lieren konnte (Abb. 12-14). Dazu wurden Gipsmodelle des Ober- und des Unterkiefers in Okklusionsstellung in den Artikulator montiert. Bonwill führte zudem den Terminus „Artikulation" ein und wurde Namensgeber des „Bonwill-Dreiecks". Auch der um 1910 von Alfred Gysi (1886–1957, Abb. 12-15) entwickelte Gysi-Simplex-Artikulator konnte sich etablieren. Ähnliches galt z. B. für den Whip-Mix-Artikulator und für den „Schul-Artikulator-München" (SAM).

Bei den Abformmaterialien stand am Ende des 19. Jahrhunderts neben dem bereits oben beschriebenen Guttapercha auch das 1856 entwickelte Stent zur Verfügung. Das nach dem Londoner Zahnarzt Charles T. Stent (1807–1885) benannte thermoplastische Material bestand aus Harz, Wachs, Talkum und Farbstoff und löste die bis dahin gebräuchlichen Materialien Bienenwachs und Gips ab.

Der britische Pharmazeut Edward Curtis Stanford (1837–1899), der 1880 Alginsäure aus Braunalgen extrahierte, gilt als Entdecker des Alginats. Allerdings wurden die Alginate erst 1940 als Abformmaterial in die Zahnheilkunde eingeführt. Anfang der 1950er Jahre kamen elastomere Materialien dazu. Seitdem folgten zahlreiche Varianten und Derivate, welche die Qualität der Abformungen insgesamt wesentlich verbesserten[4,6,18,19,20,21,30].

Die deutschen Prothetiker fanden übrigens erst nach den Parodontologen zu einer eigenständigen Organisation: Die heutige „Deutsche Gesellschaft für Prothetische Zahnmedizin und Biomaterialien" (DGPro) wurde 1936 als „Arbeitsgemeinschaft für Prothetik und Werkstoffkunde" gegründet[17]. Eine weitere, aus prothetischer Sicht ähnlich wichtige Zäsur brachten die 1970er Jahre: 1974 wurden Prothetikleistungen nach einem Urteil des Bundessozialgerichts (BSG) in den Bema-Z eingliedert (vgl. Kapitel 14).

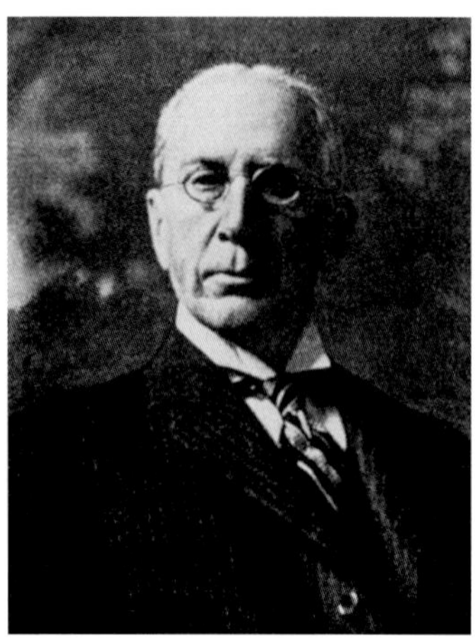

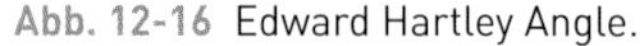
Abb. 12-16 Edward Hartley Angle.

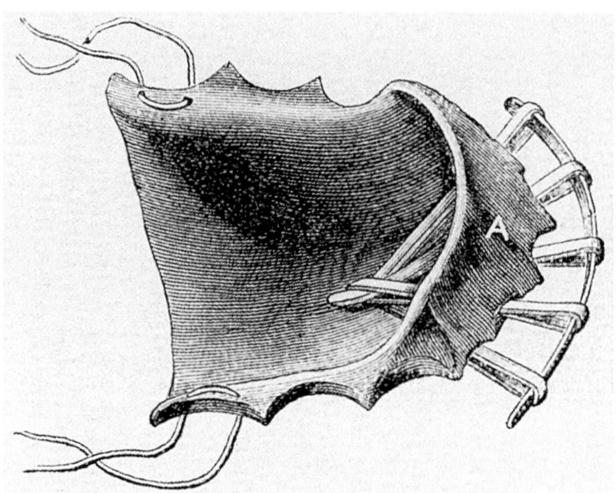

Abb. 12-17 „Jumping the bite" nach Kingsley.

Die Kieferorthopädie

Die Kieferorthopädie (KFO) ist das Spezialgebiet der Zahnheilkunde, das sich mit der Prävention, Erkennung und Behandlung von Fehlstellungen der Kiefer und der Zähne beschäftigt. In der ehemaligen DDR etablierte sich hierfür auch die Bezeichnung „Orthopädische Stomatologie".

Kieferorthopädische Themen tauchen bereits bei antiken Autoren – namentlich bei Aulus Cornelius Celsus (ca. 25 v. Chr. – 50 n. Chr.) – wie auch bei Verfassern aus nachfolgenden Epochen auf, etwa im 18. Jahrhundert bei Pierre Fauchard (1678–1761) und bei John Hunter (1728–1793). Dennoch wurde die Kieferorthopädie erst im 19. und insbesondere im 20. Jahrhundert auf eine wissenschaftliche Grundlage gestellt[2,6,21,30].

Zu den neuzeitlichen Protagonisten des Faches gehörten in der ersten Hälfte des 19. Säkulums Georg Carabelli (1787–1842), der 1842 eine Klassifizierung der Okklusionsarten vorschlug, und Edward Maynard (1813–1891), der 1843 Gummizüge zur Zahnregulierung vorstellte.

Wegweisende Publikationen über Kieferorthopädie wurden jedoch erst am Ende des 19. Jahrhunderts von Norman William Kingsley (1829–1913) und von Edward H. Angle (1855–1930, Abb. 12-16) veröffentlicht – beide werden bis heute vielfach „Väter der Kieferorthopädie" genannt. Kingsley vertrat u. a. das „jumping the bite", worunter die Umstellung des Unterkiefers von einem Rückbiss in einen Normalbiss zu verstehen ist (Abb. 12-17); Angle wiederum veröffentlichte ein Lehrbuch über Okklusionsanomalien, das rasch zu einem Standardwerk avancierte[1,24]. Bis heute spielt die Einteilung der Okklusion nach „Angle-Klassen" in der kieferorthopädischen Diagnostik eine maßgebliche Rolle.

Zudem gründete Angle 1901 die „American Society of Orthodontia", die in der Folgezeit auch der europäischen Kieferorthopädie wichtige wissenschaftliche und fachpolitische Impulse verlieh.

Die Multibandtechnik wurde bereits 1868 durch W. Erie Magill eingeleitet. Er gehörte zu den ersten Zahnärzten, der orthodontische Bänder auf Zähnen aufbrachte und so der späteren Standardbehandlung den Weg bereitete.

Das Konzept herausnehmbarer kieferorthopädischer Apparaturen geht demgegenüber auf den amerikanischen Zahnarzt George B. Crozat (1894–1966) und seinen deutschen Mitarbeiter und Kollegen Albert Wiebrecht zurück: Die als „Crozat-Gerät" in die Geschichte eingegangene Apparatur wurde 1919 eingeführt. Hier wurden die bei festsitzenden Band-Bogen-Apparaturen üblichen Befestigungsbänder durch Halteklammern, wie man sie bereits aus der zahnärztlichen Prothetik kannte, ersetzt. Vorzüge dieser Methode waren aus Patientensicht eine erleichterte Mundhygiene und aus Behandlersicht die Möglichkeit, das Gerät nachzujustieren. Auch die Gefahr von Resorptionen im Bereich der Zahnwurzel war reduziert; andererseits kam hier der Mitarbeit und Therapietreue der Patienten eine besonders wichtige Rolle zu.

Maßgeblichen Anteil an der Etablierung und Verbreitung der festen „Zahnspange" hatte wiederum Angle, auf den der ursprüngliche Standard der Edge-Wise-Technik – der Eingliederung von Brackets zur Befestigung von Drahtbögen – zurückgeht. Eine Weiterentwicklung im Bereich der Band-Bogen-Apparaturen bedeutete der 1937 von Joseph E. Johnson auf Chrom-Nickel-Stahl-Basis entwickelte Zwillingsbogen („Twin Wire Arch"). Verbesserte Materialien führten in den 1950er Jahren zur „Light-Wire-Technik" mit verringerten Drahtstärken. Die Australier Elsdon Storey (1924–1988) und Percy Raymond Begg (1898–1983) gehörten zu den Protagonisten dieser Technik.

Auch die Fernröntgenaufnahme wurde zu einem wichtigen Element der kieferorthopädischen Diagnostik und Therapieplanung. Der deutsche Zahnarzt Herbert Hofrath (1889–1952) hatte bereits 1931 im ersten Jahrgang der Fachzeitschrift „Fortschritte der Orthodontie" auf die Potenziale dieser Röntgenaufnahme hingewiesen. Der US-Amerikaner Birdsall Holly Broadbent (1894–1977) machte sich in jener Zeit ebenfalls um die Weiterentwicklung der betreffenden Technik verdient.

In den 1920er und 1930er Jahren widmeten sich der gebürtige Österreicher Karl Häupl (1893–1960) und der Däne Viggo Andresen (1870–1950) den Wechselwirkungen zwischen der oralen Muskulatur und dentalen Fehlstellungen. Besagtes Untersuchungsfeld ging als „Funktionskieferorthopädie" in die Geschichte der KFO ein. Zum prototypischen Behandlungsmittel wurde der Aktivator, dem bis heute zahlreiche Varianten folgten.

Ebenfalls in dieser Zeitphase (1920) entwickelte Charles Hawley (1861–1929) den Retainer, um Zähne nach Therapieabschluss in ihrer Position zu halten. 1945 etablierte der Kieferorthopäde Harold D. Kesling (1901–1979) seinerseits ein Verfahren, bei dem Zahnfehlstellungen mit transparenten Kunststoffschienen korrigiert werden konnten (Aligner-Therapie).

In Deutschland erfuhr das Fach Kieferorthopädie nach 1927 einen deutlichen Bedeutungszuwachs: In diesem Jahr war es Alfred Kantorowicz gelungen, die Kieferorthopädie in die Schulzahnklinik zu integrieren und das Fachgebiet so einer breiten Bevölkerungsgruppe zugänglich – und damit auch bekannt – zu machen. Weitere Etappen auf dem Weg zu einer Etablierung der Fachdisziplin in Deutschland wurden 1955 und 1972 vollzogen: 1955 wurde die Kieferorthopädie an deutschen medizinischen Fakultäten in die Gruppe der Prüfungsfächer und 1972 – nach einem Urteil des BSG – in den Leistungskatalog der Gesetzlichen Krankenversicherung (GKV) aufgenommen (vgl. Kapitel 14)[2,6,21,30].

Die „Deutsche Gesellschaft für Kieferorthopädie" (DGKFO) besteht bereits seit 1908 als selbstständige Organisation. Allerdings trug sie ursprünglich den Namen „Deutsche Gesellschaft für Orthodontie"[17].

MKG-Chirurgie und Oralchirurgie

Die Mund-, Kiefer- und Gesichtschirurgie (MKG) – verkürzt: Kieferchirurgie – ist das medizinische Fachgebiet, das die Prävention, Diagnostik, Therapie sowie die funktionelle wie ästhetische Rehabilitation von Erkrankungen, Verletzungen, Fehlbildungen und Formveränderungen der Zähne, der Mundhöhle, der Kiefer und des Gesichts umfasst und somit auch plastisch-chirurgische Tätigkeiten mit einbezieht. Sie wird heutzutage in Deutschland, wie oben erwähnt, von doppelapprobierten Behandlern vertreten. Um nach absolviertem Medizin- und Zahnheilkundestudium in Deutschland den Facharzt für MKG-Chirurgie zu erlangen, bedarf es zudem einer fünfjährigen Weiterbildungszeit.

Davon abzugrenzen ist das Fach Oralchirurgie. Bei Oralchirurgen handelt es sich um approbierte Zahnärzte, die nach ihrem Studium eine Weiterbildungszeit absolviert haben, die zu einem „Fachzahnarzt für Oralchirurgie" führt. Das von einem Oralchirurgen abgedeckte Arbeitsfeld weist Schnittflächen mit dem des MKG-Chirurgen auf. Es umfasst die Chirurgie des Zahn-, Mund- und Kieferbereichs; der plastisch-chirurgische Bereich wird demgegenüber nicht zu seinem Aufgabengebiet gerechnet.

Unter den chirurgischen Fachgebieten gehörte die Kieferchirurgie lange Zeit zu den Randfächern. Ihre Aufwärtsentwicklung steht in einem engen zeitlichen und inhaltlichen Zusammenhang mit dem Ersten und dem Zweiten Weltkrieg und ihren zahlreichen Kriegsverwundeten, die einen besonderen Bedarf an die Versorgung von Kiefer- und Gesichtsverletzungen stellten[6,21,22,23,30].

Maßgebliche Grundlagen hierfür wurden gleichwohl im 19. Jahrhundert gelegt – sowohl im Bereich der „großen" Kieferchirurgie als auch im Bereich der chirurgischen Zahnentfernung:

In der Zahnchirurgie dominierten bis an die Wende zum 19. Jahrhundert Pelikan, Zahnschlüssel, Geißfuß und Zahnzangen (vgl. Kapitel 1), wobei Letztere spä-

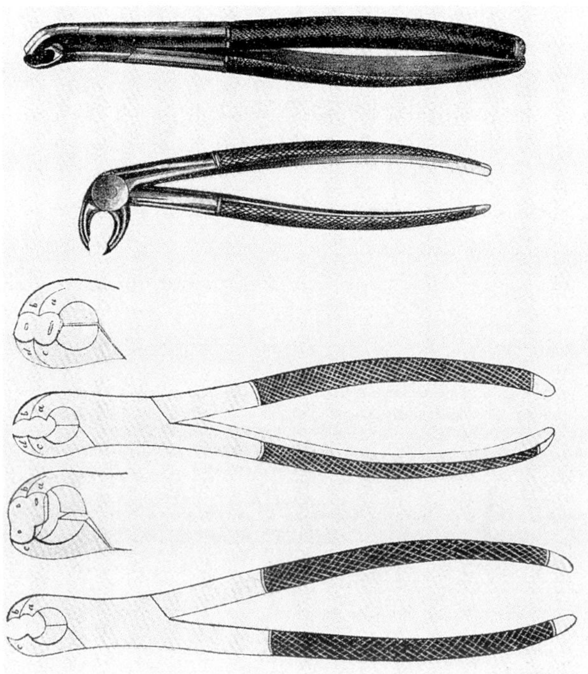

Abb. 12-18 Zahnzangen nach Entwürfen von John Tomes.

testens seit den 1840er Jahren deutlich an Stellenwert gewannen. Ursächlich für diese Entwicklung war der Londoner Zahnarzt John Tomes (1815–1895), der 1841 einen maßgeblichen Beitrag „On the Construction and Application of Forceps for Extracting Teeth" publizierte. 1846 erschien eine Übersetzung der vorgenannten Arbeit in der ersten deutschsprachigen Fachzeitschrift „Der Zahnarzt". Tomes bereitete den Weg zur Entwicklung anatomisch geformter Zahnzangen, die sich sehr viel besser an den Zahn anlegen und handhaben ließen als die bis dahin verfügbaren Instrumente (Abb. 12-18). Er empfahl für jede Zahngattung eine spezifische Zange. Dabei verjüngten sich die Branchen zum Ende hin, um den Zahn bis unter das Zahnfleisch greifen zu können. Für die Entfernung von Wurzeln empfahl er – in Abhängigkeit von deren anatomischer Form – den geraden bzw. den gebogenen Hebel. Gleichzeitig sprach er sich gegen den Einsatz des Schlüssels aus. Grundsätzlich vertrat Tomes die Maxime, dass ein Zahn stets *in toto* entfernt werden müsse – ein Grundsatz, der zuvor über viele Jahrhunderte nicht konsequent beachtet wurde, wie Bezeichnungen wie „Zähne brechen" oder „Zahnbrecher" deutlich machen (vgl. Kapitel 1)[7]. Tomes kam zugute, dass er in Jean-Marie Evrard (1808–1882) einen exzellenten Instrumentenmacher vorfand, der seine Konstruktionsskizzen kongenial umzusetzen vermochte. 1905 gelang es dann dem Münchner Professor Jakob Berten (1855–1934), die Tomesschen Zangen weiter zu optimieren. Bertens Formen haben im Wesentlichen bis heute Bestand.

Zu den Wegbereitern der „großen" Kieferchirurgie gehörte der US-amerikanische Arzt Simon P. Hullihen (1810–1857). Er rief um die Mitte des 19. Jahrhunderts in West Virginia eine Spezialklinik ins Leben, in der er u. a. Lippen-Kiefer-Gaumenspalten (LKG), Mundhöhlenkarzinome und krankhaft veränderte Kieferhöhlen operierte. Hullihen hatte sich auf autodidaktischem Weg praktisches zahnärztliches Wissen angeeignet und erhielt aufgrund seiner herausragenden Verdienste später den D.D.S. h.c. – den „zahnärztlichen Doktortitel ehrenhalber".

Ähnlich wirkmächtig war der Arzt und Zahnarzt James Edmund Garretson (1828–1895), dessen Klinik für Oral Surgery in Philadelphia an das dortige Dental College angegliedert war. Er trat 1869 mit dem Lehrbuch „System of Oral Surgery" hervor, welches das zeitgenössische Wissen des Faches in vorbildlicher Weise versammelte und so die Etablierung und Verselbstständigung des Fachs Kieferchirurgie weiter vorantrieb.

Spätestens mit der Anwendung von Kautschukschienen ging die Kieferbruchbehandlung von der Allgemeinchirurgie in die Hände des auf Kiefererkrankungen spezialisierten (Zahn-)Arztes über, zumal im zahnärztlichen Bereich die besten Vorerfahrungen mit der Anwendung des Kautschuks bestanden. Die Amerikaner Thomas Brian Gunning und James Baxter Bean (1834–1870) gehörten in den 1860er Jahren zu den ersten Anwendern dieses Verfahrens, das rasch zahlreiche Nachahmer fand. Dabei wurden verschiedene Formen der Fixierung der zumeist beide Zahnreihen umfassenden Kautschukschiene erprobt, so etwa mittels einer Kinnschleuder oder mittels extraoraler Bügel. Das letztgenannte Verfahren wurde 1880 von dem bereits erwähnten US-Amerikaner Norman William Kingsley eingeführt. Wegbereiter der „modernen" Drahtschienenverbände waren der Londoner Zahnarzt Gurnell E. Hammond (1872) und sein Berliner Kollege Carl Sauer (1835–1892) (1881)[9]. Der Nestor der Kieferorthopädie, Edward H. Angle, empfahl seinerseits 1900 die Fixierung des gebrochenen Unterkiefers am Oberkiefer mittels orthodontischer Bänder.

Frühe Beiträge zur Wurzelspitzenresektion lieferten seit 1865 der Franzose Emile Magitot (1833–1897) und seit 1876 der US-Amerikaner John Nutting Farrar (1839–1913). Letzterer bohrte einen Kanal zum Apex dentis, führte aber keine Apektomie durch. Aber auch der Deutsche Carl Partsch (1855–1932, Abb. 12-19) trat seit 1895 durch Arbeiten zur Wurzelspitzenresektion hervor. Der eigentlich für das Fach Chirurgie habilitierte Partsch war 1890 zum Direktor des in Breslau neu gegründeten Zahnärztlichen Instituts ernannt worden und gilt aus heutiger Sicht als Vater der zahnärztlichen Chirurgie. Er entwickelte zwei Operationsmethoden der Wurzelspitzenresektion, namentlich die Zystostomie (Partsch I, 1892) und die Zystektomie (Partsch II, 1910). Beide wurden rasch zu Standardmethoden. Hinzu kam der 1905 im Rahmen dieser Operationstechniken eingeführte Bogenschnitt nach Partsch (Abb. 12-20)[11].

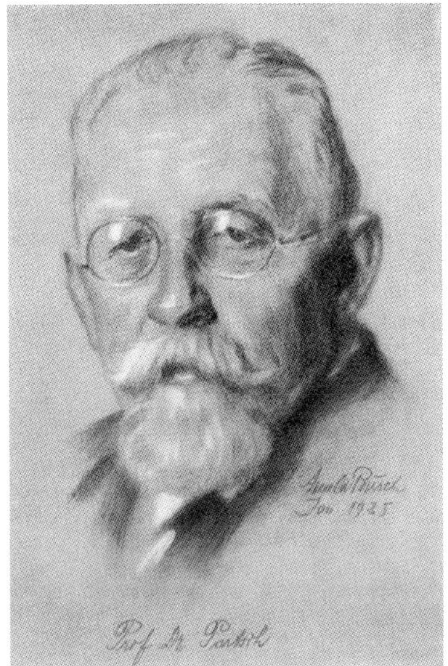

Abb. 12-19 Carl Partsch.

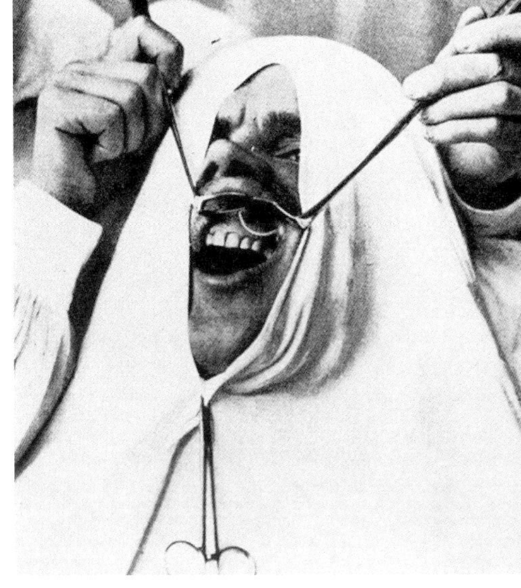

Abb. 12-20 Bogenschnitt nach Carl Partsch, 1905.

Nach 1914 führten die vielen Kriegsverletzungen von Soldaten und Zivilisten nicht nur zu einem Zuwachs an behandlungsbedürftigen Patienten (Abb. 12-21) und einer steigenden Nachfrage nach spezialisierten Chirurgen, sondern auch zur Etablierung spezialisierter Einrichtungen. Bereits 1914 konnte in Wien die erste Kieferklinik Europas zur Versorgung der Kriegsverletzten gegründet werden. Initiator war der Chirurg Anton Freiherr von Eiselsberg (1860–1939), erster Klinikleiter wurde dessen Schüler Hans Pichler (1877–1949). 1918 wurde die Kieferstation in Düsseldorf zur „Westdeutschen Kieferklinik" aufgewertet – der ersten Kieferklinik auf deutschem Boden. Vorsteher war der Kieferchirurg August Lindemann (1880–1970). Er wurde 1935 erster Ordinarius für Zahn-, Mund- und Kieferkrankheiten in Deutschland. Von 1948 bis 1950 war er zudem Rektor der Medizinischen Akademie Düsseldorf. 1925 wurde in Berlin im Rudolf-Virchow-Krankenhaus die zweite deutsche kieferchirurgische Fachklinik ins Leben gerufen; als Leiter fungierte Martin Waßmund (1892–1956) (vgl. Kapitel 13). Die dritte Spezialklinik folgte 1930 an der Charité Berlin. Ihr stand Georg Axhausen (1877–1960, Abb. 12-22) vor[13].

Bereits 1924 war der „Facharzt für Zahn-, Mund- und Kieferkrankheiten" eingeführt worden. Die doppelapprobierten Fachärzte mussten im Anschluss an die beiden Studiengänge eine zunächst dreijährige Facharztausbildung durchlaufen. Zuvor hatten der Nachweis von Doppelstudium und Doppelapprobation ausgereicht. In der Ära des „Dritten Reichs" wurde die Berufsbezeichnung dann zunehmend verunklart: So gab es sowohl den „Facharzt für Zahn-, Mund- und

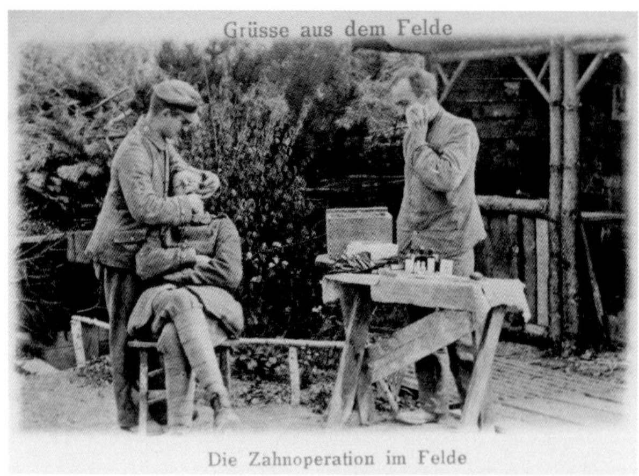

Abb. 12-21 Zahnbehandlung im Ersten Weltkrieg.

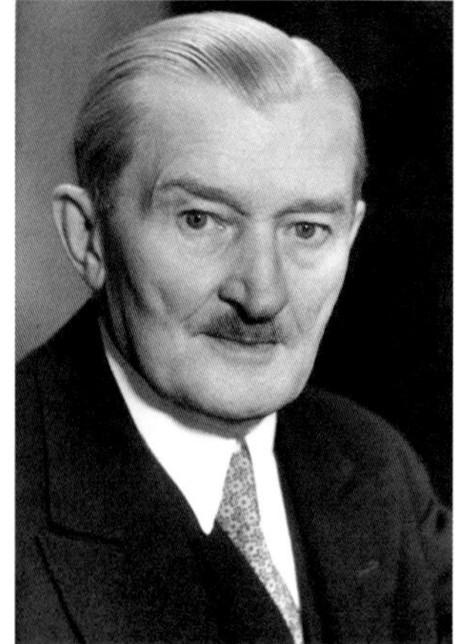

Abb. 12-22 Georg Axhausen.

Kieferkrankheiten" für Doppelapprobierte als auch den „Fachzahnarzt für Kieferkrankheiten" für Einfachapprobierte.

Das Ende des Zweiten Weltkriegs bedeutete zugleich das Ende der Kriegschirurgie. Auch wenn die Kieferchirurgen nach dem Krieg zunächst noch einige Jahre mit der Versorgung und Nachsorge schwerer Kiefer- und Gesichtsverletzungen befasst waren, änderte sich der Tätigkeitsbereich, da der Anteil der traumatisch bedingten Fälle merklich zurückging. 1950 wurde in der Bundesrepublik der „Verband der Fachärzte für Zahn-, Mund- und Kieferkrankheiten" ins Leben gerufen. Ab 1951 traten Kieferchirurgen mit qualifizierter Ausbildung unter der Bezeichnung „Facharzt für Kiefer- und Gesichtschirurgie" auf. Hier blieb die Tätigkeit als (Mund-)Kiefer-Gesichtschirurg an die Doppelapprobation gebunden, während dieser Weg in der DDR 1977 verlassen und stattdessen ein „Fachzahnarzt für Kieferchirurgie" eingeführt wurde[6,21,22,23,26,30].

Die führende bundesdeutsche Fachgesellschaft der Kieferchirurgen – die „Deutsche Gesellschaft für Mund-, Kiefer- und Gesichtschirurgie" (DGMKG) – wurde 1951 in Bad Nauheim gegründet. Daneben besteht u. a. die bereits 1932 etablierte „Arbeitsgemeinschaft für Kieferchirurgie"[17].

Implantologie

Die zahnärztliche Implantologie ist an der Nahtstelle von Chirurgie und Prothetik angesiedelt. Sie befasst sich im strengen Wortsinn mit der Insertion (Einsetzen) von Zahnimplantaten in den Kieferknochen; zumeist wird hierunter aber auch die implantatbezogene Suprakonstruktion verstanden, da sie sich technisch von konventionellen Suprakonstruktionen unterscheidet und insofern spezifische Anforderungen an den (implantat-)prothetisch tätigen Zahnarzt stellt.

Die zahnärztliche Implantologie ist – unbeschadet älterer Vorarbeiten – im Wesentlichen eine Entwicklung des 20. Jahrhunderts[3,8,32]. Der fachliche Durchbruch wurde dabei erst deutlich nach der Jahrhundertmitte erzielt. Dennoch wurde bereits in den 1930er Jahren Vitallium als biokompatibler Implantatwerkstoff vorgestellt. Das erste Vitallium-Schraubenimplantat konnte 1937 von Alvin Strock (1911–1996) eingesetzt werden. Zu den Vordenkern der Implantologie gehörte auch Manlio Formigini, der Helikoidalschrauben aus Tantal empfahl. Es folgten Raphaël Cherchève (1904–2000), Ernst-Helmut Pruin (1913–2008) und Jacques Scialom, die ebenfalls Schrauben- bzw. Nadelimplantate propagierten. Als schlussendlich nicht tragfähig erwiesen sich die subperiostalen Gerüstimplantate, die seit der Jahrhundertmitte Anwendung fanden.

Zu einem Wegbereiter der modernen Implantologie wurde der Schwede Per-Ingvar Brånemark (1929–2014), der ab 1967 durch seine Arbeiten zur Osseointegration (gemeint ist ein funktionell-struktureller Verbund zwischen Knochengewebe und Implantatoberfläche), zur Biokompatibilität der Titanoberfläche und späterhin durch seine grundlegenden Publikationen zur zahnärztlichen Implantologie weitreichende Beachtung fand. Ende der 1960er Jahre wurden zunächst von wenigen, hauptsächlich in eigener Praxis niedergelassenen Zahnärzten Zahnimplantate eingesetzt – vielfach noch gegen den Widerstand vieler Universitätskliniken und Kieferchirurgen. Erst in den nachfolgenden Jahrzehnten entwickelte sich die Implantologie dank fortgesetzter technischer Verbesserungen sukzessive zu einem der zukunftsträchtigsten Teilgebiete der Zahnheilkunde[3,8,32]. Eine Schrittmacherfunktion kam dabei dem „International Team for Implantology" (ITI) zu, das 1980 in der Schweiz gegründet wurde und heute die weltweit größte wissenschaftliche Organisation im Bereich der dentalen Implantologie darstellt. An seiner Gründung waren neben dem Unternehmer Fritz Straumann (1921–1988, Straumann AG) deutsch(sprachig)e Hochschullehrer wie André Schroeder (1918–2004, Bern), Wilfried Schilli (*1928, Freiburg) und Gisbert Krekeler (1941–2007, Freiburg) beteiligt.

Die 1970 gegründete „Deutsche Gesellschaft für Zahnärztliche Implantologie" (DGZI) ist die älteste implantologische Fachgesellschaft in Europa; demgegenüber gilt die 1994 konstituierte „Deutsche Gesellschaft für Implantologie" (DGI) als die größte Vereinigung europäischer Implantologen und zugleich als die größte aller mit der DGZMK assoziierten zahnärztlichen Organisationen[8,17].

Fachzahnärzte im Überblick

Betrachtet man die historische Ausdifferenzierung der Spezialdisziplinen innerhalb der Zahnheilkunde nicht aus der Sicht der Entwicklungen und Entdeckungen, sondern aus der Perspektive der fachlichen Weiterbildungsmöglichkeiten[29], so fällt auf, dass die erste offizielle zahnmedizinische Fachqualifikation den Doppelapprobierten vorbehalten war: Der „Facharzt für Zahn-, Mund- und Kieferkrankheiten" mit einer dreijährigen Fachausbildung wurde, wie oben erwähnt, bereits 1924 eingeführt. Im „Dritten Reich" wurden dann die ersten fachzahnärztlichen Qualifikationen festgeschrieben (1935): Hierbei handelte es sich um die Bezeichnungen „Fachzahnarzt für Kieferorthopädie" und „Fachzahnarzt für Kieferchirurgie". Nach ärztlicher Kritik an der Benennung „Fachzahnarzt für Kieferchirurgie" wurde Letztere 1942 in „Fachzahnarzt für Kieferkrankheiten" abgeändert. Die Bezeichnung „Facharzt für Zahn-, Mund- und Kieferkrankheiten" war demgegenüber weiterhin Doppelapprobierten vorbehalten[31]. Trotz dieser Änderung fiel es den Patienten weiterhin schwer, die fachlichen und qualifikatorischen Unterschiede zwischen beiden Gruppierungen nachzuvollziehen.

Nach dem Ende des Zweiten Weltkriegs und der Teilung Deutschlands kam es auch zu unterschiedlichen Entwicklungen auf dem Gebiet der Berufsbezeichnung und der Weiterbildungsmöglichkeiten. Dies betraf sowohl die Doppelapprobierten als auch die weitergebildeten Zahnärzte. So wurde den doppelapprobierten und weitergebildeten Kieferchirurgen in der Bundesrepublik seit 1951 die Bezeichnung „Facharzt für Kiefer- und Gesichtschirurgie" zuerkannt. 1976 folgte dann die Bezeichnung „Facharzt für Mund-Kiefer-Gesichtschirurgie". In der DDR wurde den Doppelapprobierten zunächst ähnlich wie in der BRD die Qualifikation zu einem kieferchirurgischen Facharzt ermöglicht. 1977 wurde jedoch der auf der Grundlage der Doppelapprobation vergebene kieferchirurgische Facharzt abgeschafft und in Anlehnung an andere Staaten ein „Fachzahnarzt für Kieferchirurgie" eingeführt.

Allgemeinzahnärztlich tätige Behandler führten in der DDR die Bezeichnung Stomatologe. Das Studium wurde hier in der Regel mit einer Diplomarbeit abgeschlossen (Dipl.-Stom. = Diplom-Stomatologe) (vgl. Kapitel 14). Danach war es zeitweise möglich, eine Weiterbildung zum „Fachzahnarzt für allgemeine Stomatologie" (1961) zu durchlaufen. Daneben existierten in der DDR der „Fachzahnarzt für Kinderstomatologie" (1961), der „Fachzahnarzt für orthopädische Stomatologie", der „Fachzahnarzt für Sozialhygiene" (1975) und der „Fachzahnarzt für Kieferchirurgie" (1977). Nach der Wiedervereinigung wurden diese fachzahnärztlichen Qualifikationen abgeschafft. Sie konnten und können jedoch von den Absolventen weitergeführt werden. Ohne faktische Bedeutung blieben die 1983 in der DDR etablierten Fachzahnärzte in theoretisch-experimenteller Medizin bzw. Mikrobiologie.

In der Bundesrepublik wurden neben dem bereits seit 1935 existenten „Fachzahnarzt für Kieferorthopädie" der „Fachzahnarzt für Oralchirurgie" (1975), der „Fachzahnarzt für Öffentliches Gesundheitswesen" (1975), der „Fachzahnarzt für Parodontologie" (1983, nur im Geltungsbereich der Landeszahnärztekammer Westfalen-Lippe) sowie der „Fachzahnarzt für Allgemeine Zahn-, Mund- und Kieferheilkunde" (2008, nur im Geltungsbereich der Landeszahnärztekammer Brandenburg) eingeführt[29].

Derzeit finden sich einerseits weitreichende Tendenzen der Auffächerung – erkennbar an den rezenten Spezialisierungsprogrammen mancher wissenschaftlicher Fachgesellschaften und zunehmenden postgradualen Masterausbildungen bis hin zu umstrittenen, vorwiegend kommerziell motivierten Master-Zertifikaten fraglicher Qualität (vgl. Kapitel 16) – und auf der anderen Seite anhaltende standespolitische Bemühungen, der befürchteten „Zersplitterung" der Zahnärzteschaft mit dem Erhalt und der Förderung des Allgemeinzahnarztes („Generalist") entgegenzuwirken.

Literatur

1. Angle EH. The Angle system of regulation and retention of the teeth, and treatment of fractures of the maxillae. Philadelphia: White Dental MFG, 1895.
2. Bernklau K, Bertzbach K (Hrsg.). Geschichte der Deutschen Gesellschaft für Kieferorthopädie (1907–1978). München, Wien, Baltimore: Urban und Schwarzenberg, 1981.
3. Brinkmann AK, Brinkmann ELW. Die Geschichte der zahnärztlichen Implantologie in Deutschland. Diss. München 1993. Oldenburg: Anke-Verlag, 1995.
4. Eichner K. Die Prothetik vor einhundert Jahren und Marksteine ihrer weiteren Entwicklung. Dt Zahnärztl Z 1959;14(17):1137–1150.
5. Eulner HH. Die Entwicklung der medizinischen Spezialfächer an den Universitäten des deutschen Sprachgebietes (= Studien zur Medizingeschichte des neunzehnten Jahrhunderts, 4). Stuttgart: Enke, 1970.
6. Groß D. Die schwierige Professionalisierung der deutschen Zahnärzteschaft (1867–1919) (= Europäische Hochschulschriften, Reihe 3, 609). Diss. phil. Saarbrücken 1993. Frankfurt a. M.: Lang, 1994:257–272.
7. Groß D. Zahnarzt, Zahnbrecher, Zahnextraktion. In: Gerabek WE, Haage BD, Keil G, Wegner W (Hrsg.). Enzyklopädie Medizingeschichte. Berlin, New York: de Gruyter, 2005:1515–1517.
8. Groß D. Die zahnärztliche Implantologie in ethischer Perspektive. Implantologie 2014;22(4): 391–398.
9. Groß D. Die Entwicklung des Faches. Wegbereiter der Zahnheilkunde – Teil 1: Carl Sauer – Widersacher der Dentisten. Zahnärztl Mitt 2017;107(6):44–47.
10. Groß D. Wegbereiter der Zahnheilkunde – Teil 6: Willoughby Dayton Miller – Erklärer der Karies. Zahnärztl Mitt 2017;107(18):108–110.
11. Groß D. Wegbereiter der Zahnheilkunde – Teil 7: Carl Partsch – Nestor der Kieferchirurgie. Zahnärztl Mitt 2017;107(21):104–106.
12. Groß D. Wegbereiter der Zahnheilkunde – Teil 9: Otto Walkhoff – Erkämpfer des Dr. med. dent. Zahnärztl Mitt 2017;107(23–24):100–102.
13. Groß D. Wegbereiter der Zahnheilkunde – Teil 11: Georg Axhausen – Erstbeschreiber der aseptischen Nekrose. Zahnärztl Mitt 2018;108(5):46–48.
14. Groß D. Wegbereiter der Zahnheilkunde – Teil 19: Oskar Weski – Nestor der Parodontologie. Zahnärztl Mitt 2018;108(15–16):96–97.
15. Groß D. Wegbereiter der Zahnheilkunde – Teil 20: Philipp Pfaff – DER Wegbereiter des Fachs. Zahnärztl Mitt 2018;108(17):102–104.

16. Groß D. Otto Walkhoff (1860–1934). In: Historische Kommission bei der Bayerischen Akademie der Wissenschaften (Hrsg.). Neue Deutsche Biographie. Bd. 27. Berlin: Duncker & Humblot, 2019, im Druck.
17. Groß D, Schäfer G. Geschichte der DGZMK (1859–2009). Berlin: Quintessenz, 2009.
18. Hoffmann-Axthelm W. Zur Geschichte des Zahnersatzes (IV). Quintessenz 1970;21(3):139–142.
19. Hoffmann-Axthelm W. Zur Geschichte des Zahnersatzes (V). Quintessenz 1970;21(4):115–120.
20. Hoffmann-Axthelm W. Zur Geschichte des Zahnersatzes (VI). Quintessenz 1970;21(5):125–131.
21. Hoffmann-Axthelm W. Die Geschichte der Zahnheilkunde. Berlin: Quintessenz, 1973.
22. Hoffmann-Axthelm W. Die geschichtliche Entwicklung der Mund-, Kiefer- und Gesichtschirurgie. In: Schuchardt K, Pfeifer G (Hrsg.). Grundlagen, Entwicklung und Fortschritte der Mund-, Kiefer- und Gesichts-Chirurgie. 25 Jahre Deutsche Gesellschaft für Mund-, Kiefer- und Gesichtschirurgie (= Fortschritte der Kiefer- und Gesichts-Chirurgie, 21). Stuttgart: Thieme, 1976: 1–8.
23. Hoffmann-Axthelm W. Die Geschichte der Mund-, Kiefer- und Gesichtschirurgie. Berlin: Quintessenz, 1995.
24. Kingsley NW. A treatise on oral deformities as a branch of mechanical surgery. New York: Appleton, 1880.
25. Linden N. Vorstand der DGEndo. Endodontie Journal 2003;2(1):46f. und 2003;2(2):38f.
26. Reinert S. Geschichte der Deutschen Gesellschaft für Mund-, Kiefer- und Gesichtschirurgie. Dt Zahnärztl Z 2009;64(3):184f.
27. Römer F. Die Deutsche Gesellschaft für Kinderzahnheilkunde (DGK): Wie sie wurde – was sie ist. Hamburg: Mein Buch, 2004.
28. Schlagenhauf U. Zur Geschichte der Parodontologie in Deutschland. Dt Zahnärztl Z 2009; 64(4):262–264.
29. Staehle HJ. Die Geschichte der Fachzahnärzte in Deutschland. Dt Zahnärztl Z 2010;65(4):206–213.
30. Strübig W. Geschichte der Zahnheilkunde: Eine Einführung für Studenten und Zahnärzte. Köln: Dt. Ärzte-Verlag, 1989.
31. Stuck E. Warum Fachärzte? Zahnärztl Mitt 1944;35:120f.
32. Tänzler S. Die Entwicklung der zahnärztlichen Implantologie von 1930 bis 1994. Diss. med. München 1998.
33. Witt FH. 150 Jahre zahnärztliches Geschehen in Deutschland. Deutscher Zahnärzte-Kalender 1959;18:259–276.
34. Zimmermann B. Der amerikanische Einfluss auf die deutsche Zahnheilkunde im ausgehenden 19. Jahrhundert. Diss. med. Bonn 1969.

13 Der lange Schatten: Die Zahnärzte im „Dritten Reich“ und die Aufarbeitung der NS-Vergangenheit

Der Präsident der Bundeszahnärztekammer (BZÄK), Peter Engel, stellte 2017 fest: „Die heutige Zahnärzteschaft wird nicht an verwerflichen historischen Wahrheiten gemessen, sondern vielmehr daran, wie sie mit ihnen und mit ihren heutigen gesellschaftlichen Verpflichtungen umgeht. Die Aufarbeitung der zahnärztlichen Geschichte in der NS-Zeit ist dabei ein richtiger und wichtiger Schritt“[11].

Zwischen Opferrolle und Einzeltätertheorie

Besagte Äußerung markierte eine historische Zäsur, denn tatsächlich hatte die Zahnärzteschaft in der Nachkriegszeit die Ansicht vertreten, dass die eigene Berufsgruppe kaum in NS-Verbrechenskomplexe verstrickt gewesen sei[16]. Die Tatsache, dass sich unter den Angeklagten der Nürnberger Folgeprozesse mit Hermann Pook (1901–1983) nur ein einziger Zahnarzt befand, schien diese Annahme zu stützen. Pook wurde 1947 durch ein amerikanisches Militärgericht zu zehn Jahren Haft verurteilt[64], kam jedoch bereits 1951 frei und konnte eine zahnärztliche Praxis in Hemmingstedt in Holstein eröffnen[55].

Jedenfalls wurde die Frage nach einer *kollektiven* Verantwortung von der (organisierten) Zahnärzteschaft lange nicht gestellt. Eher noch wähnte sich die Zahnärzteschaft in einer *Opferrolle*: Immerhin hatte das NS-Regime den Berufsstand „gleichgeschaltet“, und schließlich waren viele „nichtarische“ sowie politisch verfolgte Zahnärzte von den Nationalsozialisten entrechtet worden[16].

Der lange Weg zur Aufarbeitung der zahnärztlichen Rolle im „Dritten Reich“

Die beschriebene Einschätzung steht in einem deutlichen Kontrast zum heutigen Kenntnisstand. Tatsächlich vergaben die „Deutsche Gesellschaft für Zahn-, Mund- und Kieferheilkunde“ (DGZMK), die Bundeszahnärztekammer (BZÄK) und

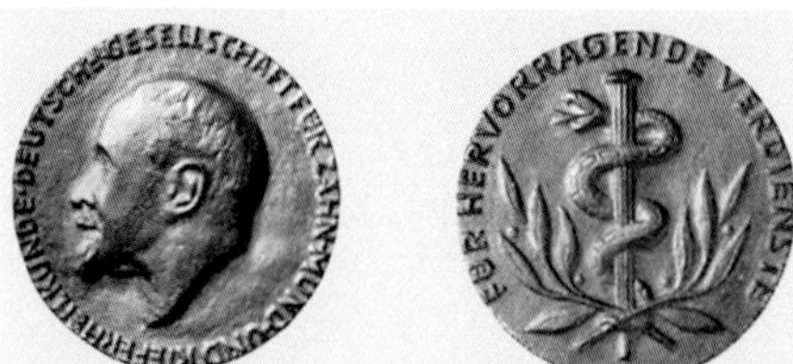

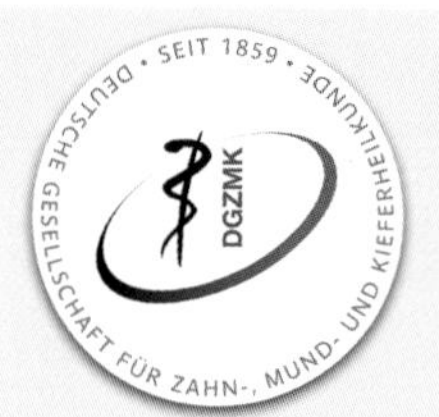

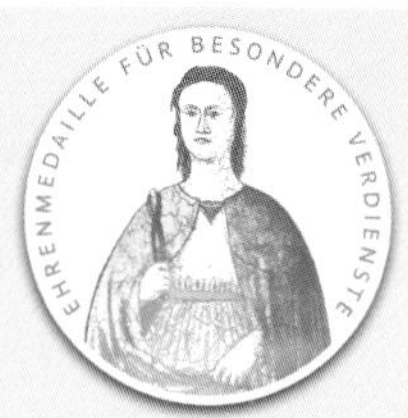

Abb. 13-1 Links: Hermann-Euler-Medaille; rechts: Ehrenmedaille der DGZMK.

die „Kassenzahnärztliche Bundesvereinigung" (KZBV) 2016 in gemeinsamer Initiative ein Forschungsprojekt zur Aufarbeitung der Rolle der Zahnärzte im Dritten Reich an die RWTH Aachen und die Universität Düsseldorf[20]. Wie aber kam es zu dieser bemerkenswerten Neubewertung?

Die Antwort auf diese Frage ist vielschichtig[16]:

Zum Ersten gab es spätestens seit den 1980er Jahren Hinweise auf eine weitergehende Verstrickung. Diese kamen allerdings nicht von Fachhistorikern, die lange auf die Rolle der Ärzteschaft fokussierten und die Zahnärzte nur am Rande thematisierten[40,58,72]. Sie stammten vielmehr von niedergelassenen Zahnärzten aus dem Umfeld der „Vereinigung Demokratische Zahnmedizin" (VDZM); ihre Ergebnisse wurden jedoch nicht in einschlägigen Fachzeitschriften und Fachbuchreihen publiziert und fanden nur begrenzte Beachtung[21,32,67]. Mehr Breitenwirkung entfaltete dann eine Initiative des ZM-Redakteurs Ekkhard Häussermann in den 1990er Jahren. Der Wissenschaftsjournalist veröffentlichte eine ZM-Reihe mit dem Titel „Deutsche Zahnärzte 1933 bis 1945"[22]. Häussermann thematisierte hierbei die Verstrickung des Berufsstandes in die NS-Politik.

Doch letztlich waren es zwei spätere Ereignisse, die einen Bewusstseinswandel nach sich zogen und zudem einen Handlungsdruck erzeugten: Zum einen enthüllte ein Fachbeitrag, dass der hochgeehrte erste Nachkriegspräsident der DGZMK, Hermann Euler, im „Dritten Reich" als Rektor der Universität Breslau an den dortigen antisemitischen „Säuberungen" maßgeblichen Anteil hatte. Besagter Beitrag erschien 2005 im Fachorgan der DGZMK, der „Deutschen Zahnärztlichen Zeitschrift", und war somit schlichtweg nicht zu übersehen[59]. Schwer belastet wurde dann auch der Gründungspräsident der „Deutschen Gesellschaft für Mund-, Kiefer- und Gesichtschirurgie" (DGMKG), Martin Waßmund (1892–1956). Er hatte die Zwangssterilisation von Spaltpatienten propagiert – was 2012 im Organ der DGMKG („Der MKG-Chirurg") erstmals en détail ausgeführt und diskutiert wurde[65]. Schlussendlich wurde der „Martin-Waßmund-Preis" ebenso umbenannt wie zuvor die „Hermann-Euler-Plakette" bzw. „-Medaille"[13,17,18] (Abb. 13-1).

Die Situation der Zahnärzte vor 1933

Was aber weiß man heute über die Rolle der Zahnärzte im „Dritten Reich“[16,20,41]?

Um diese Frage zu beantworten, scheint es sinnvoll, bis zur Weimarer Republik zurückzugehen: 1929 waren in Deutschland 8965 approbierte Zahnärzte und 17378 Dentisten registriert. Hiervon besaßen etwa 8200 approbierte und 8800 nichtapprobierte Zahnbehandler eine Kassenzulassung[4,47]. Zu diesem Zeitpunkt geriet die Weimarer Republik in eine schwere Wirtschaftskrise, die sich auch auf die Verdienstmöglichkeiten der Zahnärzte negativ auswirkte[47]. Viele Zahnärzte sahen nicht nur in den zahlreichen konkurrierenden Dentisten, sondern auch in den bis 1933 deutlich wachsenden Studierendenzahlen eine Bedrohung ihrer Existenz. Zudem hatten die gefürchteten Krankenkassen etliche Kassenzahnkliniken etabliert; entsprechend rückläufig war die Zahl der Kassenpatienten, die in der freien Praxis behandelt werden konnten. Auch bei der bis dahin für die Zahnärzteschaft einträglichen Schulzahnpflege war es zu Einschnitten im Sozialetat gekommen.

Die trüben wirtschaftlichen Aussichten bieten zumindest eine mögliche Erklärung für die Tatsache, dass bis 1933 bereits erstaunliche 12 Prozent der deutschen Zahnärzte Mitglied der „Nationalsozialistischen Deutschen Arbeiterpartei“ (NSDAP) geworden waren[21,77]. Der Anteil an NSDAP-Mitgliedern lag damit zu diesem Zeitpunkt sorgar deutlich über dem der Ärzte (7 Prozent). Dies ist insofern bemerkenswert, als gerade die Ärzteschaft am Ende des „Dritten Reiches“ nach bisherigem Kenntnisstand mit rund 45 Prozent den höchsten Anteil an NSDAP-Mitgliedern unter allen akademischen Berufsgruppen aufwies[31,74]. Der Prozentsatz der NSDAP-Mitglieder unter den Zahnärzten dürfte allerdings ersten Hochrechnungen der Aachener Forschungsgruppe zufolge ähnlich hoch ausfallen.

Fraglos schmeichelte es vielen Ärzten und Zahnärzten, dass die Nationalsozialisten ihnen eine zentrale Rolle bei der Umsetzung ihrer politischen Ideen – namentlich bei der „Gesundheitserziehung“ des „deutschen Volkes“ – zuerkannten[31]; hierin sah man eine besondere Würdigung des (Zahn-)Arztberufs[42,74].

Die zahnärztliche Selbstgleichschaltung

Tatsächlich finden sich viele Belege, dass weite Teile der Zahnärzteschaft die politische „Gleichschaltung“ ihrer Organisationen durch das NS-Regime im Frühjahr 1933 begrüßten[10,17,58]. Dies dokumentierte auch der Zahnärztetag 1933 in Breslau (Abb. 13-2). Viele niedergelassene Zahnärzte, aber auch etliche zahnärztliche Hochschullehrer stellten sich öffentlich hinter das NS-Regime. So bekannten sich 1933 auch 37 Professoren zu einer „Einheitsfront“ der zahnärztlichen Dozentenschaft. Sie beeilten sich zu erklären, dass „die großen Aufgaben [...], die auch die deutsche Zahnärzteschaft im neuen Reich zu erfüllen habe [...,] nur in engster Zusammenarbeit, unter völliger Anerkennung einer einheitlichen Führung und des Autoritätsprinzips“ zu lösen seien[10].

VI. DEUTSCHER ZAHNÄRZTETAG
1. BIS 3. SEPT. 1933 IN BRESLAU
Erster
Nationalsozialistischer
Zahnärztetag
Tagungsnummer der Zahnärztlichen Mitteilungen

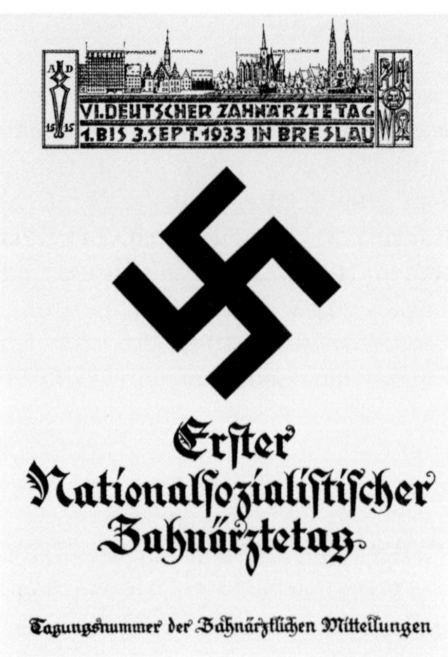

Abb. 13-2 Einladung zum Deutschen Zahnärztetag in Breslau.

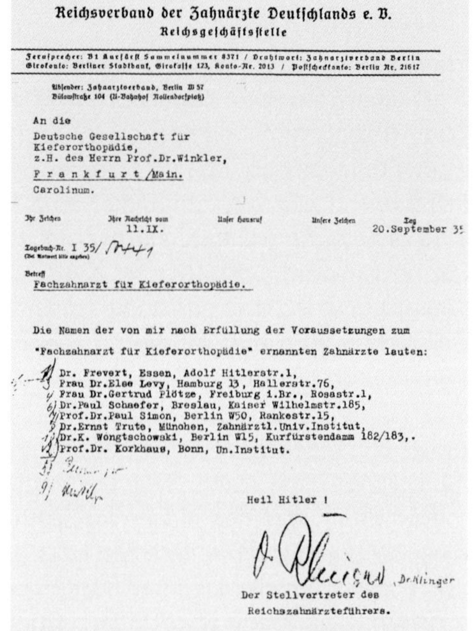
Reichsverband der Zahnärzte Deutschlands e. V.
Reichsgeschäftsstelle

Fernsprecher: B1 Kurfürst Sammelnummer 8371 / Drahtwort: Zahnarztverband Berlin
Girokonto: Berliner Stadtbank, Girokasse 123, Konto-Nr. 2013 / Postscheckkonto: Berlin Nr. 21617

Absender: Zahnarztverband, Berlin W 57
Bülowstraße 104 (U-Bahnhof Nollendorfplatz)

An die
Deutsche Gesellschaft für
Kieferorthopädie,
z.H. des Herrn Prof.Dr.Winkler,
Frankfurt/Main.
Carolinum.

Ihr Zeichen / Ihre Nachricht vom 11.IX. / Unser Hausruf / Unsere Zeichen / Tag 20.September 35

Tagebuch-Nr. I 35/ 7441
(Bei Antwort bitte angeben)

Betreff
Fachzahnarzt für Kieferorthopädie.

Die Namen der von mir nach Erfüllung der Voraussetzungen zum "Fachzahnarzt für Kieferorthopädie" ernannten Zahnärzte lauten:

Dr. Frevert, Essen, Adolf Hitlerstr.1,
Frau Dr.Else Levy, Hamburg 13, Hallerstr.76,
Frau Dr.Gertrud Plötze, Freiburg i.Br., Rosastr.1,
Dr.Paul Schaefer, Breslau, Kaiser Wilhelmstr.185,
Prof.Dr.Paul Simon, Berlin W50, Rankestr.15,
Dr.Ernst Trute, München, Zahnärztl.Univ.Institut,
Dr.K. Wongtschowski, Berlin W15, Kurfürstendamm 182/183,.
Prof.Dr. Korkhaus, Bonn, Un.Institut.

Heil Hitler !

Dr.Klinger
Der Stellvertreter des
Reichszahnärzteführers.

Abb. 13-3 Ernennung zum Facharzt für Kieferorthopädie durch den Reichsverband der Zahnärzte Deutschlands.

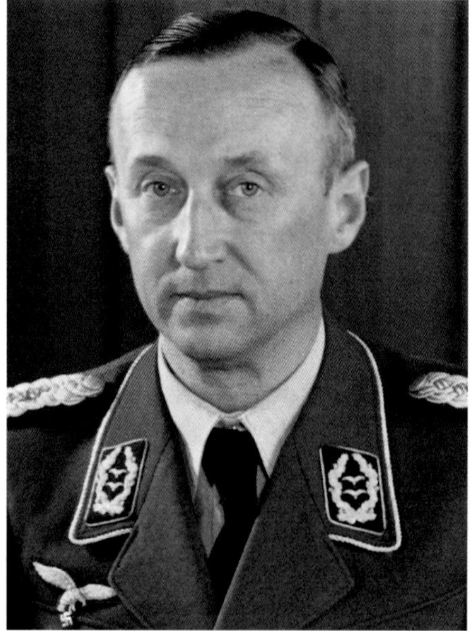

Abb. 13-4 Ernst Stuck.

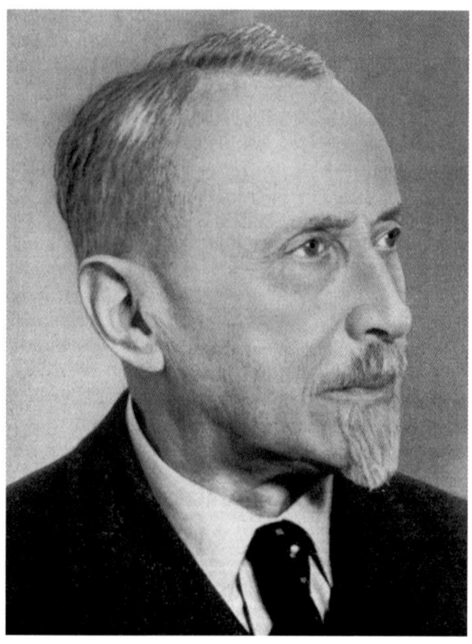

Abb. 13-5 Hermann Euler.

Der „Reichsverband der Zahnärzte Deutschlands" (RV) wurde im März 1933 „gleichgeschaltet" (Abb. 13-3); mit Ernst Stuck (1893–1974, Abb. 13-4) wurde ein überzeugter Nationalsozialist zum neuen Vorsitzenden bestimmt. Neues Presseorgan des RV, der seit 1935 als „Deutsche Zahnärzteschaft" (DZ) auftrat, wurden die „Zahnärztlichen Mitteilungen" (ZM). Stuck wurde überdies zum Leiter der neu gegründeten „Kassenzahnärztlichen Vereinigung Deutschlands" (KZVD) bestimmt; die Selbstverwaltung der Krankenkassen wurde aufgelöst[63]. Innerhalb des RV entstand eine wissenschaftliche Dachorganisation mit dem Namen „Deutsche Gesellschaft für Zahn-, Mund- und Kieferheilkunde" (DGZMK). Sie trat an die Stelle des „Central-Vereins Deutscher Zahnärzte" (CVDZ); allerdings übernahm der Präsident des CVDZ, Hermann Euler, auch die Leitung der Nachfolgeorganisation[17,63] (Abb. 13-5).

Zahnärzte als Opfer

Auf der Grundlage des „Gesetzes zur Wiederherstellung des Berufsbeamtentums" vom 7. April 1933 kam es rasch zur einer ersten Entlassungswelle von „nichtarischen" und politisch missliebigen beamteten Zahnärzten an den Universitätskliniken und sonstigen staatlichen Einrichtungen. Gemäß einer Verordnung vom 2. Juni 1933 wurde den betroffenen Zahnärzten und Dentisten nach und nach die Kassenzulassung entzogen und zugleich eine Neuzulassung verhindert[47,63]. Es folgten weitere Restriktionen[61], wie die folgenden Zahlen dokumentieren: Waren Ende 1933 noch rund zehn Prozent der insgesamt 11332 damals im Reich registrierten Zahnärzte Juden, so stieg die Gesamtzahl der Zahnärzte bis zum 1. Januar 1939 auf 15006 an – während die Zahl der Juden zu diesem Zeitpunkt nur noch bei 372 lag, wovon nur noch 250 eine Kassenzulassung besaßen. Durch die „Achte Verordnung zum Reichsbürgergesetz" vom 17. Januar 1939 wurde schließlich allen jüdischen Zahnärzten die Approbation entzogen[61]. Auf diese Weise wurde eine insgesamt vierstellige Zahl von Zahnärzten entrechtet. „Arische" Zahnärzte übernahmen nun die Praxen vieler jüdischer Kollegen (häufig zu sehr günstigen finanziellen Konditionen) und wurden so zu persönlichen Profiteuren der Unrechtspolitik[23]. Von Seiten der zahnärztlichen Standesführer wurde die „Ausschaltung der Juden" nachdrücklich begrüßt[61]. Viele jüdische und politisch missliebige Zahnärzte wurden nach der Entlassung, dem Verlust der Kassenzulassung, dem Entzug der Approbation bzw. der Enteignung schlussendlich in die Emigration getrieben – oder gar deportiert bzw. ermordet[3,15,25,37,56]. Den verbliebenen Zahnärzten ging es demgegenüber wirtschaftlich deutlich besser als zu Beginn der 1930er Jahre: von 1933 bis 1938 war das Durchschnittseinkommen der Zahnärzte von ca. 5700 Reichsmark (RM) auf rund 9200 RM gestiegen[1,44].

Nur sehr wenige Zahnärzte traten gegen die Entrechtung der jüdischen und politisch missliebigen Kollegen oder allgemein gegen das Unrechtsregime ein: Zur Gruppe der Oppositionellen gehörten u. a. die Berliner Zahnärzte Ewald Fabian (1885–1944), Helmut Himpel (1907–1943) und Paul Rentsch (1898–1944). Fabian, der bis 1933 als Herausgeber der Zeitschrift „Der sozialistische Arzt" fungierte, floh nach Prag, um dort das regimekritische „Internationale ärztliche Bulletin" als „Zentralorgan der Internationalen Vereinigung Sozialistischer Ärzte" aufzubauen, Himpel hatte sich der Widerstandsgruppe „Rote Kapelle" angeschlossen und Rentsch der oppositionellen „Gruppe Europäische Union". Keiner der drei überlebte den Krieg: Fabian starb allzu früh in New York; Himpel und Rentsch wurden von den Nationalsozialisten aufgespürt und ermordet[24,32].

Zur Opferforschung gehören aber auch die Erfassung und nähere Analyse der zahnärztlichen Suizide im „Dritten Reich". Zwischenzeitlich konnten mehr als 30 Fälle zahnärztlicher Selbsttötungen nachgewiesen werden. Wenngleich eine Detailanalyse noch aussteht – sie ist Teil eines in Aachen durchgeführten Promotionsprojektes –, ist davon auszugehen, dass es sich hierbei mehrheitlich um „Verzweiflungstaten" handelte. Manche Fälle dürften allerdings auch als ultimative Form des politischen Widerstandes zu interpretieren sein – eben weil der Suizid eine (letzte) Möglichkeit darstellte, sich in einem Akt der Selbstbehauptung der Willkür des Unterdrückers zu entziehen[43].

Auch die Rolle der Zahnärztinnen im „Dritten Reich" ist noch nicht abschließend geklärt. Allerdings sind nahezu alle bisher im Rahmen des Aachener Aufarbeitungsprojekts erfassten Täter *männlichen* Geschlechts. Insgesamt ist zu betonen, dass der Frauenanteil an der Zahnärzteschaft in dieser Zeit noch gering ausfiel: 1932 waren von 9692 approbierten Zahnärzten lediglich 567 weiblich (5,9 %)[5]. Der Anteil der weiblichen Studierenden nahm allerdings in den nachfolgenden Jahren deutlich zu[30]. Dessen ungeachtet wurden Zahnärztinnen (wie auch Ärztinnen) im NS-Staat erkennbar benachteiligt: So verwehrte man verheirateten „arischen" (Zahn-)Ärztinnen die Kassenzulassung, wenn deren Ehemänner für die wirtschaftliche Sicherstellung der Familie sorgen konnten. Dies geschah offiziell, um Jungärzten ein Auskommen zu ermöglichen; dahinter stand jedoch auch das nationalsozialistische Rollenbild, wonach die Frau zuvorderst für die Reproduktion und den Erhalt des deutschen „Volkskörpers" zu sorgen hatte[63].

Zahnärzte bei der Waffen-SS und in den Konzentrationslagern

Wie angedeutet, waren Zahnärzte im „Dritten Reich" nicht nur Opfer. Sie wurden vielmehr in unterschiedlichsten Kontexten zu Tätern:

So lässt sich nachweisen, dass die die „Schutzstaffel" (SS) der NSDAP auf viele Zahnärzte eine erhebliche Anziehungskraft ausübte. 1938 belief sich der Anteil der SS-Mitglieder unter den deutschen Zahnärzten auf erstaunliche 8,6 Prozent. Die ganz überwiegende Mehrheit der SS-Mitglieder gehörte der Allgemeinen SS an; Letztere gingen einem Zivilberuf nach und trafen sich ein- oder zweimal wöchentlich zum Dienst. Von der Allgemeinen SS abzugrenzen ist die Waffen-SS, die

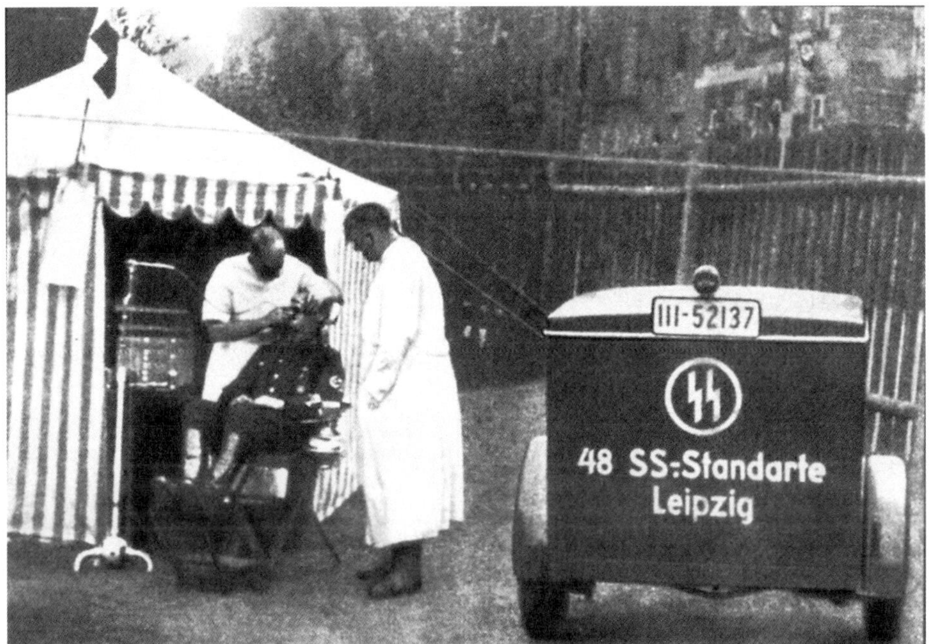

Abb. 13-6 Truppenärztliche Versorgung.

sich als NS-Elitetruppe begriff; ihre Mitglieder waren wegen ihrer Gewaltbereitschaft und Radikalität besonders gefürchtet – beim Kriegsgegner, aber durchaus auch in der Zivilbevölkerung[72]. In der bisherigen Literatur zur Waffen-SS spielten die Zahnärzte keine wesentliche Rolle. Im Rahmen des 2016 angelaufenen Aufarbeitungsprojekts konnten jedoch rund 280 Zahnärzte als Mitglieder in der Waffen-SS ausgemacht werden (Stand: März 2018); sie waren eben *keine* „Zahnärzte wie andere auch", sondern verkörperten „das SS-Ideal des politischen Soldaten und nationalsozialistischen Mediziners, der seine Aufgabe im Sinne der SS bedingungslos erfüllte, wo auch immer er eingesetzt wurde"[73] (Abb. 13-6).

Der Waffen-SS entstammte auch das Leitungs- und Funktionspersonal der Konzentrationslager (KZ), die sogenannte „Konzentrationslager-SS"; hierunter fielen auch die „KZ-Zahnärzte"[53,57,72]. Im August 1943 befanden sich etwa 224000 Menschen in KZ-Haft; Anfang 1945 waren dann kurzzeitig mehr als 700000 Menschen in mehr als 20 Konzentrationslagern inhaftiert[27]. Zwangsarbeit, Menschenversuche und Massenmord waren die alltäglichen KZ-Verbrechen. Doch welche Zahnärzte nahmen hierbei wichtige Funktionen wahr? Während Hugo Blaschke (1881–1960) – Hitlers persönlicher Zahnbehandler – zum SS-General und „obersten Zahnarzt" der SS avancierte[9,72], waren der SS-Sturmbannführer Paul Reutter (geb. 1911) bzw. – ab 1943 – in dessen Nachfolge der SS-Obersturmbannführer Hermann Pook (1901–1983) als „Leitender Zahnarzt" für alle zahnärztlichen Belange in den KZs verantwortlich, und damit auch für die dortigen Zahnstationen. Bis Kriegsbeginn wurden hierfür meist zivile Zahnärzte unter Vertrag genommen. Ab 1940 wurde in jedem Konzentrationslager mindestens ein SS-Zahnarzt eingesetzt. Sie behandelten anfangs auch Häftlinge; für diese wurden jedoch bald inhaftierte Zahnbehandler – die sogenannten Häftlingszahnärzte und -dentisten – zuständig[72]. In vielen KZs waren mehrere Zahnärzte tätig; oft wechselten sie nach ein oder zwei Jahren in ein anderes Lager oder in einen anderen Einsatz[62]. Es scheint realistisch, von insgesamt ca. 100 KZ-Zahnärzten auszugehen. Bisher konnten rund 80 KZ-Zahnärzte ausgemacht werden; demnach war ein Drittel der ca. 280 bisher eruierten Waffen-SS-Zahnärzte auch in KZs tätig.

Aufgaben und Verstrickungen der KZ-Zahnärzte

Die KZ-Zahnärzte hatten verschiedene Funktionen. Ihre erste Aufgabe war die Behandlung der Häftlinge bzw. des KZ-Personals. Auch hierbei kam es zu verbrecherischen Handlungen. So nahm etwa der SS-Hauptsturmführer Georg Coldewey (geb. 1910) Augenzeugenberichten zufolge an Häftlingen u. a. Zahnextraktionen ohne Betäubung vor und entfernte diesen zudem ihre „Goldzähne"[38]. Der Zahnarzt Willi Jäger (1902–1945) hatte das Ziel, sich zum Chirurgen weiterzubilden, und führte deshalb zu Übungszwecken Amputationen an KZ-Häftlingen durch – oft ohne Betäubung –, die er mit tödlichen Injektionen abschloss[36]. Der Zahnarzt und Arzt Werner Rhode (1904–1946) verabreichte seinerseits vier Frauen im KZ Natzweiler-Struthof tödliche Phenol-Injektionen[71]. Auch der Zahnarzt Walter Sonntag (1907–1948) war nach übereinstimmender Aussage mehrerer Augenzeugen gefürchtet, weil er (weibliche) Häftlinge misshandelte[54].

Zum Zweiten waren sie für die systematische Entfernung des Zahngolds der getöteten Häftlinge verantwortlich. Himmler hatte 1940 gegenüber den SS-Zahnärzten angeordnet, bei toten Häftlingen das Zahngold, bei Lebenden „nicht mehr reparaturfähiges" Zahngold zu entfernen. Zumeist waren es die Häftlings-Zahnärzte, die unter der Aufsicht bzw. Verantwortung der KZ-Zahnärzte den Getöteten den Zahnersatz herausbrechen mussten[34,55].

Ein Teil der KZ-Zahnärzte war zum Dritten durch die Selektion von Menschen für die Gaskammern in den Vernichtungsprozess innerhalb der Konzentrationslager involviert: Willy Frank (1903–1989), Zahnarzt in den KZs Auschwitz und Dachau, wurde etwa die Beteiligung an der Selektion von über 6000 Häftlingen nachgewiesen[29]. Auch die KZ-Zahnärzte Karl-Heinz Teuber (1907–1961), Willy Schatz (1905–1985) und der vorgenannte Werner Rohde nahmen Selektionen vor[6,28,42]. Wie viele KZ-Zahnärzte schlussendlich derartige Funktionen übernahmen, wird sich indessen nicht mehr rekonstruieren lassen.

Gleiches gilt für die Frage, inwieweit Zahnärzte in den KZs in Menschenversuche involviert waren. Überliefert ist neben den von Jäger vorgenommenen Amputationen, dass der Zahnarzt und Arzt Walter Sonntag 1939/40 im KZ Sachsenhausen Versuche mit dem chemischen Kampfstoff Senfgas (Lost) durchführte[60].

Die Rolle von Zahnärzten und Kieferchirurgen bei Zwangssterilisationen

Darüber hinaus waren einige Zahnmediziner und Kieferchirurgen in die Zwangssterilisation von Spaltträgern verstrickt[65,66]: Das im Juli 1933 erlassene „Gesetz zur Verhütung erbkranken Nachwuchses“ (GzVeN) verpflichtete alle im Gesundheitswesen tätigen Heilpersonen, Personen mit einer fraglichen „Erbkrankheit“ zu melden. Amtsärzte stellten dann Anträge auf „Unfruchtbarmachung“ an das zuständige Erbgesundheitsgericht (EGG), das aus einem Amtsrichter und zwei Ärzten bestand und über jeden Fall befand.

Schätzungen gehen von insgesamt 350000 bis 400000 Opfern der NS-Zwangssterilisation aus. Lippen-Kiefer-Gaumenspalten wurden im Gesetzestext nicht explizit genannt, fielen aber in die Rubrik „schwere erbliche körperliche Mißbildung“ (GzVeN, Ziffer 8). Manche Hochschullehrer wie der spätere Heidelberger Ordinarius Reinhold Ritter (1903–1987)[19] und der bereits erwähnte Martin Waßmund[70] sprachen sich explizit für Zwangsterilisationen aus, andere traten allerdings ebenso entschieden dagegen ein[65,66]. Auch unter den „reinen“ Zahnärzten gab es Befürworter der Zwangssterilisation, wie eine neue Untersuchung dokumentiert[50].

Da die Zwangssterilisation von LKG-Patienten nicht zentral registriert wurde, bleibt ihre genaue Anzahl im Dunkeln. Allerdings konnte Thieme 130 Einzelfälle aufspüren und auswerten; demnach wurde der Antrag auf „Unfruchtbarmachung“ nur in einem Drittel der erfassten Fälle abgelehnt[65,66].

Zahnärzte als NS-Propagandisten

Viele Zahnärzte traten als Standespolitiker, Autoren oder Dozenten in der Öffentlichkeit, in Fachpublikationen, Lehrbüchern oder in der praktischen zahnärztlichen Ausbildung als Verfechter und Propagandisten der Rassenhygiene hervor und sprachen damit letztlich der Ausgrenzung der jüdischen Rasse das Wort[7,34,75]. Dutzende Zahnärzte publizierten in den „Zahnärztlichen Mitteilungen“, die nach 1933 in kurzer Zeit zu einem NS-Propaganda- und Hetzblatt wurden[51]; Letzteres galt in ähnlicher Weise für andere zahnärztliche Zeitschriften wie etwa die „Deutsche Zahn-, Mund- und Kieferheilkunde“ (Abb. 13-7) oder das „Zentralblatt für die gesamte Zahn-, Mund- und Kieferheilkunde“[68]. In diesen Kontext gehört auch die „weltanschauliche Schulung“ von Zahnärzten in der 1935 gegründeten „Führerschule der Deutschen Ärzteschaft“ in Alt Rehse. Als Dozenten traten hier neben

DEUTSCHE ZAHN-, MUND- UND KIEFERHEILKUNDE

EINE MONATSSCHRIFT

mit regelmäßigen Heften

DEUTSCHE KIEFERCHIRURGIE / FORTSCHRITTE DER ORTHODONTIK

Herausgegeben von der

DEUTSCHEN GESELLSCHAFT FÜR ZAHN-, MUND- UND KIEFERHEILKUNDE

DR. MED. DENT. STUCK, Reichszahnärzteführer/Leipzig — PROF. DR. H. EULER, Präsident/Breslau — PROF. DR. G. AXHAUSEN, Jahrespräsident/Berlin

Hauptschriftleiter:

PROF. DR. EUGEN WANNENMACHER/TÜBINGEN

Redakteur für Deutsche Kieferchirurgie: PROF. DR. GEORG AXHAUSEN, Berlin

Redakteur für Fortschritte der Orthodontik: PRIV.-DOZ. DR. GUSTAV KORKHAUS, Bonn a. Rh.

BAND 1

Mit 375 Abbildungen im Text

1 9 3 4

VERLAG VON HERMANN MEUSSER / LEIPZIG

DEUTSCHE ZAHN-, MUND- UND KIEFERHEILKUNDE

August 1934 — Band 1, Heft 1

ZUM GELEIT

Schritt für Schritt erkämpft sich die deutsche Zahnheilkunde ihren Platz an der Seite der großen Allgemein-Medizin.

Die Tatsache des Zusammenschlusses aller wissenschaftlichen Organisationen zu einer achtunggebietenden und aktionsfähigen

DEUTSCHEN GESELLSCHAFT FÜR ZAHN-, MUND- UND KIEFERHEILKUNDE

ist ein wichtiger Schritt zu diesem großen Ziele. Zugleich aber bedeutet er ein Programm im Sinne einer vertieften und erweiterten modernen deutschen Zahnheilkunde, die nur gedeihen kann, wenn sie sich in beruflicher Hinsicht zum Einheitsstande der deutschen Zahn-, Mund- und Kieferheilkundigen zu entwickeln vermag. Die in dieser Willensrichtung neu geschaffenen Presseorgane sollen nun für die Zukunft die Träger dieses Einheitsgedankens für Wissenschaft und Praxis sein. Ich wünsche der Monatsschrift auf ihrem neuen Weg ein rechtes Gelingen. Darüber hinaus aber, daß jeder deutsche Zahnarzt das kleine finanzielle Opfer bringen möge, unsere wissenschaftlich fundierte deutsche Zahnheilkunde durch den regelmäßigen Bezug der Monatsschrift zu stützen und damit zugleich der deutschen Wissenschaft seinen Dank abzustatten, ohne deren gründliche Forschungsarbeit seine Berufsarbeit schlechthin unmöglich wäre.

Leipzig, August 1934

Abb. 13-7 Erste Ausgabe der Zeitschrift „Deutsche Zahn-, Mund- und Kieferheilkunde“, 1934.

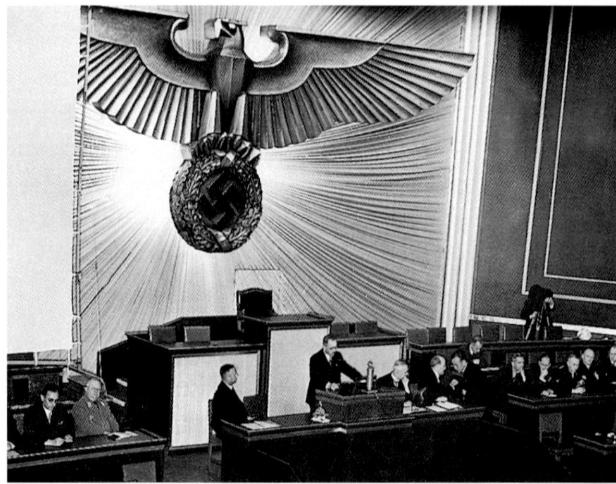

Abb. 13-8 Hermann Euler 1938 vor deutschen Zahnärzten im Reichstagssitzungssaal in der Krolloper.

NS-Funktionären und Ärzten auch bekannte zahnärztliche Hochschullehrer wie Hermann Euler oder Eugen Wannenmacher (1897–1974) auf[63] (Abb. 13-8).

Auch die 1938 gegründete „Arbeitsgemeinschaft für medizinisch-biologische Heilweisen“ ging auf Zahnärzte zurück. Sie sollte die nationalsozialistischen Inhalte der „Neuen deutschen Zahnheilkunde“ (NDZH) vermitteln[7]. Nicht die Fürsorge für den individuellen Patienten, sondern die Stärkung des Kollektivs – des „Volkskörpers“ – war das Ziel der NDHZ. Angestrebt war demnach eine umfassende „Gesundheitserziehung“ auf „rassenhygienischer“, erbbiologischer und antisemitischer Grundlage[75]. Die „Biologische Zahnheilkunde“ verfolgte ihrerseits das Ziel, das deutsche Volk zu einer „biologisch-hygienischen Lebensführung“ zu motivieren[7,75]. Dazu gehörte auch eine dezidierte Werbung für den Konsum von Roggen- bzw. Vollkornbrot[76] (Abb. 13-9). Die in der „Brotfrage“ engagierten Zahnärzte rie-

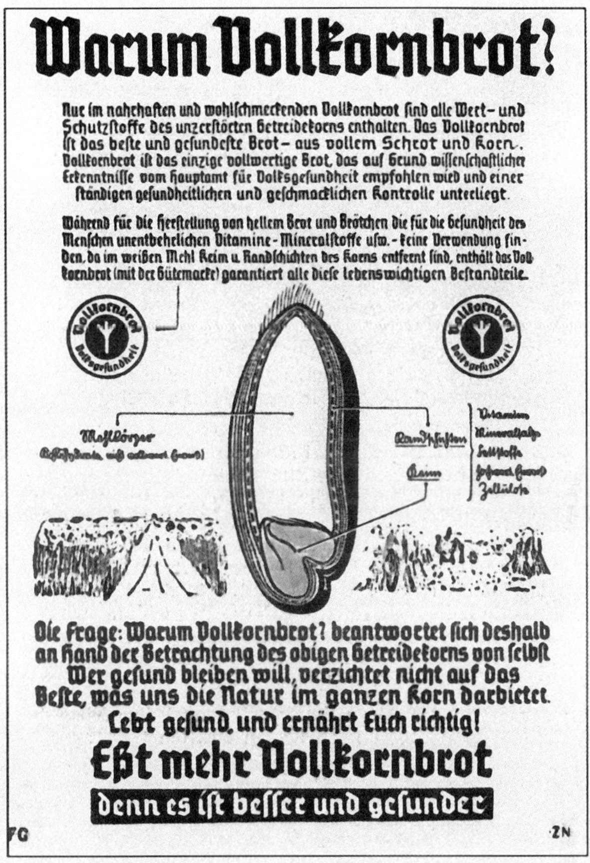

Abb. 13-9 Propaganda zur Brotfrage.

fen dementsprechend eine „Forschungsgemeinschaft für Roggenbroternährung" (Forrog) ins Leben; sie gab ein eigenes Organ, die „Forrog-Blätter", heraus[34,39,47].

Zahnärztliche Hochschullehrer als Protagonisten einer NS-Unrechtspolitik

Auch an den universitären Zahnkliniken traten Zahnärzte als glühende Nationalsozialisten in Erscheinung: Hier übernahm der Münchner Professor und „Blutordensträger" Karl Pieper (1886–1951) als „Referent für Zahnmedizin in der Reichsdozentenführung" die Aufgabe, über die Entfernung nichtarischer Dozenten zu wachen und die Karrieren missliebiger Kollegen zu hintertreiben[20]. Ein weiteres von vielen derartigen Beispielen liefert der Marburger Hochschullehrer Hans Fliege (1890–1976), der in seiner Eigenschaft als „Vertrauensmann" der NSDAP reihenweise denunzierende politische Einschätzungen über missliebige zahnärztliche Kollegen verfasste[45]. Die eigentliche moralische Verantwortung bestand jedoch darin, dass die (zahnärztlichen) Hochschullehrer die Ausgrenzung ihrer entrechteten Berufskollegen zumeist nicht nur hinnahmen, sondern in die frei werdenden Positionen nachrückten und so zu direkten Profiteuren dieser Unrechtspolitik wurden.

Von Zahnärzten und Dentisten verantwortete Zwangsarbeit

Kaum untersucht ist auch die Beschäftigung von Zwangsarbeitern durch Zahnärzte und Dentisten. Zwangsarbeit – d. h. Arbeiten, zu denen Menschen gegen ihren Willen genötigt werden – fand im „Dritten Reich“ nicht nur in den KZs statt, sondern auch z. B. in Wirtschaftsbetrieben und Praxen. Die Zwangsarbeiter wurden zumeist aus den okkupierten osteuropäischen Gebieten angefordert („Ostarbeiter“). Wäldner konnte 2018 erste Rechercheergebnisse einer Vorstudie publizieren und Einzelschicksale vorstellen. Er fand derartige Beschäftigungen bisher bei Zahnärzten und Dentisten in insgesamt 13 Wohnorten bzw. Städten sowie bei zwei Dentallaboren in Uelzen und Wilhelmshaven[69]. Auch hier sind weitere Forschungen anzustrengen.

Wenige Anklagen, heterogene Strafzumessungen

Auch wenn in den Nürnberger Folgeprozessen mit dem vorgenannten Hermann Pook tatsächlich nur ein Zahnarzt vor Gericht gestellt worden war, sind, wie wir heute wissen, insgesamt deutlich mehr Zahnärzte gerichtlich belangt worden – wenn auch zumeist unbemerkt von der Öffentlichkeit. Bis Oktober 2018 konnten von der Aachener Forschergruppe nach intensivem Studium heute zugänglicher Gerichts- und Archiv-Akten für mehr als 30 Zahnbehandler derartige Anklagen nachgewiesen werden; dabei wurden nach bisherigem Stand in insgesamt acht Fällen Todesstrafen verhängt, die in sechs Fällen auch vollstreckt wurden.

Gleichwohl entging die Mehrheit der an NS-Verbrechen beteiligten Zahnärzte einer Anklage, und auch bei den gerichtlich verurteilten Zahnärzten schien das Strafmaß – retrospektiv betrachtet – nicht immer mit der Schwere der Taten zu korrelieren, wie die folgenden Beispiele zeigen:

Hugo Blaschke (1881–1959), der als General und „oberster Zahnarzt der SS“ eine weitreichende Verantwortung für die KZ-Zahnstationen und den „Zahngoldraub“ an den ermordeten Juden trug, wurde z. B. gar nicht angeklagt, sondern im Rahmen der Nürnberger Prozesse ausschließlich als Zeuge vernommen[8].

Der oben erwähnte KZ-Zahnarzt Willy Schatz wurde zwar vor Gericht gestellt – allerdings erst in den 1960er Jahren im Rahmen des ersten Auschwitzprozesses; letztlich wurde er 1965 freigesprochen, weil man den Hauptanklagepunkt, die todbringende Selektionstätigkeit, trotz starker Indizien nicht mit letzter Sicherheit beweisen konnte. 2015 konnte sein verhängnisvoller Dienst an der „Rampe“ anhand von Fotos doch noch belegt werden – zu diesem Zeitpunkt war Schatz allerdings seit 30 Jahren tot. Bis zur seiner Pensionierung hatte er als niedergelassener Zahnarzt in Hannover wirken können[23,35].

Auch Otto Hellmuth (1896–1968), Gauleiter der NDSAP in Mainfranken, erfuhr nicht die volle Härte der Rechtsprechung: Der Zahnarzt war an der Erschießung von notgelandeten alliierten Fliegern im September 1944 beteiligt und hatte zuvor (1940) die Räumung der Heil- und Pflegeanstalt Werneck veranlasst: Viele der dortigen Patienten wurden daraufhin über Zwischenstationen in Tötungsanstalten verbracht und dort ermordet[12,33]. War Hellmuth 1947 vom General Military Court in Dachau zunächst zum Tod verurteilt worden, so wurde das Urteil 1948 in lebenslängliche Haft umgewandelt und 1951 dann auf 20 Jahre reduziert. Die Entlassung aus Landsberg erfolgte jedoch bereits am 8. Juni 1955[46]. Hellmuth bewarb sich nachfolgend um eine Kassenzulassung in Reutlingen. Tatsächlich erhielt er unter insgesamt 22 Bewerbern den Zuschlag und konnte sich dort 1958 niederlassen[49].

Alle drei – beispielhaft genannten – Zahnärzte hatten somit letztlich trotz erheblicher Verstrickungen ihre berufliche Laufbahn in der Bundesrepublik als niedergelassene Zahnärzte fortsetzen können.

Von der Entnazifizierung zur Reinwaschung

Nach Kriegsende versuchten die Alliierten die deutsche Gesellschaft im Rahmen von „Entnazifizierungsverfahren“ von den Einflüssen des Nationalsozialismus (NS) zu befreien. Mehrere Millionen mussten sich einem solchen Verfahren unterziehen. Jeder Betroffene sollte schlussendlich in eine von insgesamt fünf Kategorien – Hauptschuldige, Belastete, Minderbelastete, Mitläufer, Entlastete – eingeordnet werden.

Tatsächlich endete die zunächst mit großem Ernst betriebene Entnazifizierung in einer „Farce“[26]: Die Spruchkammerverfahren wurden zu wahren „Mitläuferfabriken“[48], und die geplanten Entnazifizierungen mündeten in „Reinwaschungen“. Letztlich wurden nur 1,4 % der Betroffenen den ersten beiden Kategorien zugeordnet. Auch hierfür finden sich bemerkenswerte Beispiele unter den Zahnärzten:

So wurden selbst Hugo Blaschke[8], der „Blutordensträger“ Karl Pieper[20] und der NSDAP-„Vertrauensmann“ und Denunziator Hans Fliege[2,14] als „Mitläufer“ entnazifiziert. Auch Hermann Euler wurde ungeachtet der von ihm an der Universität Breslau vollzogenen „Säuberungen“ zu Lasten jüdischer Kollegen der günstigen Kategorie eines „Mitläufers“ zugeordnet[18]. In der Konsequenz wurden die betreffenden Zahnärzte als gesellschaftlich „rehabilitiert“ angesehen: So erklärt es sich, dass Euler 1949 erneut die Präsidentschaft der rekonstituierten DGZMK angetragen wurde[17] und dass Martin Waßmund, der nicht nur in Vorträgen, sondern ebenso deutlich in seinem Lehrbuch das rassenhygienische Ziel der „Ausmerze" von LKG-Spalten propagiert hatte, 1951 zum ersten Präsidenten der DGMKG ernannt werden konnte[52].

Resümee

Ein nicht unerheblicher Teil der deutschen Zahnärzte und Kieferchirurgen war – in unterschiedlicher Form und in den verschiedensten Bereichen – in das politische System des Nationalsozialismus verstrickt. Die Aufarbeitung dieser Epoche ist noch nicht abgeschlossen – doch sie *erfolgt* und sie wird weitere wichtige Ergebnisse erbringen.

Die Auseinandersetzung mit der NS-Zeit ist in ihrer Bedeutung für den zahnärztlichen Professionalisierungsprozess kaum zu überschätzen, denn sie ist vieles zugleich: ein Zeichen selbstkritischen, professionellen Handelns, eine gesellschaftliche Bringschuld und nicht zuletzt die unabdingbare Voraussetzung für eine erfolgreiche Vergangenheitsbewältigung.

Literatur

1. [Die] Arbeitsmarktlage verbessert sich für unseren Nachwuchs. Zahnärztl Mitt 1938;29(30):560f.
2. Auerbach I. Catalogus professorum academiae Marburgensis. Bd. 2. Marburg: Elwert, 1979.
3. Blank D. Die „Ausschaltung" jüdischer Ärzte und Zahnärzte in Wiesbaden durch den Nationalsozialismus. Diss. med. dent. Mainz 1984.
4. Bunge H. Akademiker ohne Raum. Zahnärztl Mitt 1931;22(10):255–259.
5. Bunge H. Statistisches über den deutschen Zahnärztestand. Zahnärztl Mitt 1932;23(22): 541–554.
6. Busch C, Hördler S, Pelt RJ van (Hrsg.). Das Höcker-Album. Auschwitz durch die Linse der SS. Darmstadt: von Zabern, 2016.
7. Busch-Dohr A. Synthesebestrebungen zwischen konventioneller Zahnmedizin und Naturheilkunde in der Phase der „Neuen Deutschen Heilkunde" von 1933 bis 1945: Eine medizinhistorische Untersuchung. Diss. med. dent. Aachen 2004.
8. Deprem-Hennen M. Hitlers Leibzahnarzt: Hugo Johannes Blaschkes Leben zwischen Politik und Zahnheilkunde. Diss. med. dent. Düsseldorf 2007.
9. Deprem-Hennen M, Westemeier J. SS-Brigadeführer Hugo Johannes Blaschke – Hitlers „Leibzahnarzt". In: Schmidt M, Groß D, Westemeier J (Hrsg.). Die Ärzte der Nazi-Führer: Karrieren und Netzwerke (= Medizin und Nationalsozialismus, 5). Berlin, Münster: LIT Verlag, 2018: 105–126.
10. [Die] Einheitsfront der Zahnärzte einschließlich Dozentenschaft. Zahnärztl Mitt 1933;24(27):728.
11. Engel P. Geleitwort. In: Groß D, Westemeier J, Schmidt M, Halling T, Krischel M (Hrsg.). Zahnärzte und Zahnheilkunde im „Dritten Reich": Eine Bestandsaufnahme (= Medizin und Nationalsozialismus, 6). Berlin, Münster: LIT Verlag, 2018:5f.

12. Freyeisen A. Verbohrt bis zuletzt – Gauleiter Dr. Otto Hellmuth und das Ende des Nationalsozialismus in Unterfranken. Mainfränkisches Jahrbuch für Geschichte und Kunst 2005;57: 280–328.
13. Gemeinsame Stellungnahme der Herausgeberschaft und der DGMKG. MKG-Chirurg 2012; 5(5):5.
14. Gerz Y. Die Situation der Medizinischen Fakultät Marburg in der Nachkriegszeit: 1945–1950. Diss. med. dent. Marburg 2008.
15. Golan I. Schicksal der jüdischen Zahnärzte und Dentisten aus Freiburg und Umgebung aus der Zeit des Nationalsozialismus. Diss. med. Freiburg i. Br. 1997.
16. Groß D. Zahnärzte als Täter. Zwischenergebnisse zur Rolle der Zahnärzte im „Dritten Reich". Dt Zahnärztl Z 2018;73(3):164–178.
17. Groß D, Schäfer G. Geschichte der DGZMK 1859–2009. Berlin: Quintessenz, 2009.
18. Groß D, Schmidt M, Schwanke E. Zahnärztliche Standesvertreter im „Dritten Reich" und nach 1945 im Spiegel der Lebenserinnerungen von Hermann Euler (1878–1961) und Carl-Heinz Fischer (1909–1997). In: Krischel M, Schmidt M, Groß D (Hrsg.). Medizinische Fachgesellschaften im Nationalsozialismus: Bestandsaufnahme und Perspektiven (= Medizin und Nationalsozialismus, 4). Berlin, Münster: LIT Verlag, 2016:129–171.
19. Groß D, Westemeier J, Schmidt M. „Die Grundfarbe der Geschichte ist grau [...]." Reinhold Ritter (1903–1987) – Leben und Rezeptionsgeschichte. In: Groß D, Westemeier J, Schmidt M, Halling T, Krischel M (Hrsg.). Zahnärzte und Zahnheilkunde im „Dritten Reich": Eine Bestandsaufnahme (= Medizin und Nationalsozialismus, 6). Berlin, Münster: LIT Verlag, 2018:285–321.
20. Groß D, Westemeier J, Schmidt M. Zahnheilkunde und Zahnärzteschaft im Nationalsozialismus – Ein Problemaufriss. In: Groß D, Westemeier J, Schmidt M, Halling T, Krischel M (Hrsg.). Zahnärzte und Zahnheilkunde im „Dritten Reich": Eine Bestandsaufnahme (= Medizin und Nationalsozialismus, 6), Berlin, Münster: LIT Verlag, 2018:15–37.
21. Guggenbichler N. Zahnmedizin unter dem Hakenkreuz. Zahnärzteopposition vor 1933. NS-Standespolitik 1933–1939. Frankfurt a. M.: Mabuse, 1988.
22. Häussermann E, Benz C, Hundsdorfer E. Deutsche Zahnärzte 1933 bis 1945: Verfolger und Verfolgte. Eine Dokumentation von ZM-Veröffentlichungen 1996 und 1997. Köln: Dt. Ärzte-Verlag, 1998.
23. Halling T, Sparing F, Krischel M. Erinnerungskulturen als Teil einer integrierten Geschichte des Holocausts. Der Düsseldorfer Zahnarzt Waldemar Spier (1889–1945). In: Groß D, Westemeier J, Schmidt M, Halling T, Krischel M (Hrsg.). Zahnärzte und Zahnheilkunde im „Dritten Reich": Eine Bestandsaufnahme (= Medizin und Nationalsozialismus, 6). Berlin, Münster: LIT Verlag, 2018:215–237.
24. Hannemann S. Robert Havemann und die Widerstandsgruppe „Europäische Union": Eine Darstellung der Ereignisse und deren Interpretation nach 1945 (= Schriftenreihe der Robert-Havemann-Gesellschaft, 6). Berlin: Robert-Havemann-Ges., 2001.
25. Heidel C-P. Ärzte und Zahnärzte in Sachsen 1933–1945. Frankfurt a. M.: Mabuse, 2005.
26. Hochreither I. Entnazifizierung. Eine zweite Chance für Hitlers Helfer. Stern 22.03.2005, https://www.stern.de/politik/geschichte/entnazifizierung-eine-zweite-chance-fuer-hitlers-helfer-3545212.html [11.10.2018].
27. Hördler S. Ordnung und Inferno. Das KZ-System im letzten Kriegsjahr. Göttingen: Wallstein, 2015.
28. Hördler S, Kreutzmüller C, Bruttmann T. Auschwitz im Bilde. Zur kritischen Analyse der Auschwitz-Alben. Zeitschrift für Geschichtswissenschaft 2015;63:7–8.
29. Huber B. Der Regensburger SS-Zahnarzt Dr. Willy Frank. Diss. med. dent. Würzburg 2009.
30. Huerkamp C. Bildungsbürgerinnen: Frauen im Studium und in akademischen Berufen 1900–1945. Göttingen: Vandenhoeck & Ruprecht, 1996.

31. Kater MH. Ärzte als Hitlers Helfer. Hamburg, Wien: Europa Verlag, 2000.
32. Kirchhoff W (Hrsg.). Zahnmedizin und Faschismus. Marburg: Verlag Arbeiterbewegung und Gesellschaftswissenschaft, 1987.
33. Kirchhoff W. Schulzahnärzte im NS-System. In: Groß D, Westemeier J, Schmidt M, Halling T, Krischel M (Hrsg.). Zahnärzte und Zahnheilkunde im „Dritten Reich": Eine Bestandsaufnahme (= Medizin und Nationalsozialismus, 6). Berlin, Münster: LIT Verlag 2018:147–167.
34. Kirchhoff W, Heidel C-P. „... total fertig mit dem Nationalsozialismus"? Die unendliche Geschichte der Zahnmedizin im Nationalsozialismus. Frankfurt a. M.: Mabuse, 2016.
35. Klee E. Das Personenlexikon zum Dritten Reich. Wer war was vor und nach 1945. 4. Auflage. Frankfurt a. M.: S. Fischer, 2013.
36. Kocjančič K. „Just an ordinary scoundrel and war criminal". The Life of Willi Jäger, the Dachau Dentist turned Surgeon. In: Groß D, Westemeier J, Schmidt M, Halling T, Krischel M (Hrsg.). Zahnärzte und Zahnheilkunde im „Dritten Reich": Eine Bestandsaufnahme (= Medizin und Nationalsozialismus, 6). Berlin, Münster: LIT Verlag, 2018:129–143.
37. Köhn M. Zahnärzte 1933–1945. Berufsverbot. Emigration. Verfolgung. Berlin: Hentrich, 1994.
38. Kogon E. Der SS-Staat. Das System der deutschen Konzentrationslager. München: Kindler, 1974.
39. Krajewski M. Die Bedeutung der Vitamin B-Gruppe für die Zahnheilkunde. Diss. med. dent. Breslau 1936.
40. Krischel M, Schmidt M, Groß D (Hrsg.). Medizinische Fachgesellschaften im Nationalsozialismus: Bestandsaufnahme und Perspektiven (= Medizin und Nationalsozialismus, 4). Berlin, Münster: LIT Verlag, 2016.
41. Krischel M, Schwanke E, Halling T, Westemeier J, Groß D. Zum Stand der Aufarbeitung der Geschichte der Zahnmedizin im Nationalsozialismus. Dt Zahnärztl Z 2017;72(6):477–480.
42. Kudlien F. Ärzte im Nationalsozialismus. Köln: Kiepenheuer und Witsch, 1985.
43. Kwiet K, Eschwege H. Selbstbehauptung und Widerstand. Deutsche Juden im Kampf um Existenz und Menschenwürde 1933–1945. Hamburg: Christians, 1984.
44. Maretzky K, Venter R. Geschichte des deutschen Zahnärzte-Standes. Köln: Bundesverb. d. Dt. Zahnärzte, 1974.
45. Nagel AC. Die Philipps-Universität Marburg im Nationalsozialismus: Dokumente zu ihrer Geschichte. Stuttgart: Steiner, 2000.
46. National Archives and Records Administration (NARA). Pennsylvania 549, Entry No. A1-2242, Box 56-57. Hellmuth, Otto.
47. Nickol T, Schenkel S. Zur Entwicklung der Zahnheilkunde in Deutschland von 1933–1945. In: Thom A, Caregorodcev GI (Hrsg.). Medizin unterm Hakenkreuz. Berlin: Volk und Gesundheit, 1989:307–336.
48. Niethammer L. Die Mitläuferfabrik: Die Entnazifizierung am Beispiel Bayerns. Berlin: Dietz, 1982.
49. Otto Hellmuth. Der Spiegel 1958;12(18):64.
50. Paprotka S. Zwangssterilisation bei Lippen-Kiefer-Gaumenspalten. Zahnärztliches und kieferchirurgisches Handeln im Nationalsozialismus. Diss. med. dent. Berlin 2017.
51. Priehn-Küpper S. ZM-Geschichte: 90 Jahre alt, aber topfit. Zahnärztl Mitt 2000;90(24):58.
52. Rehrmann A, Wassmund M. Berlin. Zahnärztl Mitt 1956;44:246f.
53. Riaud X. Etude des pratiques dentaires dans les camps de l'Allemagne nazie. Thèse de doctorat Nantes 2007. Saarbrücken: AV Akademikerverlag, 2010.
54. Schäfer S. Zum Selbstverständnis von Frauen im Konzentrationslager. Das Lager Ravensbrück. Diss. phil. Berlin 2000.

55. Schmidt M, Groß D, Westemeier J. Dr. Hermann Pook – „Leitender Zahnarzt" der Konzentrationslager. In: Groß D, Westemeier J, Schmidt M, Halling T, Krischel M (Hrsg.). Zahnärzte und Zahnheilkunde im „Dritten Reich": Eine Bestandsaufnahme (= Medizin und Nationalsozialismus, 6). Berlin, Münster: LIT Verlag, 2018:113–127.
56. Schröder U. Schicksale jüdischer Zahnärzte und Dentisten in Leipzig nach 1933. Diss. med. dent. Leipzig 1991.
57. Schulz W. Zur Organisation und Durchführung der zahnmedizinischen Versorgung durch die Waffen-SS in den Konzentrationslagern während der Zeit des Nationalsozialismus. Diss. med. dent. Bonn 1989.
58. Schwanke E, Krischel M, Groß D. Zahnärzte und Dentisten im Nationalsozialismus: Forschungsstand und aktuelle Forschungsfragen. Medizinhistorisches Journal 2016;51(1):2–39.
59. Staehle HJ, Eckart WU. Hermann Euler als Repräsentant der zahnärztlichen Wissenschaft während der NS-Zeit. Dt Zahnärztl Z 2005;60:677–694.
60. Stoll K. Walter Sonntag – ein SS-Arzt vor Gericht. Zeitschrift für Geschichtswissenschaft 2002;50(10):918–939.
61. Stuck E. Die Ausschaltung der Juden aus der deutschen Zahnheilkunde. Zahnärztl Mitt 1939; 30(5):84.
62. Tannenbaum J. Medizin im Konzentrationslager Flossenbürg 1938 bis 1945. Biographische Annäherungen an Täter, Opfer und Tatbestände (= Medizingeschichte im Kontext, 21). Diss. med. Frankfurt 2017.
63. Tascher G. Die Gleichschaltung der standespolitischen und wissenschaftlichen Verbände der Zahnärzte nach 1933. In: Groß D, Westemeier J, Schmidt M, Halling T, Krischel M (Hrsg.). Zahnärzte und Zahnheilkunde im „Dritten Reich": Eine Bestandsaufnahme (= Medizin und Nationalsozialismus, 6). Berlin, Münster: LIT Verlag, 2018:41–64.
64. Telford Taylor Papers. Arthur W. Diamond Law Library, Columbia University Law School, New York, N.Y., TTP-CLS:15-2-1-85.
65. Thieme V. Gedemütigt, entwürdigt, verstümmelt – die „rassenhygienische Ausmerze" der Lippen-Kiefer-Gaumen-Spalten im Dritten Reich. Studie zur Situation der Betroffenen und zur Position der Ärzte im Dritten Reich. Teil II: Erbbiologische Forschung als Vehikel der sozialen Degradierung der Spaltträger und die Auseinandersetzungen unter den deutschen Spaltchirurgen um die Bewahrung eines humanistischen Menschenbildes. Rosenthal, Ernst, Axhausen, Waßmund. MKG-Chirurg 2012;5(1):62–72.
66. Thieme V. Das Fach Kieferchirurgie und die „rassenhygienische Ausmerze" der Lippen-Kiefer-Gaumenspalten. In: Groß D, Westemeier J, Schmidt M, Halling T, Krischel M (Hrsg.). Zahnärzte und Zahnheilkunde im „Dritten Reich": Eine Bestandsaufnahme (= Medizin und Nationalsozialismus, 6). Berlin, Münster: LIT Verlag, 2018:169–185.
67. Vereinigung Demokratische Zahnmedizin (VDZM) (Hrsg.). Zahnmedizin im Faschismus (= der artikulator, 7, Sondernummer). Marburg: Vereinigung Demokratische Zahnmedizin, 1983.
68. Vigna M. Rassenhygienische Inhalte im „Zentralblatt für die gesamte Zahn-, Mund- und Kieferheilkunde" (1936–1945) (= Schriften des Aachener Kompetenzzentrums für Wissenschaftsgeschichte, 18). Diss. med. dent. Kassel 2017.
69. Wäldner C-A. Zwangsarbeit bei Zahnärztinnen, Zahnärzten und Dentisten. In: Groß D, Westemeier J, Schmidt M, Halling T, Krischel M (Hrsg.). Zahnärzte und Zahnheilkunde im „Dritten Reich": Eine Bestandsaufnahme (= Medizin und Nationalsozialismus, 6). Berlin, Münster: LIT Verlag, 2018:187–193.
70. Waßmund M. Lehrbuch der praktischen Chirurgie des Mundes und der Kiefer. Bd. 2. Leipzig: Meusser, 1939.

71. Webb AM (Hrsg.). Trial of Wolfgang Zeuss, Magnus Wochner, Emil Meier, Peter Straub, Fritz Hartjenstein, Franz Berg, Werner Rohde, Emil Bruttel, Kurt aus dem Bruch and Harberg (= The Natzweiler Trial). London, Edinburgh, Glasgow: Hodge, 1949.
72. Westemeier J, Groß D, Schmidt M. Der Zahnarzt in der Waffen-SS – Organisation und Arbeitsfeld. In: Groß D, Westemeier J, Schmidt M, Halling T, Krischel M (Hrsg.). Zahnärzte und Zahnheilkunde im „Dritten Reich": Eine Bestandsaufnahme (= Medizin und Nationalsozialismus, 6). Berlin, Münster: LIT Verlag, 2018:93–112.
73. Westermann S. Verschwiegenes Leid. Der Umgang mit den NS-Zwangssterilisationen in der Bundesrepublik. Köln, Weimar, Wien: Böhlau, 2010.
74. Westermann S, Schäfer G. „Medizin ohne Menschlichkeit". Ärztliche Verfehlungen im Nationalsozialismus und ihre Aufarbeitung. In: Groß D, Winckelmann HJ (Hrsg.). Medizin im 20. Jahrhundert. Fortschritte und Grenzen der Heilkunde seit 1900. München: Reed Business Information, 2008:218–231.
75. Wündrich B. „Biologische" Zahnmedizin im Nationalsozialismus – Entwurf und Entwicklung einer „neuen deutschen Zahnheilkunde" zwischen 1933 und 1945 und ihre Beziehung zur alternativ-ganzheitlichen Zahnmedizin von heute. Diss. med. dent. Heidelberg 2000.
76. Zahnärztl Mitt 1941;32(19):219.
77. Zentner C, Bedürftig F (Hrsg.). Das große Lexikon des Dritten Reiches. München: Südwest, 1985.

14 Ein Beruf – zwei politische Systeme: Die Zahnärzteschaft im geteilten Deutschland

Während die Professionalisierung der ärztlichen Berufsgruppe an der Wende zum 20. Jahrhundert bereits weit vorangeschritten war – Claudia Huerkamp[8] spricht mit Blick auf diesen Zeitraum schon von einem „gelungenen [...] Aufstieg zum professionellen Experten" –, hinkte der Professionalisierungsprozess der Zahnärzte bis zur Mitte des 20. Jahrhunderts merklich hinterher[15].

Erschwert wurde die Professionalisierung durch die Tatsache, dass sich die zahnärztliche Berufsgruppe nach 1945 in einem geteilten Deutschland und damit in zwei sehr unterschiedlichen politischen Systemen weiterentwickeln musste. Hinzu kam, dass der Dualismus von zahnärztlicher und dentistischer Berufsgruppe bis zum Ende des „Dritten Reichs" nicht beseitigt werden konnte. Auch hierfür mussten also in den beiden deutschen Staaten jeweils Lösungen gefunden werden.

Bereits in der unmittelbaren Nachkriegszeit wurden in beiden Teilen Deutschlands Ausgleichsversuche zwischen den Zahnärzten und den – nach wie vor zahlenmäßig überlegenen – Dentisten unternommen. Die entscheidenden Anstöße zur Verständigung gingen dabei von den Besatzungsbehörden aus (vgl. Kapitel 4).

Der „Einheitsstand" in der Bundesrepublik

Am 15. und 16. Juni 1946 wurde in der britischen Zone das „Lager Abkommen" geschlossen. Es enthielt die Feststellung, dass die praktizierenden Dentisten unter gewissen Bedingungen in den Zahnärztestand zu übernehmen seien, während die Ausbildung zum Zahnbehandler zukünftig ausschließlich auf akademischer Grundlage erfolgen solle.

Obgleich dieses Abkommen am Ende von den Dentisten nicht akzeptiert wurde, bildete es doch in den westlichen Besatzungszonen für beide Parteien die Basis für weitere Gespräche. 1948 traten die jeweiligen Standesvertreter – nicht zuletzt auf Druck der Behörden – erneut in Verhandlungen ein. Am Ende der Unterredungen stand das „Bonner Abkommen", das den Dentisten im Vergleich zur Vereinbarung von Lage deutlich günstigere Bedingungen für die Eingliederung in einen künftigen zahnärztlichen „Einheitsstand" versprach und so letztlich die erforderliche Akzeptanz der praktizierenden Dentisten fand. Das Abkommen von Bonn legte die Grundlage für eine gesetzliche Aufhebung des Dualismus in der jungen Bundesrepublik: In der 1. Legislaturperiode des Bundestages wurde das „Gesetz über die Ausübung der Zahnheilkunde" vom 31. März 1952 ohne Gegenstimme angenommen. In der Folgezeit konnten in der Bundesrepublik viele Dentisten mit dem Besuch eines 60-stündigen Fortbildungskurses den gesetzlich geforderten Qualifikationsnachweis erbringen und erhielten daraufhin eine Bestallung als Zahnarzt. Wie stark diese – durchaus niedrigschwellige – Regelung von den Dentisten genutzt wurde, zeigt der Blick auf die quantitative Entwicklung der registrierten Zahnärzte: Deren Anzahl hatte 1952 noch 14342 betragen, während sie bis 1958 – vor allem durch das „upgrading" der fortgebildeten Dentisten – auf 31285 stieg. Dementsprechend waren 1958 nur noch 75 Dentisten verblieben; sie hatten von der Übergangsregelung keinen Gebrauch gemacht (vgl. auch Kapitel 4, Tabelle 4-1a und b)[6].

Im Januar 1955 wurde zudem in der Bundesrepublik eine neue „Prüfungsordnung für Zahnärzte" erlassen. Sie schrieb den gesonderten Ausbildungsgang für Zahnärzte (parallel zum Studium der Medizin) fest und brachte eine Verlängerung des Regelstudiums auf 10 Semester. Besagte Prüfungsordnung hat im Grundsatz bis heute Bestand (vgl. hierzu auch Kapitel 16).

Der „Einheitsstand" in der ehemaligen DDR

In der Sowjetischen Besatzungszone (SBZ) gelang die Beseitigung des Dualismus bereits einige Monate vor der eigentlichen Gründung der DDR. Grundlage hierfür war das im Juni 1946 geschlossene „Leipziger Abkommen". Verwirklicht wurde der „Einheitsstand" letztlich durch die Verabschiedung der „Anordnung über die Approbation der Zahnärzte", die am 2. März 1949 seitens der „Hauptverwaltung Gesundheitswesen der Deutschen Wirtschaftskommission" für die Sowjetische Besatzungszone in Kraft gesetzt wurde. Die Gründung der DDR erfolgte dann am 7. Oktober 1949.

Die besagte Approbationsordnung (AO) differenzierte zwischen Zahnärzten, Dentisten und Zahnpraktikern; unter Letzteren wurden Zahnbehandler verstanden, die keine regelhafte Ausbildung zum Dentisten nachweisen konnten. Der Einheitsstand beendete somit in der DDR, wie Künzel betont, „nicht nur das Nebeneinander der Zahnärzte und Dentisten, sondern auch die Existenz der [...] in ‚Zahnateliers' agierenden Zahnpraktiker"[10]. Künftig sollte die praktische Ausübung der Zahnheilkunde auch in der DDR allein approbierten Zahnärzten vorbehalten bleiben.

Die konkrete Umsetzung der in der Approbationsordnung festgelegten Maßgaben erfolgte mithilfe von Durchführungsbestimmungen vom 8. August 1949 und vom 8. März 1950. Besagte Regelungen wurden 1950 auch für Ostberlin in Kraft gesetzt. In den Bestimmungen wurde zwischen bereits niedergelassenen und noch in der Ausbildung befindlichen Dentisten unterschieden: Die zu jenem Zeitpunkt bereits niedergelassenen Dentisten konnten nach Absolvierung einer insgesamt 220-stündigen Fortbildung einen Befähigungsnachweis zur Behandlung von Mund- und Kieferkrankheiten vor einer staatlichen Prüfungskommission sowie die Approbation als Zahnarzt erwerben. Die betreffenden Kurse wurden letztmalig im Herbst 1954 angeboten. Die noch in der Ausbildung befindlichen Dentistenassistenten erhielten gemäß Approbationsordnung - nach einjährigem Besuch eines Dentisteninstituts mit nachfolgender Prüfung - die Erlaubnis, an einer der ostdeutschen Universitäten für vier klinische Semester das Studienfach Zahnheilkunde zu belegen und nach erfolgreichem Staatsexamen die Approbation als Zahnarzt zu erlangen. Damit erwarben Letztere - anders als die Dentisten in der Bundesrepublik - zugleich die Berechtigung, zu promovieren und gegebenenfalls sogar zu habilitieren[10].

Unterschiedliche Regelungen Ost - West

Insgesamt lässt sich also feststellen, dass die Hürden für die Aufnahme in den Zahnärztestand für Dentisten im Osten merklich höher waren als im Westen - zugleich bot die ostdeutsche Regelung manchen Dentisten aber auch weitreichende Möglichkeiten der akademischen Angleichung an die „genuinen" Zahnärzte wie z. B. das erwähnte Recht zur Promotion.

Die Ausgleichsverhandlungen und -bestimmungen in der DDR unterschieden sich gegenüber dem Zahnheilkundegesetz der Bundesrepublik noch in weiteren Details: So wiesen Kurt Maretzky und Robert Venter 1974 in ihrer „Geschichte des deutschen Zahnärzte-Standes" darauf hin, dass die ostdeutschen Zahnärzte und Dentisten im Vergleich zu den westlichen Kollegen eine deutlich stärkere Eigeninitiative zur Beseitigung des Dualismus entwickelt hätten. Auch vor diesem Hintergrund hätten die betreffenden Bestimmungen im Osten drei Jahre früher in Kraft gesetzt werden können als in der Bundesrepublik[12]. Maretzky und Venter hatten die Geschicke der bundesdeutschen Zahnärzte in der Nachkriegszeit mitbestimmt und nahmen daher naturgemäß eine westliche Perspektive ein: Der Jurist Venter war von 1951 bis 1966 als Geschäftsführer der Bundeszahnärztekammer tätig gewesen[19], während der Zahnarzt Maretzky (1888–1984) von 1948 bis 1961 als Hauptschriftleiter der „Zahnärztlichen Mitteilungen" wirkte[4,11]. Zugleich betonten Maretzky und Venter die dirigierende Rolle der zuständigen Behörden der Sowjetischen Besatzungszone: „Als Beweggrund hierfür darf man unter anderem annehmen, daß man sich hiermit als ein besonders fortschrittliches Staatswesen auszeichnen wollte [...]"[12].

Auch Walter Künzel verband seine Ausführungen zur Einführung des zahnärztlichen Einheitsstandes im Osten Deutschlands in der Rückschau mit einer politischen Wertung. Künzel blickte seinerseits auf eine zahnärztliche Karriere in Ostdeutschland zurück: Er hatte von 1964 bis 1975 als Professor an der Universität Leipzig und anschließend an der Medizinischen Akademie Erfurt gewirkt und war von 1980 bis 1988 Präsident sowie in der Zeit der „Wende" Vizepräsident der „Gesellschaft für Stomatologie der DDR"[1]. Er stufte die 1949 im Osten verabschiedete Approbationsordnung „retrospektiv als gesundheits- und intelligenzpolitisch bedeutsamstes Ergebnis der antifaschistisch-demokratischen Umgestaltung" ein[10].

Ungeachtet der sicherlich biografisch geprägten Deutungen in Ost und West bleibt festzuhalten, dass in der ehemaligen DDR mit den erwähnten „Zahnpraktikern" eine dritte zahnbehandelnde Gruppierung in die Bestimmungen einbezogen wurde – hierfür gab es in der Bundesrepublik keine Entsprechung – und dass im Osten den Nicht-Zahnärzten, die den Ausführungsbestimmungen *nicht* folgten, die weitere Ausübung behandelnder Tätigkeit untersagt wurde. Demgegenüber verblieb in der Bundesrepublik „ein gewisser Reststand"[12] an Dentisten, die zwar die Bedingungen für eine Übernahme in den Zahnärztestand nicht erfüllten, aber dennoch als dentistische Zahnbehandler tätig bleiben konnten (vgl. Kapitel 4, Tabelle 4-1b).

Die Bewältigung des „Einheitsstandes" in Ost und West

Vom 5. bis zum 7. Dezember 1949 richteten die ostdeutschen Zahnärzte und Dentisten in Leipzig eine Festtagung aus, mit der die Einführung des zahnärztlichen Einheitsstands gefeiert wurde. Dennoch sollte es hier noch einige Jahre dauern, bis diese Einheit auch faktisch vollzogen war: Mit der Verabschiedung der neuen Approbationsordnung sahen sich die Universitäten der DDR – insbesondere Leipzig und Berlin – nämlich neben den regulär für Zahnheilkunde Immatrikulierten einer großen Zahl dentistisch vorgebildeter Studierender gegenüber, die sich nun nachqualifizieren wollten. Daher war vor allem die klinische Ausbildung in Zahnerhaltung, Prothetik und Chirurgie seitens der Universitäten bis Mitte der 1950er Jahre mit einem hohen logistischen und personellen Aufwand verbunden. Insofern bestand in der ostdeutschen Zahnheilkunde für etliche Jahre – insbesondere von 1949 bis Ende 1954 – eine Art „Ausnahme"- oder „Übergangszustand", der letztlich aber dazu führte, dass sich die ehemaligen Dentisten aufgrund ihrer durchaus erheblichen Nachqualifikation durch den Erwerb eines Befähigungsnachweises vor einer staatlichen Prüfungskommission vergleichsweise gut in den Zahnärztestand integrierten[10].

In der Bundesrepublik war die Situation durchaus anders: Hier erbrachten zum Ende des Jahres 1953 über 15000 Dentisten mit dem Besuch des erwähnten niedrigschwelligen Kurses den gesetzlich geforderten Fortbildungsnachweis und erhielten daraufhin die Bestallung als Zahnarzt[12,13]. Damit kam es in der Bundesrepublik innerhalb von weniger als 24 Monaten zu einer Verdopplung der

Zahnärztezahl[6,12]. Anders als in der DDR erwarb hier jedoch keiner der besagten Dentisten das Recht zur Promotion. Mit der Aufnahme der Dentisten in den Zahnärztestand wurde der Doktortitel im Westen somit - zumindest für Insider - zum sichtbaren Unterscheidungsmerkmal zwischen dem akademischen und dem nichtakademischen Zahnarzt[5,6]. Dementsprechend strebte in den 1950er und 1960er Jahren in der Bundesrepublik - anders als heutzutage (vgl. Kapitel 16) - die überwältigende Mehrheit der akademisch ausgebildeten Zahnärzte einen Doktortitel an, um sich von den Kollegen „dentistischer" Herkunft abzuheben[2]. Vor diesem Hintergrund kann es nicht überraschen, dass bald auch die in die Zahnärzteschaft aufgenommenen Dentisten den Wunsch nach einer Promotionsmöglichkeit äußerten - wenngleich ohne Erfolg[3].

Obwohl die Etablierung eines einheitlich ausgebildeten Berufsstands von den Beteiligten mehrheitlich als alternativlos angesehen wurde, wirkte sich die Aufnahme der Dentisten in den Zahnärztestand in der Bundesrepublik auf die Berufszufriedenheit der akademisch ausgebildeten Kollegen negativ aus. Zu diesem Schluss gelangte Hildegard Schnelle 1964 im Rahmen einer Befragung[17]. Hierbei gaben zwei Drittel der ursprünglichen Dentisten, aber lediglich 54 Prozent aller akademischen Zahnärzte an, erneut den Zahnarztberuf ergreifen zu wollen, wenn sie wieder vor der Wahl stünden. Vor allem die älteren akademischen Zahnärzte wiesen eine geringe berufliche Bindung auf. Dies führte Schnelle darauf zurück, dass die Betroffenen in der Aufwertung der Dentisten zu Zahnärzten eine Beeinträchtigung ihrer eigenen sozialen Stellung sahen.

Doch bereits für die nachfolgende Zahnärztegeneration stellte die Integration der nichtakademischen Kollegen offensichtlich kein Identifikationsproblem mehr dar: 83 Prozent aller Zahnärzte im Alter zwischen 30 und 40 Jahren gaben in derselben Studie an, dass sie ihren Beruf ein zweites Mal wählen würden[17].

Vor der Jahrtausendwende verabschiedeten sich im mittlerweile wiedervereinigten Deutschland die letzten dentistisch ausgebildeten Zahnärzte in den Ruhestand - seitdem liegt die Zahnheilkunde hierzulande ausschließlich in den Händen akademisch ausgebildeter Behandler, deren Zahl sukzessive zunimmt (vgl. auch Tabelle 14-1).

Tabelle 14-1 Entwicklung der Zahnarztzahlen in der Bundesrepublik seit der Gründung des „Einheitsstandes"[18].

Jahr	Anzahl der Zahnärzte
1956	34175
1974	38357
1988	51545
1992	71528
2000	78689
2007	83401
2016	94098

Der Stellenwert der Niederlassung im geteilten Deutschland

Schon in den ersten Nachkriegsjahren wurde deutlich, dass sich die Rahmenbedingungen für die Ausübung des Zahnarztberufs unter den disparaten politischen und gesellschaftlichen Rahmenbedingungen in Ost und West unterschiedlich entwickeln würden.

Bereits am 23. März 1949 war in der Sowjetischen Besatzungszone eine „Niederlassungsordnung" erlassen worden, die eine Niederlassung in eigener Praxis von einer staatlichen Erlaubnis – konkret: von der Erlaubnis des Landesgesundheitsamtes – abhängig machte. Letztere wurde zunehmend seltener erteilt. Umso mehr bestimmten künftig Polikliniken mit fest angestellten, vom Staat entlohnten Zahnärzten das Bild. Demgegenüber stellte und stellt die freiberufliche (vertragszahnärztliche) Praxistätigkeit in Westdeutschland das vorherrschende Modell der Berufsausübung dar.

Unterschiede in den Begrifflichkeiten und bei den Abschlüssen

Auch auf der begrifflichen Ebene zeigten sich bald augenfällige Unterschiede: Während im Westen die angestammte, traditionsreiche Berufsbezeichnung „Zahnarzt" und die Fachbezeichnung „Zahnheilkunde" Bestand hatte, wurden in der DDR in den 1950er Jahren die Begriffe „Stomatologe" bzw. „Stomatologie" (griech. stoma = Mund) etabliert. Die Bezeichnung „Stomatologie" wurde dabei als Erweiterung des Terminus „Zahnheilkunde" begriffen und mit der Tatsache begründet, dass der „Stomatologe" eben nicht nur für das Zahnsystem, sondern für den gesamten oralen Bereich zuständig sei. Vor ebendiesem Hintergrund hatte der „Wissenschaftliche Beirat für Zahnmedizin" beim „Staatssekretariat für Hoch- und Fachschulwesen" (SHF) im 1953 vorgestellten Studienplan erstmals den Terminus „Stomatologie" angeführt – eine Änderung, die sich in der DDR schnell als richtungsweisend erwies[10].

Anders als im Westen wurde das Studium der Stomatologie in der DDR zudem üblicherweise mit einer Diplomarbeit abgeschlossen; die Absolventen nannten sich dementsprechend Diplom-Stomatologen („Dipl.-Stom."). Manche schlossen eine Weiterbildung zum „Fachzahnarzt für allgemeine Stomatologie" an[10].

Strukturell-institutionelle Unterschiede

Auch das zahnärztliche Vereinswesen entwickelte sich in den beiden Staaten sehr unterschiedlich: Während etwa im Westen 1949 die Rekonstituierung der frühe-

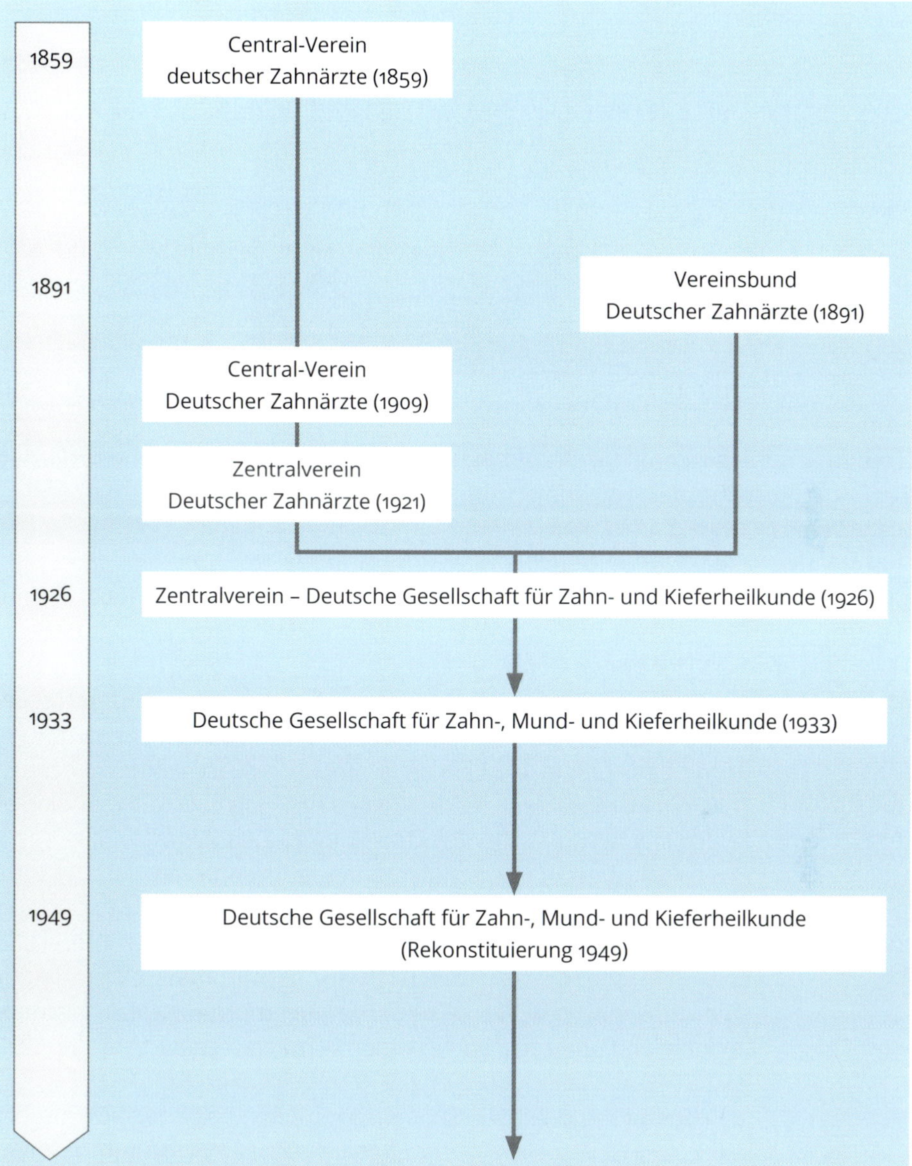

Abb. 14-1 Die Entwicklung der DGZMK aus ihren Vorgängerorganisationen.

ren „Deutschen Gesellschaft für Zahn-, Mund- und Kieferheilkunde" (DGZMK) als nationale wissenschaftliche Dachorganisation erfolgte (Abb. 14-1), entstanden in der DDR zunächst ausschließlich regionale Gesellschaften. Erst im April 1964 erfolgte im Rahmen des 1. Stomatologenkongresses in Leipzig die Gründung der

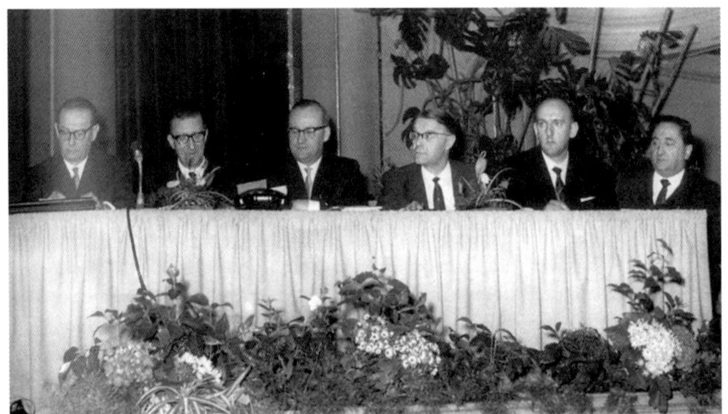

Abb. 14-2 Gründungsmitglieder der Deutschen Gesellschaft für Stomatologie auf dem 1. Stomatologenkongress in der Leipziger Kongresshalle im April 1964.

„Deutschen Gesellschaft für Stomatologie" (DGfS), an der alle neun zu diesem Zeitpunkt bestehenden regionalen zahnärztlichen Gesellschaften – namentlich die Vereine in Leipzig, Jena, Karl-Marx-Stadt, Dresden, Potsdam, Cottbus, Berlin, Rostock und Halle/Saale – beteiligt waren (Abb. 14-2). Nur drei der über 1400 Gründungszahnärzte sprachen sich bei jenem Treffen durch Handheben gegen die „Deutsche Gesellschaft für Stomatologie" aus. Künzel[10] sah in jener Gründung einen Markstein in der Entwicklung des Faches:

> „In der ostdeutschen Geschichte der Zahnheilkunde wurde mit dem 7. April 1964 ein neues Kapitel aufgeschlagen, das klare wissenschaftliche Konturen zeigte. Das Fehlen standespolitischer Berufsverbände wie auch einer Vereinigung der Hochschuldozenten, erforderte von den in die Ehrenämter der DGfS Gewählten ein Höchstmaß an Engagement, Eigeninitiative, Ideenreichtum, Verantwortungsbewusstsein und Durchsetzungswillen, galt es doch, die personellen und geistigen Ressourcen zu bündeln und unter den vorliegenden Verhältnissen die weitere Verwissenschaftlichung der Zahnheilkunde zielgerichtet und ergebnismessbar auszurichten."

In den Folgejahren wurde eine Reihe weiterer nationaler Fachgesellschaften gegründet, so die „Gesellschaft für Kiefer-Gesichts-Chirurgie der DDR" (1965), die „Gesellschaft für Konservierende Stomatologie der DDR" (1966), die „Gesellschaft für Orthopädische Stomatologie der DDR" (1966), die „Gesellschaft für Periodontologie der DDR" (1967), die „Gesellschaft für Prothetische Stomatologie der DDR" (1969) und die „Gesellschaft für Kinderstomatologie der DDR" (1969). Besagte Organisationen wurden nach 1990 aufgelöst bzw. gingen in den entsprechenden westlichen Fachgesellschaften auf.

Ein weiterer Unterschied zwischen Ost und West zeigte sich in der Geschlechterfage: Während der Zahnarztberuf in der Bundesrepublik männlich dominiert blieb, erreichten die Zahnärztinnen in der DDR schon bald eine zahlenmäßige Parität (vgl. hierzu auch Kapitel 16)[7,14,16].

Das westliche Modell der Selbstverwaltung

1953 war in Rothenburg ob der Tauber der „Bundesverband der Deutschen Zahnärzte" (BDZ) gegründet worden, der erst seit 1993 offiziell den Namen „Bundeszahnärztekammer" (BZÄK) trägt. Besagte Institution widmete sich von Anfang an den gesundheits- und standespolitischen Interessen des zahnärztlichen Berufsstands. Sie sah und sieht ihre Aufgaben vorrangig in der *nationalen* Vertretung dieser Interessen gegenüber Politik und (medialer) Öffentlichkeit, in der Etablierung von Rahmenbedingungen zur Erbringung und Anerkennung zahnmedizinischer Leistungen, der Koordinierung und Weiterentwicklung der zahnärztlichen Aus-, Fort- und Weiterbildung in Zusammenarbeit mit zahnärztlich-wissenschaftlichen Organisationen, aber auch in gesamtgesellschaftlichen Zielen wie der Stärkung der Prävention und Gesundheitsförderung und der Verbesserung der zahnmedizinischen Versorgung der Bevölkerung. Anders als die Landeszahnärztekammern – Letztere genießen „traditionell" den Status öffentlich-rechtlicher Körperschaften – besaß und besitzt die BZÄK dabei den Charakter eines privaten, nichtrechtsfähigen Vereins.

1954 hatte sich zudem die „Arbeitsgemeinschaft der Kassenzahnärztlichen Vereinigungen" (AKZV) konstituiert, bevor durch das Gesetz über das Kassenarztrecht 1955 die förmliche Errichtung der „Kassenzahnärztlichen Bundesvereinigung" (KZBV) erfolgte[9]. Zu ihren Aufgaben gehörte von Anfang an die Vertretung der Rechte der Vertragszahnärztinnen und Vertragszahnärzte gegenüber den Krankenkassen, dem Bundesgesundheitsministerium und dem Gesetzgeber, aber auch die Sicherstellung der vertragszahnärztlichen Versorgung gemäß den geltenden Bestimmungen. Als standespolitischen Erfolg werteten die Kassenzahnärzte die Erarbeitung und Einführung des bundeseinheitlichen „Bewertungsmaßstabs für zahnärztliche Leistungen" (Bema-Z) im Jahr 1962. Die Bema-Z bedeutete eine grundlegende Neugestaltung der kassenzahnärztlichen Gebührenordnung und schrieb die Einzelleistungsvergütung als Bezugsgröße fest; in den 1970er Jahren kam es dann durch die Eingliederung kieferorthopädischer, parodontologischer und prothetischer Maßnahmen in den Bema-Z zu deutlichen Leistungsausweitungen (vgl. auch Kapitel 12).

Die führende nationale Vereinigung im Bereich Wissenschaft und Forschung – die DGZMK – war bereits 1949 rekonstituiert worden.

Bis heute besteht die Dreiteilung der nationalen zahnärztlichen Organisationen in BZÄK, KZBV und DGZMK fort: Während die BZÄK als Bundesorganisation der Zahnärztekammern der Länder die gesundheits- und professionspolitischen Interessen des Berufsstands vertritt, dient die KZBV als Organ der vertragszahnärztlichen Selbstverwaltung der Wahrung der Rechte der Zahnärzte gegenüber den Krankenkassen und der Wahrung ihrer Interessen gegenüber der Aufsichtsbehörde und dem Gesetzgeber. Die DGZMK vereint ihrerseits als nationale wissenschaftliche Vereinigung weit mehr als 30 spezialisierte Fachgesellschaften, Arbeitskreise und Arbeitsgemeinschaften und vertritt hierbei nach wie vor insbesondere die wissenschaftlichen Standpunkte der Zahnheilkunde und ihrer Teildisziplinen (vgl. Tabelle 14-2).

Tabelle 14-2 Mitgliederbewegung der DGZMK von 1949 bis 2018[7].

Jahr	Anzahl der Mitglieder
1949	280
1960	8531
1969	7768
1979	7781
1989	9278
1997	9340
2008	18188
2018	22786

KZBV und BZÄK gründeten im Übrigen 1987 das „Institut der Deutschen Zahnärzte" (IDZ). Letzteres erfüllt die Funktion, die zahnärztliche Berufspolitik durch praxisrelevante Forschung und wissenschaftliche Beratung zu unterstützen; es trat 1989 durch die erste Erhebung zur Mundgesundheit in Deutschland in Erscheinung, der bis heute viele weitere Studien folgten.

Der größte unabhängige zahnärztliche Berufsverband in Deutschland ist der „Freie Verband Deutscher Zahnärzte" (FVDZ) mit ca. 19000 Mitgliedern (Stand 2015); er ging aus der 1955 gegründeten „Notgemeinschaft Deutscher Zahnärzte" hervor und wurde 1957 in FVDZ umbenannt.

Die politische Wende und ihre Folgen

In der DDR prägte die „Deutsche Gesellschaft für Stomatologie" (DGfS) – ab 1973: „Gesellschaft für Stomatologie der DDR" (GfSt) – von 1964 an rund ein Vierteljahrhundert lang über rein wissenschaftliche Belange hinaus das Bild der ostdeutschen Zahnärzteschaft[10]. Doch mit der Öffnung der Berliner Mauer am 9. November 1989 und dem Beitritt der Deutschen Demokratischen Republik zur Bundesrepublik am 3. Oktober 1990 kam es zu grundlegenden politischen Veränderungen, die auch die Zahnheilkunde und ihre Organisationen nicht unberührt lassen konnten: Unter dem Eindruck der Deutschen Wiedervereinigung wurde im April 1990 – genau 26 Jahre nach ihrer Gründung – das Ende der Gesellschaft beschlossen[10].

Die Fachzeitschrift „Stomatologie der DDR" legte sich mit Heft 9 des Jahrgangs 1990 wieder ihren Ursprungsnamen „Deutsche Stomatologie" zu, wurde jedoch 1991 eingestellt. Auch die „Deutsche Zahn-, Mund- und Kieferheilkunde" – ab 1974: „Zahn-, Mund- und Kieferheilkunde mit Zentralblatt" – erschien 1992 zum letzten Mal. Gleiches galt für die Zeitschrift „Zahntechnik: Zeitschrift für Theorie und Praxis der wissenschaftlichen Zahntechnik"; sie stellte bereits 1990 ihr Erscheinen ein.

Demgegenüber hatten (und haben) die Organe der drei großen nationalen zahnärztlichen Organisationen – namentlich die „Deutsche zahnärztliche Zeitschrift" als Journal der DGZMK sowie die „Zahnärztlichen Mitteilungen" als gemeinsames Organ von BZÄK und KZBV – über die Wiedervereinigung hinaus Bestand.

Nach 1990 litten viele der verbliebenen ostdeutschen Regionalgesellschaften unter Mitgliederschwund. Aber auch die Bemühungen der DGZMK-Verantwortlichen um die Anwerbung ostdeutscher Kollegen als Mitglieder verliefen zunächst wenig erfolgreich – selbst die Entscheidung, den betreffenden Kollegen in Bezug auf die Höhe des Mitgliedsbeitrags entgegenzukommen, konnte hieran wenig ändern[7]. Adolf Kröncke (1922–2009) vermutete 1991 in den „Mitteilungen der DGZMK" als Grund für diese Zurückhaltung eine gewisse Skepsis der ostdeutschen Kollegen vor zentralen Einrichtungen, da man „unter dem jahrelangen Einfluss eines obrigkeitlichen Dirigismus" gestanden habe[16].

Künzel dagegen erklärte das geringe Interesse ostdeutscher Zahnärzte an derartigen Mitgliedschaften in der Zeit nach 1990 mit der „gänzlich veränderten Ausgangslage". So führte er aus[10]:

> „Das Interesse der bislang staatlich angestellten Zahnärzte war – aufgrund der Neuordnung ihrer beruflichen Situation infolge Praxisgründung – rapide geschwunden, was zur massenhaften Einstellung der Mitgliedschaft in den Gesellschaften führte. Sie bedurften jetzt weniger der zahnärztlichen Fortbildung als vielmehr der Information über die Gründung und Führung zahnärztlicher Praxen [...]."

Von den sechs Fachgesellschaften der ehemaligen DDR strebten in dieser Zeitphase einige die Vereinigung mit den westdeutschen Partnergesellschaften an – namentlich die „Gesellschaft für Prothetische Stomatologie", die „Gesellschaft für Konservierende Stomatologie" und die „Gesellschaft für Kinderstomatologie". Andere wiederum lösten sich auf, so die „Gesellschaft für Orthopädische Stomatologie", die „Gesellschaft für Kiefer-Gesichts-Chirurgie" und die „Gesellschaft für Periodontologie"[10].

Wenngleich sich die zahnärztlichen Organisationen und Periodika in Ostdeutschland nach der Wende gegenüber ihren westdeutschen Pendants vielfach nicht behaupten konnten, trugen die ostdeutschen Zahnärzte doch auf vielfältige Weise zu Veränderungen und zur Bereicherung des zahnärztlichen Berufsbilds im vereinigten Deutschland bei.

Dies zeigte sich beispielhaft im Bereich der Spezialisierungen innerhalb der Zahnheilkunde – wie etwa der in Ostdeutschland traditionell stark vertretenen Kinderstomatologie, die sich auch auf die Kinderzahnheilkunde in Westdeutschland befruchtend auswirkte –, betraf aber auch den Einfluss der Zahnärztinnen auf das Berufsbild: Waren in der Bundesrepublik Deutschland noch im Jahr 1988 lediglich 12687 Zahnärztinnen registriert, so belief sich ihre Zahl nach der statistischen Einbeziehung der neuen Bundesländer (1992) schlagartig auf über 23000 – damit hatte sich die absolute Zahl der Zahnärztinnen in kürzester Zeit nahezu verdoppelt[16]. Zugleich rückten die spezifischen Bedarfe weiblicher Zahnärzte stärker in den Fokus (vgl. Kapitel 16).

Literatur

1. Baumgartner G, Hebig D. „Künzel, Walter". In: Baumgartner G, Hebig D (Hrsg.). Biographisches Handbuch der SBZ/DDR 1945–1990. Bd. 1. München: Saur, 1996:451.
2. Bublitz K-A. Doktortitel nicht mehr gefragt? Zahnärztl Mitt 1985;75:303f.
3. Fischer C-H. Zur Geschichte der Vereinigung der Hochschullehrer für Zahn-, Mund- und Kieferheilkunde (Dozentenvereinigung). Köln: Bundesärztekammer, 1983.
4. Friel H. ZM–100 Jahre. Für die Sache – für die Leser. Zahnärztl Mitt 2010;13:34–44.
5. Groß D. Die schwierige Professionalisierung der deutschen Zahnärzteschaft (1867–1919) (= Europäische Hochschulschriften, 3, 609). Diss. phil. Saarbrücken 1993. Frankfurt a. M.: Lang, 1994.
6. Groß D. Vom „Gebißarbeiter" zum staatlich geprüften Dentisten: Der Berufsbildungsprozess der nichtapprobierten Zahnbehandler (1869–1952). In: Groß D (Hrsg.). Beiträge zur Geschichte und Ethik der Zahnheilkunde. Würzburg: Königshausen & Neumann, 2006:99–125.
7. Groß D, Schäfer G. Geschichte der DGZMK 1859–2009. Berlin: Quintessenz, 2009.
8. Huerkamp C. Der Aufstieg der Ärzte im 19. Jahrhundert. Vom gelehrten Stand zum professionellen Experten: Das Beispiel Preußens. Göttingen: Vandenhoeck & Ruprecht, 1985.
9. Kassenzahnärztliche Bundesvereinigung (KZBV) (Hrsg.). Gesundheit gestalten. KZBV 1955–2015. Berlin: KZBV, 2015.
10. Künzel W. Die Geschichte der zahnärztlichen Gesellschaften Ostdeutschlands 1945–1990. Berlin: Quintessenz, 2010.
11. Lembke HH. Die Schwarzen Schafe bei den Gradenwitz und Kuczynski. Zwei Berliner Familien im 19. und 20. Jahrhundert. Berlin: Trafo, 2008.
12. Maretzky K, Venter R. Geschichte des deutschen Zahnärzte-Standes. Köln: Bundesverb. d. Dt. Zahnärzte, 1974.
13. Runge-Heesen M. Das Gesetz über die Ausübung der Zahnheilkunde in rechtshistorischer wie systematischer Betrachtung und die sich aus dem Gesetz ergebenden Rechtsprobleme. Diss. jur. Köln 1958.

14. Schäfer G, Fischer T, Groß D. Die Entwicklung der zahnärztlichen Profession im wiedervereinigten Deutschland in genderspezifischer Perspektive (1990–2008). Teil 1: Chancen und Karrierewege im Geschlechtervergleich. In: Groß D (Hrsg.). Gender schafft Wissen – Wissenschaft Gender? Gesellschaftsspezifische Unterscheidungen und Rollenzuschreibungen im Wandel der Zeit. Kassel: University Press, 2009:187–208.

15. Schäfer G, Groß D. Zwischen Beruf und Profession: Die späte Professionalisierung der deutschen Zahnärzteschaft und ihre Hintergründe. Dt Zahnärztl Z 2007;62(11):725–732.

16. Schäfer G, Groß D. Die Entwicklung der zahnärztlichen Profession in der Bundesrepublik Deutschland (1949–1989) in genderspezifischer Perspektive. In: Groß D, Karenberg A (Hrsg.). Medizingeschichte im Rheinland (= Schriften des Rheinischen Kreises der Medizinhistoriker, 1). Kassel: University Press, 2009:174–198.

17. Schnelle H. Bezugsgruppenprobleme im Zahnarztberuf. In: Kaupen-Haas H (Hrsg.). Soziologische Probleme medizinischer Berufe (= Abhandlungen zur Mittelstandsforschung, 36). Köln, Opladen: Westdeutscher Verlag, 1968:51–84.

18. Statistisches Jahrbuch 1956–2017.

19. Tascher G. Die Gleichschaltung der standespolitischen und wissenschaftlichen Verbände der Zahnärzte nach 1933. In: Groß D, Westemeier J, Schmidt M, Halling T, Krischel M (Hrsg.). Zahnärzte und Zahnheilkunde im „Dritten Reich“: Eine Bestandsaufnahme (= Medizin und Nationalsozialismus, 6). Berlin, Münster: LIT Verlag, 2018:41–64.

15 Deutschland, Europa und die Welt: Die Auswirkungen globaler medizinisch-naturwissenschaftlicher Entdeckungen auf die Zahnheilkunde und ihre Fachvertreter

In Kapitel 12 wurde ausgeführt, wie stark die Zahnheilkunde und ihre Teildisziplinen in den vergangenen 200 Jahren von Neuerungen innerhalb des eigenen Faches profitierten. Im Mittelpunkt dieses Kapitels steht demgegenüber die Frage, welche epochalen Entdeckungen und Entwicklungen der *Medizin* des 19. und 20. Jahrhunderts das Fach Zahnheilkunde befruchtet und geprägt haben.

Angesichts der Fülle von Innovationen in diesem Zeitraum ist es unerlässlich, eine Auswahl zu treffen, mit der – pars pro toto – verdeutlicht werden soll, wie groß der Einfluss genereller medizinischer Entwicklungen auf die Zahnmedizin und ihre Teildisziplinen war und ist.

Vier derartige Meilensteine sollen vor diesem Hintergrund näher beleuchtet werden: die Etablierung von Asepsis und Antisepsis und die damit verbundenen Erweiterungen der chirurgischen Möglichkeiten, der Siegeszug der Bakteriologie und die nachfolgende Entwicklung der Antibiotika, die Entwicklung der Anästhesie und die hieran geknüpften neuen Möglichkeiten der Schmerzausschaltung und -behandlung sowie die Entdeckung der Röntgenstrahlen und – in der Folge – die Etablierung der bildgebenden Medizin[3,4,6,7,10,14,15,17,22].

Asepsis und Antisepsis

Einen Paradigmenwechsel in der Geschichte der Medizin markierten die Anfänge der Asepsis und Antisepsis[4,11,19]. Die beiden Begriffe stehen für keimfreies bzw. keimarmes Arbeiten insbesondere bei invasiven bzw. operativen Maßnahmen sowie bei der Versorgung offener Wunden.

Beide Prinzipien sind in die Mitte des 19. Jahrhunderts zu datieren: Erst in dieser Zeit reifte die Erkenntnis, dass Keime, die durch die Hände des Arztes, durch Instrumente oder aber durch die Luft in eine Wunde gelangen, für die vielfach schwerwiegend bis tödlich verlaufenden Wundinfektionen und für das von Wöchnerinnen gefürchtete sogenannte Kindbettfieber verantwortlich sein mussten – ohne dass man jedoch zu diesem Zeitpunkt bereits konkrete Mikroben identifizieren oder differenzieren konnte. Erklärte Ziele waren fortan die Keimfreiheit aller Gegenstände, die mit einer Operationswunde in Berührung kommen konnten, sowie die weitgehende Elimination bereits in die Wunde gelangter Keime. Die Verwirklichung dieser beiden Zielsetzungen ist eng mit den Biografien der beiden Ärzte Ignaz Philipp Semmelweis (1818–1865) und Joseph Lister (1827–1912) verknüpft.

Der Wiener Arzt und Geburtshelfer Semmelweis setzte hierbei den ersten Meilenstein: In ihm keimte 1847/48 der Verdacht, dass das vielfach todbringende Kindbettfieber von den keimbesiedelten Händen der Ärzte ausgehen könnte und nicht etwa, wie man bis dahin annahm, von Ausdünstungen der Erde oder einer mangelnden Reinlichkeit der Wöchnerinnen.

Ausgangspunkt seiner Mutmaßung war eine von ihm errechnete statistische Auffälligkeit: Das Kindbettfieber trat seinen Aufzeichnungen zufolge gehäuft bei Wöchnerinnen auf, die von (angehenden) Ärzten untersucht oder behandelt wurden, nachdem diese Sektionen an Leichen durchgeführt hatten. Die betreffenden Mediziner nahmen ihre Untersuchungen an den Wöchnerinnen zu dieser Zeit oft ohne vorheriges Händewaschen vor. Semmelweis' statistische Erhebung von 1847/48 gilt heute gewissermaßen als frühes Beispiel einer evidenzbasierten Medizin und als Geburtsstunde der Asepsis. Er schlussfolgerte, dass der Tod gewissermaßen an den Händen der Ärzte „klebte". Dementsprechend forderte er von den (angehenden) Kollegen vor jeder Maßnahme an den Frauen ein gründliches Händewaschen in einer Chlorkalklösung sowie eine sorgfältige Reinigung der (gynäkologischen) Instrumente.

Allerdings stieß Semmelweis mit seinen Forderungen unter den zeitgenössischen Ärzten wie bei seinem Vorgesetzten auf Unverständnis und Ablehnung. Nur mit Mühe gelang es ihm, sich in Wien zu habilitieren (1850). Semmelweis starb 1865 unter ungeklärten Umständen in der Niederösterreichischen Landesirrenanstalt in Wien-Döbling. Erst posthum setzte sich seine Lehre innerhalb der Medizin durch, und Semmelweis ging schlussendlich als „Retter der Mütter" in die Geschichte ein. Gleichzeitig wurde er der Namensgeber des „Semmelweis-Reflexes" (auch „Semmelweis-Effekt"): Gemeint ist damit die spontane, reflexartige Ablehnung einer neuen (verwegen erscheinenden) wissenschaftlichen Entdeckung ohne weitere fachliche Überprüfung des Sachverhalts[13]. Tatsächlich finden sich in der Medizingeschichte viele Beispiele für Persönlichkeiten, denen zu Lebzeiten die fachliche Anerkennung ihrer wissenschaftlichen Entdeckung bzw. Pioniertat verwehrt wurde.

Als britisches Pendant zum Ungarn Semmelweis kann Joseph Lister gelten: Der schottische Chirurg wird bis heute mit dem Prinzip der Antisepsis in Verbindung gebracht. Die Antisepsis bezeichnet die weitgehende Elimination oder Hemmung infektiöser Keime im Wundbereich bzw. in einem Operationsfeld mit dem Ziel, eine Infektion zu verhindern. Während die Asepsis auf eine vollkommene Keimfreiheit abzielt – bekannte Beispiele sind sterilisierte Instrumente und Materialien –, ist auf Körperoberflächen lediglich eine antiseptische Behandlung möglich, da die (Schleim-)Haut nicht sterilisiert werden kann. Lister propagierte vor diesem Hintergrund seit 1867 das Besprühen („Einnebeln") des Operationsfeldes mit desinfizierendem Karbol. Viele folgten seinem Beispiel. In Deutschland machte sich vor allem der Chirurg Richard von Volkmann (1830–1889) um die Einführung des Karbols verdient. Als weitere Desinfektionsmittel konnten Phenolsäure und Sublimat etabliert werden.

Bald wurden die beiden Konzepte – die Asepsis und die Antisepsis – systematisch kombiniert. Für die Instrumentenaufbereitung setzte sich das nach dem deutschen Mediziner Curt Schimmelbusch (1860–1895) benannte Verfahren durch (Prinzip des gespannten Dampfes). Die von ihm 1889 entwickelten Behälter für Instrumente und OP-Wäsche wurden „Schimmelbuschtrommeln" genannt. Mit dem neuen Verfahren konnte eine nahezu hundertprozentige Sterilisation der Operationsinstrumente erreicht werden.

Besagte Trommeln dienten als Grundlage für die heute verwendeten Container und Containersysteme. Neben die Desinfektion des Operationsfeldes traten nunmehr immer stärker systematisierte Handwaschungen und das Tragen von Gummihandschuhen. Letzteres wurde vor allem von William Stuart Halsted (1852–1922) in den USA und Paul Friedrich (1867–1925) in Deutschland etabliert.

Insgesamt lässt sich feststellen, dass dank der seit der Mitte des 19. Jahrhunderts auf breiter Front etablierten anti- und aseptischen Maßnahmen ein drastischer Rückgang der Operationsmortalität und der (Wund-)Infektionen erreicht werden konnte. Erst diese neuen Kautelen begründeten den Siegeszug der modernen Chirurgie – und damit auch den Erfolg chirurgischer Interventionen in der Zahn-, Mund- und Kieferheilkunde, insbesondere in der Mund-, Kiefer- und Gesichtschirurgie. Aber auch aus der allgemeinen zahnärztlichen Praxis sind sterile Handschule, Mundschutz, Desinfektion und Sterilisation längst nicht mehr wegzudenken.

Bakteriologie und Antibiotika

Listers Experimente mit der Karbolsäure als Desinfektionsmittel waren von den Arbeiten Louis Pasteurs (1822–1895) beeinflusst, der seinerseits zu den Wegbereitern der Bakteriologie zu zählen ist. Die Bakteriologie besaß Ende des 19. Jahrhunderts den Status einer neuen Leitdisziplin der Medizin[2,3,20]. Sie galt wie kein anderes Fach als Paradebeispiel für eine neue, erfolgversprechende, naturwissenschaftlich orientierte Heilkunde. Durch die Untersuchungen der Bakteriologen bekamen viele Erreger ein Gesicht und die Ursachen der oftmals todbringenden Infektionskrankheiten konnten endlich enträtselt werden. Neben dem Franzosen Pasteur führte auch der Deutsche Robert Koch (1843–1910) umfassende bakteriologische Forschungen durch. Dabei kam er etlichen Bakterien auf die Spur. Allerdings waren mit dem Nachweis einzelner Mikroben in den meisten Fällen noch keine therapeutischen Konsequenzen verbunden – es sollte vielmehr noch einige Jahrzehnte dauern, bis effektive Antibiotika entdeckt bzw. entwickelt wurden. Zunächst beschränkte man sich notgedrungen auf die Erprobung einzelner Impfseren, Maßnahmen der Hygiene, die Gewährleistung eines keimarmen Trinkwassers und die sichere Entsorgung von Fäkalien. Eine gewisse antibakterielle Wirkung besaßen in dieser Zeit lediglich Desinfektionsmittel wie Karbolsäure oder Sublimat.

Erste Schritte auf dem Weg zu einer wirksamen antibakteriellen Therapie gelangen dann Paul Ehrlich (1854–1915). Das 1910 von Ehrlich eingeführte Arsphenamin (Salvarsan) kann als das erste Antibiotikum angesehen werden. Es handelte sich um eine organische Arsenverbindung, die eine Therapie der damals weit verbreiteten Syphilis ermöglichte. Das Wirkungsspektrum war allerdings auf Spirochäten begrenzt (Schmalspektrum-Antibiotikum). Da Salvarsan an der Luft sehr rasch zu giftigen Verbindungen oxidiert, wurde es in luftdichten Glasampullen vertrieben. Bei intravenöser oder intramuskulärer Anwendung führte es jedoch zu inneren Verätzungen der Venen, sodass mit Neo-Salvarsan und Solu-Salvarsan nebenwirkungsärmere (aber keineswegs harmlose) Derivate entwickelt wurden.

In den 1930er Jahren entdeckte der deutsche Bakteriologe Gerhard Domagk (1895–1964) dann die antibakterielle Wirkung des Sulfonamids. Unter der Markenbezeichnung Prontosil kam es im Jahr 1935 auf den Markt. Für seine Entdeckung erhielt Domagk bereits 1939 den Nobelpreis für Medizin. Das Medikament selbst wurde bis in die 1960er Jahre hinein eingesetzt.

Ähnliches gelang dem schottischen Bakteriologen Alexander Fleming (1881–1955) mit der Entdeckung des Antibiotikums Penicillin. Auch ihm wurde der Nobelpreis zugesprochen (1945). Fleming hatte viele Jahre vor dieser Ehrung, am 28. September 1928, in seinem Labor festgestellt, dass Schimmelpilze der Gattung Penicillium in eine seiner Staphylokokken-Kulturen hineingeraten waren und dort eine keimtötende Wirkung entfaltet hatten. Er nannte den bakterientötenden Stoff Penicillin, beschrieb ihn erstmals 1929, kam jedoch nicht auf die Idee, ihn als antimikrobielles Medikament einzusetzen. Erst Initiativen anderer Forscher führten später zur Herstellung des gleichnamigen Antibiotikums. Penicillin erwies sich als hochwirksam. Es konnte jedoch zunächst nicht chemisch synthetisiert, sondern nur mithilfe von Mikroorganismen (Pilzen) hergestellt werden. 1942 wurde der erste Patient mit Penicillin behandelt – ein Meilenstein in der Geschichte der Antibiotikatherapie. Erst nach dem Ende des Zweiten Weltkriegs konnte Penicillin dann auch in Europa eingesetzt werden – und trat ebenso in der Zahnheilkunde einen Siegeszug an.

Nun wurden in rascher Folge viele weitere antibakteriell wirksame Medikamente entwickelt, darunter Streptomycin, Chloramphenicol und Tetracyclin[20]. Gleichzeitig wurde Penicillin zum Ausgangspunkt für eine ganze Reihe unterschiedlichster Penicillintypen und -derivate. Die Neuentwicklungen im Bereich der Antibiotikatherapie führten in ihrer Gesamtheit dazu, dass viele Infektionskrankheiten ihren Schrecken verloren. Vor diesem Hintergrund kann es nicht überraschen, dass die mittlere Lebenserwartung in der zweiten Hälfte des 20. Jahrhunderts deutlich stieg.

Heute zählen Antibiotika zu den weltweit am häufigsten verschriebenen Medikamenten. Allein in Deutschland waren 2005 insgesamt 2775 Antibiotikapräparate zugelassen. Sie machen insgesamt dreizehn Prozent des gesamten Arzneimittelverbrauchs aus. Auch in der Zahnheilkunde ist diese Medikamentengruppe längst unentbehrlich geworden: Sie kommt bei apikalen Parodontitiden, der dentitio difficilis, bei dentogenen Abszessen und akuten nekrotisierenden Gingivitiden ebenso zum Einsatz wie bei Osteomyelitis, Sialadenitis, Aktinomykose bzw. im Rahmen der perioperativen Prophylaxe. Zu den häufigsten in der Zahnmedizin verwendeten oralen Antibiotika gehören heutzutage Penicillin V, Clindamycin, Aminopenicilline, Cephalosporine, Tetracykline, Makrolide, Fluorochinolone und Nitroimidazol[5,18].

Anästhesie

Wenn der Siegeszug der Chirurgie am Ende des 19. Jahrhunderts mit der Einführung der Anti- und Asepsis erklärt wird, so ist dies zutreffend – andererseits aber auch nur die halbe Wahrheit: Ebenso wichtig wie das keimfreie bzw. keimarme Arbeiten war eine suffiziente Schmerzausschaltung, denn erst sie machte größere und komplexere Operationen möglich[1,16,19].

Bis zur Etablierung der Behandlung in Narkose konnte man Patienten nur unzureichend mit Whiskey, Opiaten bzw. Pflanzenextrakten (etwa Hanf, Schlafmohnkapseln, Bilsenkraut oder Nieswurz) betäuben. Nicht selten mussten sie gefesselt oder festgehalten werden, um angst- und schmerzbedingte Abwehrreaktionen einigermaßen unterbinden zu können. Aufgrund dieser höchst ungünstigen Rahmenbedingungen waren den Chirurgen enge operative Grenzen gesetzt. Dementsprechend fielen Genauigkeit und Gründlichkeit häufig dem Gebot des zügigen Operierens zum Opfer. Dies hatte zur Folge, dass operative Maßnahmen über Jahrhunderte hinweg als *ultima ratio* angesehen wurden, also nur dann erfolgten, wenn sie wirklich unausweichlich waren.

Erste Vorarbeiten für eine spätere Allgemeinanästhesie lassen sich bis ins 18. Jahrhundert zurückverfolgen[1,16,19]: So hatte der englische Chemiker Joseph Priestley (1733–1804) schon 1772 das Lachgas (Distickstoffmonoxid, N_2O) herstellen können. Die betäubende (und schmerzstillende) Wirkung des Gases wurde jedoch erst von Priestleys Fachkollegen Humphry Davy (1778–1829) beschrieben: Er hatte um 1797 damit begonnen, das Lachgas im Selbstversuch auszutesten. In den Vereinigten Staaten wurden bald „Laughing-gas parties" veranstaltet, bei denen Chemiker und andere Demonstratoren die erheiternde Wirkung des Lach-

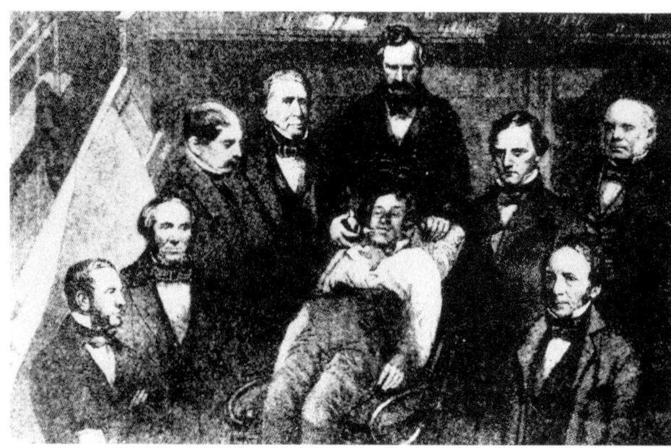

Abb. 15-1 Mortons Äthernarkose, 1846.

gases vorführten. Dabei fiel auch die besondere anästhetische Wirkung von N_2O in den Blick.

Als eigentlicher Entdecker der Lachgasnarkose gilt jedoch Horace Wells (1815–1848), ein US-amerikanischer Zahnarzt. Er setzte Distickstoffmonoxid erstmals 1844 für Zahnextraktionen und -behandlungen ein. 1845 wollte Wells seine Entdeckung im Rahmen einer öffentlichen Lachgasanwendung am Massachusetts General Hospital in Boston gerade auch unter den akademischen Ärzten bekannt machen. Allerdings scheiterte seine an einem übergewichtigen Patienten vorgenommene Demonstration (wohl aufgrund eines Dosierungsfehlers) und Wells sah sich blamiert. Er erlitt einen Zusammenbruch, von dem er sich nie wirklich erholte, und schied 1848 im Alter von 33 Jahren durch Suizid aus dem Leben. In den 1860er Jahren erlebte der Wirkstoff jedoch noch seinen Durchbruch: Etwa seit dem Jahr 1868 gehörte Lachgas zu den Narkotika, die bei der Durchführung klinischer Operationen zum Einsatz kamen.

Die Entwicklung der Ätherinhalationsnarkosen begann ihrerseits 1846 – also nur kurze Zeit nach Wells Lachgasdemonstration – und ist verbunden mit den Namen William Morton (1819–1868) und John Warren (1778–1856). Morton, der wie Wells als Zahnarzt tätig war, führte in jenem Jahr – ebenfalls im Massachusetts General Hospital in Boston – eine öffentliche Narkosebehandlung mit Äther (Diethylether) durch (Abb. 15-1). Sie verlief im Unterschied zu Wells Vorführung erfolgreich, sodass Morton verschiedentlich noch heute (verkürzt) als Entdecker der Narkose bezeichnet wird. Der Erfolg der ersten Äthernarkose verbreitete sich in Windeseile in der ganzen Welt. Im deutschen Sprachraum nahm Hermann A. Demme (1802–1867) am 23. Januar 1847 in Bern die erste Allgemeinanästhesie mit Äther vor. Im Deutschen Bund gelang die erste Narkose am 24. Januar 1847 Johann Ferdinand Heyfelder (1798–1869) in Erlangen. Obwohl die Äthernarkose einen frühen und raschen Siegeszug antrat, erkannte man mehr und mehr die Schattenseiten des Medikaments: Die vielfältigen Neben- und Nachwirkungen des Äthers (wie etwa Unruhe und Erbrechen), die bestehende Explosionsgefahr (durch die Bildung von Äther-Luft-Gemischen) und eine lange Abklingzeit sorgten für zunehmende Kritik, sodass man sich mit der Zeit anderen Mitteln zuwandte.

Zu diesen Mitteln zählte Chloroform (Trichlormethan). Justus von Liebig (1803–1873), Samuel Guthrie (1782–1848) und Eugène Soubeiran (1797–1858) befassten sich um 1831 unabhängig voneinander mit dessen Herstellung. Die narkotisierende Wirkung des Chloroforms wurde allerdings erst 1842 durch den britischen Arzt Robert Mortimer Glover (1815–1859) erkannt. Schließlich führte der schottische Geburtshelfer James Young Simpson (1811–1870), Professor an der Universität von Edinburgh, das Chloroform 1847 in die Gynäkologie ein: Am 4. November 1847 testete er das Mittel in einer privaten Demonstration mit zwei Freunden und publizierte noch im selben Monat eine vielbeachtete Schrift zu diesem Thema. 1853 wurde dann Königin Victoria (1819–1901) bei der Geburt eines ihrer Kinder erfolgreich mit Chloroform anästhesiert. Aufgrund seiner schnelleren Wirkung, seiner Unbrennbarkeit und der geringeren postnarkotischen Nebenwirkungen wurde Chloroform bald häufiger als Äther eingesetzt. Es setzte sich auch in der allgemeinen Chirurgie zunehmend durch. Doch spätestens um die Jahrhundertwende mehrte sich auch bei diesem Narkotikum die Kritik: Man berichtete nun vermehrt über die lebertoxische Wirkung von Chloroform und sah lebensbedrohliche Komplikationen, etwa Herzstillstand. Nachdem also auch das Chloroform als Präparat verschiedentlich in Missgunst geraten war, hatten – insbesondere seit den 1920er Jahren – Kombinationen von Lachgas und Äther Konjunktur[1].

Im 20. Jahrhundert wurden die Narkoseapparaturen von simplen Tropfmasken zu modernen Rückatemgeräten weiterentwickelt. So konnten Wärme- und Flüssigkeitsverluste, aber auch der Gasverbrauch drastisch gesenkt werden. Der Chirurg Friedrich Trendelenburg (1844–1924) führte in Deutschland den Tubus ein („tracheale Tamponkanüle", 1869). Er war damit Wegbereiter der „Intubationsnarkose" (ITN), bei der das Narkotikum über einen eigenen Zufluss der geblockten Trachealkanüle eingeleitet wurde.

Zudem konnte die Patientenüberwachung (Monitoring) sukzessive verbessert werden. Der Aufstieg der Anästhesieverfahren ging dementsprechend Hand in Hand mit einer Professionalisierung des Fachgebiets Anästhesiologie.

Mit der Etablierung der Allgemeinnarkose wuchsen auch die Spielräume für Zahnärzte und Kieferchirurgen: Die gefürchteten Zahnextraktionen und Zahnoperationen wurden nun ebenso erleichtert wie größere Operationen am Kiefer, wie sie etwa bei Krebsbehandlungen oder bei kriegsbedingten Verwundungen im Kopfbereich erforderlich wurden. Durch die neuen Möglichkeiten der schmerzfreien Behandlung wurden Zahnentfernungen, die bis dahin zumeist als letztes Mittel angesehen wurden, zu elektiven Maßnahmen im Rahmen eines individuellen Behandlungsplans. Zudem waren nun auch systematische Zahnsanierungen in ITN möglich – eine Vorgehensweise, die bis heute insbesondere bei manchen Patienten mit geistiger oder körperlicher Behinderung, aber auch bei Angstpatienten weltweit praktiziert wird.

Besondere Verbreitung erlangte in der Zahnheilkunde die titrierbare Lachgas-Sedierung. Bald wurde Lachgas – ein relativ schwaches, nebenwirkungsarmes Narkosemittel – mit anderen Narkosemitteln kombiniert. Es etablierte sich auch als Sedierungsmittel bei Kindern, bei ängstlichen Erwachsenen sowie bei Patienten mit starkem Würgereiz. Positiv vermerkt wurde insbesondere, dass das Gas rasch an- und abflutet und somit gut steuerbar ist und dass keine (ausgeprägte) Atemdepression auftritt.

Auch von den Erfolgen im Bereich der Lokal- und Regionalanästhesie konnte die Zahnheilkunde massiv profitieren: Der Wiener Augenarzt Karl Koller (1858–1944) hatte 1884 erstmals zur lokalen Anästhesie Kokainlösung in den Bindehautsack geträufelt und damit den Startschuss für die örtliche Betäubung gegeben. Im selben Jahr spritzte der bereits erwähnte Amerikaner William Stuart Halsted wässrige Kokainlösungen unter die Haut, um auch dort – ähnlich wie im Bereich der Konjunktiven – Schmerzfreiheit zu erzielen. Halsted bereitete zudem der Leitungsanästhesie den Weg, indem er 1885 nachwies, dass man auf diese Weise das gesamte Ausbreitungsgebiet eines Nerven blocken, d. h. unempfindlich machen kann. Auch hierfür wurde zunächst Kokain eingesetzt. Halsted, der seine Untersuchungen im Selbstversuch vornahm, führte 1885 die erste nachweisliche Leitungsanästhesie des Nervus mandibularis durch und bewies damit den Nutzen des Verfahrens für die Zahnheilkunde.

Schon bald zeigten sich jedoch auch die Risiken und Nebenwirkungen von Kokain: Es führte gelegentlich zum Kreislaufkollaps und konnte zudem bei häufigerem Gebrauch eine Abhängigkeit erzeugen. 1892 berichtete dann der Berliner Chirurg Carl Ludwig Schleich (1859–1922) über seine Erfahrungen mit stark verdünnten und damit weniger gefährlichen Kokaindosen. Er stellte seine Form der Infiltrationsanästhesie am 11. Juni 1892 im Rahmen des Chirurgenkongresses in Berlin vor, stieß jedoch zunächst auf heftigen Widerstand, weil er sein Eintreten für die Infiltrationsanästhesie mit einer massiven Kritik an der damals auch für kleinere Eingriffe weit verbreiteten Praxis der Inhalationsverfahren verband, was viele chirurgische Kollegen als Affront ansahen. 1902 gelang Heinrich Braun (1862–1934) in Zwickau eine Weiterentwicklung des Schleichschen Verfahrens, indem er der Kokainlösung das vasokonstriktorisch wirksame Adrenalin (Suprarenin) zusetzte. Hierdurch wurde die Resorption des Lokalanästhetikums verlangsamt und die Anästhesiedauer entsprechend verlängert, sodass die erforderliche therapeutische Dosis weiter reduziert werden konnte. Drei Jahre später führte Braun anstelle von Kokain Novokain (Prokain) in Kombination mit Adrenalin zur örtlichen Betäubung ein.

Zahnärztliche Beiträge zur Lokalanästhesie

Auch die deutschen Zahnärzte Guido Fischer (1877–1959) und Hans Moral (1885–1933) nahmen in der ersten Hälfte des 20. Jahrhunderts erheblichen Einfluss auf die Etablierung der lokalen Betäubung in der Zahnheilkunde (Abb. 15-2 und

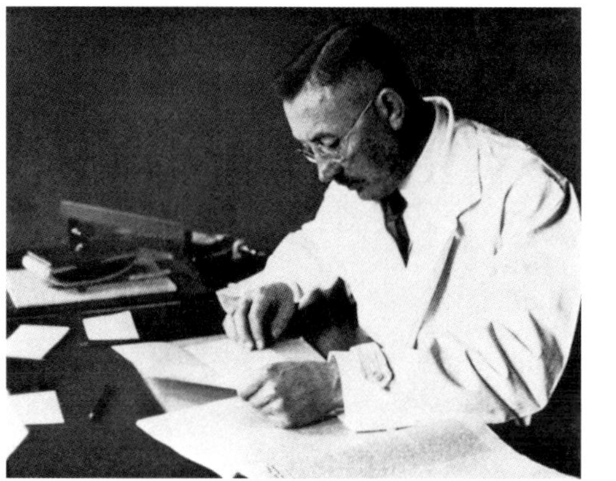

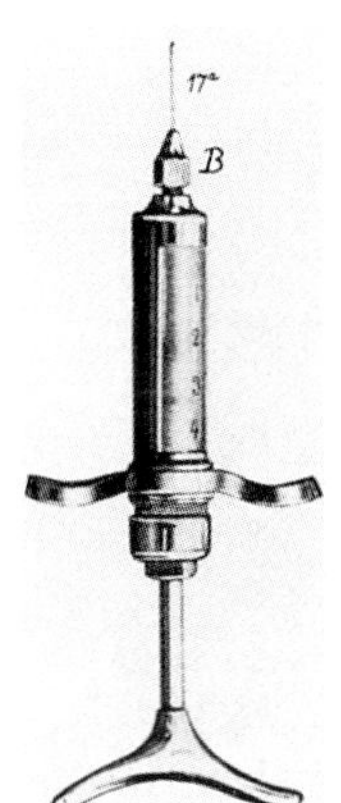

Abb. 15-2 *(links)* Guido Fischer.

Abb. 15-3 *(rechts)* Die Fischer-Spritze nach Guido Fischer.

15-3). Sie befassten sich mit den physiologischen und anatomischen Grundlagen sowie mit der klinischen Anwendung der neuen Technik, hielten in vielen europäischen Ländern Fachvorträge zu diesem Themenfeld und bereiteten so der Lokalanästhesie in der Zahnheilkunde den Weg. In den nachfolgenden Jahrzehnten kamen zahlreiche alternative Lokalanästhetika auf den Markt, darunter Lidocain (Xylocain). Hierbei handelte es sich um das erste Amino-Amidlokalanästhetikum. Es wurde 1943 erstmals synthetisiert, kam 1947 in den Handel und konnte sich insbesondere in der Zahnheilkunde rasch durchsetzen. Gleichwohl wurden in späteren Jahrzehnten zahlreiche weitere zahnärztliche Anästhetika mit unterschiedlichen Wirkprofilen und Nebenwirkungen zugelassen.

Röntgenologie und bildgebende Verfahren

Als der deutsche Physiker Wilhelm Conrad Röntgen (1845–1923) am 8. November 1895 im Physikalischen Institut der Universität Würzburg die später nach ihm benannten X-Strahlen entdeckte, war sehr schnell klar, welch enorme Tragweite diese Erkenntnis haben würde[3,12,21]. Die X-Strahlen revolutionierten in kürzester Zeit die gesamte medizinische Diagnostik und führten zu weiteren wichtigen Entdeckungen wie etwa der Erforschung der Radioaktivität. Vor diesem Hintergrund überrascht es nicht, dass Röntgen sechs Jahre später gleich den ersten Physik-Nobelpreis erhielt.

Schon 1896 wurden die unsichtbaren Strahlen zu einer zentralen diagnostischen Maßnahme: So kam es am 24. Januar 1896 zur ersten öffentlichen Demonstration der Röntgenstrahlen. Röntgens Experimente waren einfach, leicht reproduzierbar und führten in der Folgezeit in großbürgerlichen Kreisen sogar zu sogenannten Röntgenstrahlen-Partys. Viele wollten nun Bilder von eigenen Körperteilen erzeugen. Erst mit der Zeit gelangte man zu der erschreckenden Erkenntnis, dass die unsichtbaren Strahlen Zellen zerstören und insofern eine gefährliche Wirkung entfalten konnten.

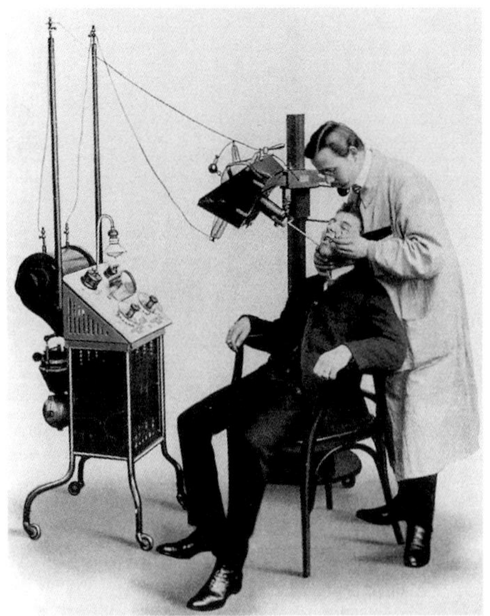

Abb. 15-4 Dental-Röntgenapparat.

Da Röntgen auf eine Patentierung verzichtete, standen die ersten Röntgenapparate bald vielen Patienten zur Verfügung. Wie in nahezu allen medizinischen Fachdisziplinen gehörte die Radiologie auch in der Zahnheilkunde schon bald zum Standard (Abb. 15-4). Die ersten Röntgenaufnahmen von Zähnen fertigten am 2. Februar 1896 der Frankfurter Physiker Walter König (1859–1936) und, nur wenige Tage später, der Braunschweiger Zahnarzt (und spätere Präsident des Central-Vereins Deutscher Zahnärzte) Otto Walkhoff (1860–1934) an (siehe Kapitel 12, Abb. 12-7)[8,9].

Walkhoff brauchte für seine erste Aufnahme eine Expositionszeit von 25 Minuten – und doch war ihm sofort bewusst, dass diese Technik die zahnärztliche Diagnostik revolutionieren würde. Er entwickelte die zahnmedizinische Röntgendiagnostik kontinuierlich weiter und motivierte die Braunschweiger Ärzteschaft bald zur Etablierung einer zentralen Röntgenstation. Er und weitere Pioniere auf dem Gebiet der zahnärztlichen Radiologie wie etwa Wilhelm Dieck (1867–1935) erkannten frühzeitig, dass sich mit Röntgenbildern nicht nur kariöse Läsionen, Entzündungsprozesse und ein Knochenabbau diagnostizieren ließen, sondern auch Fremdkörper sowie Frakturen bzw. Dislokationen.

Um 1900 versuchte man dann erstmals, innere (Hohl-)Organe durch den Einsatz von Kontrastmitteln wie oral inkorporierten Wismutpasten darzustellen. Damit wurde es möglich, etwa die Motilität von Magen (1898) und Darm (1901) sichtbar zu machen. Auch Röntgen-Durchleuchtungsgeräte gehörten bald zum diagnostischen Bild.

In den nachfolgenden Jahrzehnten kam es zu sukzessiven Verbesserungen der Röntgentechnik. Neben der Weiterentwicklung der Diagnostik galt der Reduktion der Strahlenbelastung ein besonderes Augenmerk. Spätestens in der Mitte des 20.

Jahrhunderts war die Röntgendiagnostik auf nahezu allen Gebieten der klinischen Medizin – so auch in der Zahnheilkunde – unentbehrlich geworden. Heutzutage umfassen die bildgebenden Verfahren in der diagnostischen Radiologie neben der konventionellen oder klassischen Radiografie diverse Schnittbildverfahren: die in den 1970er Jahren etablierte Röntgen-Computertomografie, die etwa zur gleichen Zeit entwickelte Magnetresonanztomografie, die bereits in den 1940er Jahren grundgelegte Sonografie sowie diverse Weiterentwicklungen dieser Verfahren. Bei vielen vorgenannten Methoden können Kontrastmittel verabreicht werden, um bestimmte Strukturen verbessert darzustellen oder funktionelle Aussagen zu treffen. Vor allem die Computertomografie bzw. die mit ihr verwandte „Digitale Volumentomografie" (DVT) sind aus der Zahn-, Mund- und Kieferheilkunde kaum noch wegzudenken. Die mittels vieler Querschnittsbilder erzeugten Schichtaufnahmen und dreidimensionalen Aufnahmen erleichtern Zahnärzten Operations- bzw. Behandlungsplanungen.

Fazit

Die medizinischen und naturwissenschaftlichen Entdeckungen und Entwicklungen in den vier vorgenannten Gebieten zeigen beispielhaft, wie stark die Zahnheilkunde nicht nur von spezifischen Innovationen innerhalb des eigenen Faches (vgl. Kapitel 12), sondern gerade auch vom allgemeinen medizinisch-naturwissenschaftlichen Fortschritt profitierte. Die moderne Zahnheilkunde wäre ohne die Prinzipien der Keimarmut, die Bakteriologie und Antibiotikatherapie, die Verfahren der Schmerzausschaltung und die bildgebenden Verfahren schlichtweg nicht denkbar. Gleichzeitig wird deutlich, dass einzelne Zahnmediziner auch an diesen fachübergreifenden Entwicklungen Anteil hatten[22] – seien es die US-amerikanischen Zahnärzte Horace Wells und William Morton als Entdecker der Lachgas- bzw. der Äthernarkose oder aber deutsche Zahnärzte wie Hans Moral und Guido Fischer bzw. Otto Walkhoff und Wilhelm Dieck, die als Pioniere der Lokalanästhesie bzw. der Röntgendiagnostik in die Medizingeschichte eingingen.

Literatur

1. Bouchet A. Geschichte der Chirurgie vom Ende des 18. Jahrhunderts bis zur Gegenwart. In: Toellner R (Hrsg.). Sternstunden der Medizin. Heilkunde im Wandel der Zeit. Salzburg: Andreas, 1984:205–271.
2. Bruchhausen W. Von der Bakteriologie zur molekularen Virologie und Prionenforschung: Die Entwicklung der Infektionslehre. In: Groß D, Winckelmann HJ (Hrsg.). Medizin im 20. Jahrhundert. Fortschritte und Grenzen der Heilkunde seit 1900. München: Reed Business Information, 2008:6–25.
3. Eckart WU. Geschichte, Theorie und Ethik der Medizin. 7. Auflage. Berlin, Heidelberg: Springer, 2013.

4. Eckart WU, Gradmann C (Hrsg.). Ärzte Lexikon. Von der Antike bis zur Gegenwart. 3. Auflage. Heidelberg: Springer, 2006.
5. Einsatz von Antibiotika in der zahnärztlichen Praxis. Stellungnahme der DGZMK V 1.0, Stand 7, 2002, http://www.dgzmk.de/uploads/tx_szdgzmkdocuments/20020701-Antibiotika_in_der_Zahnaerztlichen_Praxis.pdf [12.10.2018].
6. Gerabek WE, Haage BD, Keil G, Wegner W (Hrsg.). Enzyklopädie Medizingeschichte. Berlin, New York: de Gruyter, 2005.
7. Groß D. Die schwierige Professionalisierung der deutschen Zahnärzteschaft (1867–1919) (= Europäische Hochschulschriften, 3, 609). Diss. phil. Saarbrücken 1993. Frankfurt a. M.: Lang, 1994.
8. Groß D. Wegbereiter der Zahnheilkunde – Teil 9: Otto Walkhoff – Erkämpfer des Dr. med. dent. Zahnärztl Mitt 2017;107(23–24):100–102.
9. Groß D. Otto Walkhoff (1860–1934). In: Historische Kommission bei der Bayerischen Akademie der Wissenschaften (Hrsg.). Neue Deutsche Biographie. Bd. 27. Berlin: Duncker & Humblot, 2019, im Druck.
10. Groß D, Winckelmann HJ (Hrsg.). Medizin im 20. Jahrhundert. Fortschritte und Grenzen der Heilkunde seit 1900. München: Reed Business Information, 2008.
11. Hoffmann-Axthelm W. Die Geschichte der Mund-, Kiefer- und Gesichtschirurgie. Berlin: Quintessenz, 1995.
12. Lalanne C, Coussement A. Röntgen – der Blick in den Menschen. In: Toellner R (Hrsg.). Sternstunden der Medizin. Heilkunde im Wandel der Zeit. Salzburg: Andreas, 1984:445–471.
13. Medicus G. Semmelweis-Effekt. Naturwiss Rdsch 2011;64(9):501f.
14. Neuburger M, Pagel J (Hrsg.). Handbuch der Geschichte der Medizin. Bd. 2: Die neuzeitliche Medizin. Jena: Fischer, 1903.
15. Neuburger M, Pagel J (Hrsg.). Handbuch der Geschichte der Medizin. Bd. 3: Geschichte der einzelnen Fachdisziplinen. Jena: Fischer, 1905.
16. Strübig W. Geschichte der Zahnheilkunde: Eine Einführung für Studenten und Zahnärzte. Köln: Dt. Ärzte-Verlag, 1989.
17. Toellner R (Hrsg.). Illustrierte Geschichte der Medizin. 8 Bände. Salzburg: Andreas, 1980–1983.
18. Tröltzsch M, Gruber R, Moser N, Tröltzsch M. Antibiotische Therapie in der zahnärztlichen Praxis. Drei Stoffgruppen für alle Fälle. Quintessenz 2013;64(3):351–357.
19. Winckelmann HJ. Von der Unterdruckkammer zum computergesteuerten Eingriff: Die operative Heilkunde im 20. Jahrhundert. In: Groß D, Winckelmann HJ (Hrsg.). Medizin im 20. Jahrhundert. Fortschritte und Grenzen der Heilkunde seit 1900. München: Reed Business Information, 2008:26–47.
20. Winckelmann HJ. Von synthetischen Arzneimitteln zu modernen Biopharmaka: Die Entwicklung der Pharmakotherapie. In: Groß D, Winckelmann HJ (Hrsg.). Medizin im 20. Jahrhundert. Fortschritte und Grenzen der Heilkunde seit 1900. München: Reed Business Information, 2008:121–137.
21. Winckelmann HJ, Müller S. Fortschritte in Medizin und Technik: Neue diagnostische und therapeutische Methoden. In: Groß D, Winckelmann HJ (Hrsg.). Medizin im 20. Jahrhundert. Fortschritte und Grenzen der Heilkunde seit 1900. München: Reed Business Information, 2008:182–201.
22. Witt FH. 150 Jahre zahnärztliches Geschehen in Deutschland. Deutscher Zahnärzte-Kalender 1959;18:259–276.

16 Quo vadis? Eine Profession im Umbruch und ihre Herausforderungen

Seit der Mitte des 20. Jahrhunderts kann der Zahnarztberuf – ähnlich wie die Berufsgruppe der Ärzte oder Juristen – den „Professionen" zugerechnet werden. Wie aber gelangt man zu einer solchen Einschätzung und worin unterscheidet sich eine moderne Profession von einer „bloßen" Berufsgruppe?

Die Antwort hierauf liefert die Professionalisierungsforschung, die davon ausgeht, dass sich eine Profession durch eine Reihe von definierten Merkmalen auszeichnet[22,46,65]. Es sind dies:

- ein wissenschaftlich begründetes Sonderwissen, das sich z. B. in einer speziellen Fachsprache zeigt,
- ein mehrjähriger, theoretisch fundierter Ausbildungsgang auf akademischem Niveau, der bei erfolgreichem Abschluss zu einer staatlichen Lizenzierung führt,
- weitgehende Autonomie bei der Berufsausübung (Fach- und Sachautorität),
- verbunden mit einer durch Berufsverbände sichergestellte Selbstkontrolle des Berufsstandes (z. B. explizite berufsständische Normen im Sinne einer Berufsordnung und Berufsgerichtsbarkeit).
- Hinzu kommt eine Monopol- bzw. Vormachtstellung im jeweiligen Tätigkeitsfeld – im vorliegenden Fall also im Bereich der Zahnheilkunde.

Alle besagten Kennzeichen konnte die zahnärztliche Berufsgruppe im 19. und 20. Jahrhundert nach und nach ausprägen bzw. erstreiten, wobei die Akademisierung und die Monopolstellung, wie in den Kapiteln 5 und 4 dargestellt, fraglos die am meisten umkämpften Merkmale darstellten. Sie konnten dementsprechend auch erst vergleichsweise spät, nämlich in den Jahren 1909 bis 1923 (Abitur als Studienvoraussetzung, Promotionsrecht, Habilitationsrecht) bzw. in den Jahren 1949 bis 1952 (Aufhebung des konkurrierenden Dentistenberufs in der DDR bzw. der Bundesrepublik) erwirkt werden – und damit deutlich später, als dies bei der deutschen Ärzteschaft der Fall war.

Rezente Herausforderungen unterschiedlichster Art

Doch auch als moderne Profession sah und sieht sich die Zahnärzteschaft beruflichen Herausforderungen gegenüber. Zum Teil handelt es sich hierbei um Geister, die die Zahnärzteschaft rief (z. B. die Erweiterung des fachlichen Angebots um außertherapeutische Maßnahmen im Rahmen der „Wunscherfüllenden Zahnheilkunde"); in den meisten Fällen waren und sind es jedoch rechtliche, ordnungspolitische bzw. gesellschaftliche Einflüsse oder wissenschaftliche Paradigmenwechsel, die das zahnärztliche Berufsbild nach und nach verändern bzw. die Zahnärzteschaft herausfordern und so einen gewissen Handlungsdruck erzeugen. Sie betreffen den Zugang zum Zahnarztberuf, die zahnärztliche Ausbildung, den zahnärztlichen Aufgaben- und Tätigkeitsbereich, aber auch die Sozialstruktur und das Selbstverständnis der zahnärztlichen Patienten. Hinzu kommen Veränderungen bei denjenigen Berufsgruppen, die mit dem Zahnarzt besonders eng zusammenarbeiten und insofern mittelbar auf die zahnärztliche Profession zurückwirken – gemeint sind hier die zahnärztlichen Assistenzberufe sowie der Beruf des Zahntechnikers.

Auch wenn nicht alle seit den 1950er Jahren nachweislichen Einflussgrößen thematisiert werden können, sollen in diesem Schlusskapitel doch diejenigen Entwicklungen angesprochen werden, die für den zahnärztlichen Professionalisierungsprozess von großer (potenzieller) Bedeutung waren, sind oder mutmaßlich sein werden.

Rechtliche und ordnungspolitische Einflüsse: Der Zugang zum Zahnarztberuf und die Ausgestaltung der zahnärztlichen Ausbildung

(1) Der anhaltende Diskurs um den Numerus Clausus

1972 stellte das Bundesverfassungsgericht die Weichen für die Einführung einer bundesweiten Zulassungsbeschränkung zu einzelnen Studiengängen (Numerus Clausus, NC)[11]. Grundlage des NC war und ist die Abiturdurchschnittsnote als objektivierbares, *leistungsbezogenes* Auswahlkriterium. Das Studium der Medizin war hiervon ebenso betroffen wie der Studiengang Zahnheilkunde.

Seit seiner Einführung ist der Numerus Clausus – und damit die gewählte Form der Zugangsbeschränkung zum Zahnarztberuf – Gegenstand berufs- und hochschulpolitischer Diskussionen. In jüngster Zeit wurden zudem juristische Bedenken laut: So hat das Bundesverfassungsgericht in einem Urteil vom 19. Dezember 2017 die aktuell gültigen Zulassungsbestimmungen in Teilen für verfassungswidrig erklärt[12]. Das Urteil bezog sich zwar explizit auf das Fach Humanmedizin, wird aber auch Auswirkungen auf die Zahnheilkunde haben, da die Studienplatzvergabe hier analog verläuft. Grundsätzlich, so das Gericht, sei der NC legitim. Als problematisch wurde allerdings die Tatsache gesehen, dass die Abiturnote zwischen den Bundesländern nicht wirklich vergleichbar ist. Als klärungsbedüftig bewertete man auch die vielen Wartesemester, die z. T. intransparenten Auswahlverfahren der Hochschulen und die Überbewertung der Ortspräferenz. Grundsätzlich müsse jeder die Chance auf eine Zulassung zum Medizinstudium haben, unabhängig davon, wo man wohnt, wo man das Abitur abgelegt hat und wo man studieren möchte. Bis Ende 2019, so der Auftrag des Gerichts, sollen Bund und Länder das Auswahlverfahren vor diesem Hintergrund neu regeln[54]. Besagtes Urteil verleiht der jahrzehntelangen Diskussion um das Für und Wider des Numerus clausus in den medizinischen Studiengängen eine neue Dynamik.

Dessen ungeachtet ist festzustellen, dass der NC auf die gesellschaftliche Wahrnehmung der zahnärztlichen Profession durchaus positive Auswirkungen hatte und hat: Er näherte den ursprünglich handwerklich geprägten Zahnarztberuf dem bildungsbürgerlichen Arztberuf an, verschaffte dem zahnärztlichen Studium ein vergleichsweise exklusives Image und verhalf den angehenden Zahnärzten so zu sozialer Distinktion.

Auch gilt die Abiturnote in den medizinischen Fächern nach wie vor als sehr guter Prädiktor für einen Studienerfolg – ein Argument, das in Anbetracht der vergleichsweise kostenintensiven zahnmedizinischen Studienplätze von wesentlicher Bedeutung ist und für eine weitere Berücksichtigung dieses Leistungskriteriums spricht. Andererseits geben gute Noten im Abitur und in universitären Prüfungen allenfalls begrenzte Hinweise auf die spätere praktische Performanz und die patientenseitige Akzeptanz des Zahnarztes, denn hierüber entscheiden gerade auch das handwerklich-manuelle Geschick, ein Interesse an technischen Entwicklungen, aber auch Persönlichkeitseigenschaften wie Empathie, wertschätzendes Verhalten und Zugewandtheit. Dementsprechend weisen führende zahnärztliche Standespolitiker darauf hin, dass eine sehr gute Abiturnote kein ausreichender Prädiktor für einen guten Arzt oder Zahnarzt sei[42].

Wie die anstehende Reform der Studienzulassung aussehen und welche Rückwirkungen sie einerseits auf das zahnärztliche Selbstverständnis (Selbstbild) und andererseits auf die gesellschaftliche Wahrnehmung des Zahnarztberufes (Fremdbild) haben wird, muss die Zukunft zeigen. Fest steht jedoch: Sie wird den Zahnarztberuf nicht unbeeinflusst lassen.

(2) Die „Bologna-Beschlüsse" und etwaige Folgen

Ähnliche weitreichende potenzielle Einflüsse werden dem „Bologna-Prozess" und der damit verbundenen europäischen Hochschulreform nachgesagt: In der Konferenz von Bologna fassten 1999 die zuständigen Minister 29 europäischer Staaten den Entschluss, möglichst bis zum Jahr 2010 eine Vereinheitlichung der Hochschulausbildung herbeizuführen. Ziel war und ist die europaweite Einführung eines zweizyklischen Studienaufbaus, aufgeteilt in Bachelorabschlüsse (i. d. R. nach drei Jahren) und Masterabschlüsse (i. d. R. nach zwei weiteren Studienjahren)[6,77]. Für die deutsche Hochschullandschaft bedeutete (und bedeutet) diese in vielen Studiengängen zwischenzeitlich vollzogene Anpassung erhebliche Umstellungen und deutliche strukturelle, personelle und finanzielle Belastungen.

Die Vertreter der deutschen Hochschulmedizin konnten derartige Reformbestrebungen für das Studienfach Humanmedizin bisher erfolgreich abwehren mit dem Argument, dass sich das traditionell auf sechs Jahre angelegte Studium schwerlich mit dem fünfjährigen Bachelor-Master-Konzept in Übereinstimmung bringen lasse. Eine andere Ausgangssituation bot jedoch die Zahnmedizin: Da die EU-Zahnarztrichtlinie ein (mindestens) fünfjähriges Vollzeitstudium der Zahnheilkunde vorsieht, schienen die zeitlichen Rahmenbedingungen hier grundsätzlich zu einem Bachelor-Master-System zu passen. Tatsächlich begannen auch die ersten europäischen Staaten schon bald mit einer entsprechenden Reform ihres Zahnmedizinstudiums. So hatten bis 2009 immerhin sechs europäische Staaten die betreffende Richtlinie umgesetzt – darunter auch die Niederlande und (als Nicht-EU-Mitglied) die Schweiz[44]. Die maßgeblichen deutschen Interessenvertreter blieben dagegen kritisch. Ihre Argumente waren und sind das Fehlen von Geldmitteln für derartige kostenträchtige Umstellungen, die geringen Karriereperspektiven von Bachelor-Absolventen im Fach Zahnmedizin auf dem deutschen Markt, die erheblichen inhaltlich-strukturellen Probleme, die mit einem viersemestrigen Masterstudium – anstelle des bisherigen fünfsemestrigen zweiten Studienabschnittes – zu lösen wären sowie die Tatsache, dass das mit dem Bachelor-Master-System eigentlich verbundene Ziel einer uneingeschränkten, weltweiten Anerkennung der Abschlüsse ohnehin nicht erreicht werden kann. So wies etwa Reinhard Hickel darauf hin, dass in den USA nur Bachelorabschlüsse auf der Grundlage eines mindestens achtsemestrigen Studiums akzeptiert würden. Für die einstweilige Beibehaltung des Staatsexamens spräche zudem der Umstand, dass der Master kein geschützter Titel ist, sodass sich im internationalen Maßstab Möglichkeiten bieten, den Mastertitel (käuflich) zu erwerben[44].

Inwieweit die EU-Richtlinie und die Vorreiterrollen anpassungswilliger europäischer Staaten langfristig einen Vereinheitlichungsdruck ausüben, der dann auch in der deutschen Zahnheilkunde zu einer Umstellung auf das BA/MA-System führt, wird die Zukunft zeigen. Die strukturellen und inhaltlichen Auswirkungen einer solchen Reform auf die zahnärztliche Ausbildung wären jedoch zweifellos enorm.

(3) Dauerthema „Zahnärztliche Approbationsordnung"

Das „Bologna-Problem" ist eng verwoben mit der seit Jahrzehnten angekündigten und ebenso häufig vertagten Änderung der zahnärztlichen Approbationsordnung (AO). Die AO hat eine kaum zu überschätzende Auswirkung auf das zahnärztliche Berufsbild, regelt sie doch die Struktur und Inhalte der zahnärztlichen Ausbildung und damit den grundständigen Qualifikationsstandard der Jungzahnärzte. Erstaunlicherweise basiert die heutige Ausbildung nach wie vor auf der „Prüfungsordnung für Zahnärzte" vom 25. Januar 1955; seit 1987 trägt sie den Namen „Approbationsordnung", ohne dass diese Umbenennung mit nennenswerten inhaltlichen Veränderungen einhergegangen wäre[4]. Demgegenüber wurde die *ärztliche* Approbationsordnung wiederholt novelliert und so fortgesetzt dem aktuellen fachlich-professionellen Bedarf angepasst[3].

Vor diesem Hintergrund hat der Wissenschaftsrat (WR) die gültige zahnärztliche Approbationsordnung wiederholt als stark veraltet kritisiert – vor allem in einer speziellen Stellungnahme zur universitären Zahnmedizin im Jahr 2005, aber auch in Empfehlungen zur Weiterentwicklung der ambulanten Universitätsmedizin aus dem Jahr 2010[80,81]. Tatsächlich reflektiert und „atmet" die AO das zahnärztliche Berufsbild der 1950er Jahre und bildet die Fächerlandschaft der (vom Studienfach Medizin weitgehend losgelösten) Ausbildungsinhalte und -prioritäten jener Zeit ab. Der Wissenschaftsrat forderte dementsprechend eine „grundlegende Neuausrichtung" des Studiums, um der „fachlichen Weiterentwicklung" und „den Anforderungen an eine moderne und interdisziplinär ausgerichtete Lehre Rechnung" zu tragen. Im selben Jahr hatten die BZÄK, die DGZMK, die „Vereinigung der Hochschullehrer der Zahn-, Mund- und Kieferheilkunde" (VHZMK) und der „Freie Verband Deutscher Zahnärzte" (FVDZ) einen Vorschlag für eine neue Approbationsordnung für Zahnärzte erarbeitet und dem Bundesministerium für Gesundheit (BMG) vorgelegt – sie kam jedoch letztlich über das Entwurfsstadium nicht hinaus[81]. 2017 stand dann nach mehr als 60 Jahren tatsächlich eine neue Approbationsordnung vor der Verabschiedung – um dann (zunächst) doch wieder aufgeschoben zu werden[75].

Diese bis dato aktuellste Fassung sieht vor, die Studiengänge Zahnmedizin und Medizin im ersten Studienabschnitt zu synchronisieren. Dementsprechend sollen in den ersten vier Semestern naturwissenschaftliche und theoretische Grundlagen sowie zahnmedizinische (nicht aber zahntechnische) Propädeutik gelehrt und nachfolgend – nunmehr in Analogie zum Physikum der Medizinstudierenden – das zahnärztliche Physikum abgelegt werden. Danach sind zwei Semester mit medizinisch-theoretischen und klinischen Grundlagenfächern und Behandlungssimulationskursen sowie vier Semester mit integriertem klinisch zahnmedizinischem Unterricht vorgesehen. Der klinische Studienabschnitt soll insgesamt mit genuin medizinischen Lehrveranstaltungen angereichert werden, um so das Studium fächerübergreifender und interdisziplinärer zu gestalten. Weitere Akzente liegen auf den Lehrinhalten Prävention und Wissenschaftliches Arbeiten. Schließlich soll auch das Betreuungsverhältnis von Lehrenden zu Studierenden in den praxisorientierten Kursen verbessert werden. Zahnärztliche Modellstudiengänge wären an denjenigen Universitäten erlaubt, an denen bereits ein Modellstudiengang Medizin existiert.

Bei Drucklegung dieses Bandes war offen, ob und in welcher Form der skizzierte Entwurf umgesetzt wird. Er scheiterte 2017 an ungeklärten Finanzierungsfragen, an der fehlenden Bezugnahme auf den 2015 verabschiedeten „Nationalen Lernzielkatalog Zahnmedizin“ und an Umsetzungsproblemen, die bei der gewünschten Synchronisierung des ersten Studienabschnitts mit dem Medizinstudium von den Fakultäten zu lösen wären.

Ohne Frage wird aber eine – wie auch immer geartete – Neuausrichtung der zahnärztlichen Ausbildung kommen müssen und ohne Zweifel wird diese auf den künftigen zahnärztlichen Professionalisierungsprozess weitreichenden Einfluss nehmen[72].

(4) Diskussion um den universitären Status der Zahnheilkunde und den Erhalt der Promotion

Ebenfalls in den Bereich der zahnärztlichen Ausbildung fällt die anhaltende Sorge um die akademische Zukunft der Zahnmedizin. In den vergangenen Jahrzehnten fanden sich immer wieder Stimmen, die einer Rückstufung der Zahnheilkunde auf Fachhochschulniveau das Wort sprachen und damit die Akademisierung ein Stück weit rückgängig machen wollten. Besonders virulent wurde die Diskussion, nachdem 1999 die „Verordnung zur Approbation von Tierärztinnen und Tierärzten sowie zur Änderung anderer approbationsrechtlicher Vorschriften“ mit ihrer Veröffentlichung im Bundesgesetzblatt Rechtsgültigkeit erlangte. Als Voraussetzung für das Studium der Zahnmedizin, der Medizin, der Veterinärmedizin und der Pharmazie wurde hierin anstelle des zuvor explizit genannten Abiturs lediglich eine „Hochschulzugangsberechtigung“ gefordert. Für Berufstätige ohne Abitur wurde damit die Möglichkeit geschaffen, unter bestimmten, von den einzelnen Ländern zu konkretisierenden Voraussetzungen (z. B. Realschulabschluss, abgeschlossene Berufsausbildung, mehrjährige Berufstätigkeit) durch das Ablegen einer Feststellungsprüfung eine Studienberechtigung zu erwerben. Vor allem für die handwerklich geprägte Zahnheilkunde diskutierte man fortan eine Öffnung der Heilberufe für Nichtabiturienten[23,28,52]. Vor der Verabschiedung der Verordnung von 1999 hatte die BZÄK – wie auch mehrere Standesvertretungen der übrigen betroffenen Heilberufe – in wiederholten Stellungnahmen gegenüber dem BMG und dem „Bundesministerium für Bildung und Forschung“ (BMBF) darauf hingewiesen, dass sie das Abitur als Studienvoraussetzung für unverzichtbar halte[28]. Befürchtet wurden und werden neben einer Entwertung des Abiturs auch Qualitätseinbrüche in der Hochschulausbildung – eine Sorge, die sich allerdings bislang nicht bestätigt hat, denn *de facto* bildet das Abitur weiterhin die wesentliche Zugangsvoraussetzung für das Studium der Zahnheilkunde: So beträgt die Zahl der Studierenden *ohne Abitur* in den medizinischen Studiengängen aktuell weniger als 1 Prozent[84].

Gleichwohl wurde und wird seitens der Politik und der Krankenkassen die besonders teure universitäre Ausbildung der Zahnmediziner wiederholt hinterfragt und als Alternative – nach dem Vorbild von Staaten wie Kanada – ein Fachhochschulstudium angeregt. Als Argument dient u. a. der Hinweis auf notwendige Einsparungen im Gesundheitswesen[52]. Die anhaltende Diskussion veranlasste den Wissenschaftsrat zuletzt 2005 zu einer eindeutigen Warnung vor einer solchen „Degradierung“ des Zahnmedizinstudiums; er verband dies jedoch mit einer deutlichen Kritik an der gegenwärtigen akademischen Qualität des Studienganges[80]:

> „Der Wissenschaftsrat spricht sich dafür aus, die Zahnmedizin weiterhin bei den Universitäten anzusiedeln. Er erwartet jedoch von den Medizinischen Fakultäten, dass sie sich mehr als in der Vergangenheit um eine akademische Kultur in diesem Fach bemühen. Aufgrund des hohen Praxisbezugs der zahnmedizinischen Ausbildung und der insgesamt eher schwach ausgeprägten Forschungsorientierung gab es in der Vergangenheit Überlegungen, die Zahnmedizin an die Fachhochschulen zu verlagern. So ist in Kanada in einigen Provinzen die Ausbildung an Fachhochschulen verlagert worden mit der Folge, dass die technischen Inhalte stärker an Gewicht gewonnen haben, während biologische und medizinische Inhalte zurückgedrängt wurden. Eine Reduktion der Zahnmedizin auf ein „handwerkliches“ Studium ist weder sinnvoll noch sachgerecht [...].“

Auch die zahnärztliche Promotion steht – ebenso wie die ärztliche – seit Jahrzehnten in der Kritik[29,30,31]. In dieser Diskussion spielt der Wissenschaftsrat ebenfalls eine gewichtige Rolle. Er moniert die zu niedrigen Anforderungen, die vielfach an die Verleihung der Doktorgrade „Dr. med.“ und „Dr. med. dent.“ an deutschen medizinischen Fakultäten geknüpft würden[82]:

> „Das wissenschaftliche Niveau der studienbegleitenden Doktorarbeiten entspricht [...] in der weit überwiegenden Zahl der Fälle nicht den Standards der Doktorarbeiten anderer naturwissenschaftlicher Fächer [...] Der Wissenschaftsrat wiederholt daher seine Empfehlung, den Doktorgrad in der Medizin nur für solche Dissertationen zu verleihen, die einen substanziellen Beitrag zum wissenschaftlichen Erkenntnisfortschritt leisten und deren Ergebnisse in einer international anerkannten Zeitschrift publiziert werden.“

Zusätzliche Nahrung bekam diese Diskussion in jüngerer Zeit durch öffentliche Plagiatsaffairen rund um Promotionen[67].

Während ein Teil der Kritiker die Abschaffung des „Dr. med." und des „Dr. med. dent." vorschlägt, regen andere an, diese zu sogenannten Berufsdoktoraten abzuwerten und zusammen mit dem Staatsexamen *ohne Vorlage einer Promotionsleistung* zu vergeben. Verwiesen wurde und wird dabei auf die USA: Hier sind der „Doctor of Dental Surgery" (D.D.S.) und der „Doctor of Dental Medicine" (D.M.D.) lediglich „professional degrees", also Berufsbezeichnungen als Abschlüsse entsprechender Studiengänge. Auch Österreich kennt ein solches „Berufsdoktorat", das keine eigentlichen Promotionsleistungen erfordert, sondern automatisch mit der erfolgreichen Examensprüfung verliehen wird[31]. Eine besondere wissenschaftliche Befähigung wird in den USA und vielen anderen Staaten erst mit dem „Forschungsdoktorat" – dem zeitlich und wissenschaftlich aufwendigen „Ph.D.", dem „Philosophical Doctor" – verbunden. Auch der Wissenschaftsrat plädiert mittlerweile für eine solche Differenzierung: So solle man mit dem bestandenen (zahn-)ärztlichen Examen einen „einfachen" Doktortitel im Sinne eines Berufsdoktorats vergeben; demgegenüber könnten „alle, die ein gesteigertes Forschungsinteresse haben, [...] im Anschluss – vergleichbar mit den Promotionen anderer Fächer – ein ‚richtiges' Doktorat absolvieren, das sie mit dem international anerkannten Titel PhD und einer qualitativ höherwertigen Forschungsarbeit abschließen." Diese Zweiteilung würde allerdings den (zahn-)medizinischen Doktor gegenüber „richtigen" deutschen Doktorwürden wie dem „Dr. phil." oder „Dr. rer. nat." erkennbar abwerten – vor diesem Hintergrund sind die Vertreter der medizinischen Fakultäten wie auch der meisten (zahn-)ärztlichen Verbände bislang entschieden gegen den Vorschlag[45].

Argumentativ unterfüttert wurden und werden derartige Änderungsvorschläge auch durch den Hinweis auf die (vermeintliche) „Promotionsmüdigkeit" von Ärzten und insbesondere Zahnärzten. Tatsächlich promovierten um 1970 noch immerhin vier von fünf Zahnärzten, während die zahnärztliche Promotionsquote um die Jahrtausendwende an einigen Universitäten unter die 50%-Marke gefallen war[19,29,31,57]. Allerdings greift es zu kurz, von den Promotionsquoten auf zunehmendes zahnärztliches Desinteresse zu schließen[31,58]. Vielmehr bietet sich ein anderer Erklärungsansatz an: So ist etwa der Anspruch, wesentliche Teile der Dissertation im klinischen Studienabschnitt zu erarbeiten, für Zahnmedizinstudierende schwerer einzulösen als für angehende Ärzte: Insgesamt acht klinischen Semestern bei Medizinern stehen gerade einmal fünf klinische Semester bei den Zahnmedizinern gegenüber, wenn man die Regelstudienzeit zugrunde legt. Sind die Jungzahnärzte erst einmal im Berufsleben angekommen, wird die Fortführung der Promotion noch schwieriger. Auch sind die Promotionsthemen im Bereich der Zahnmedizin traditionell rar. (Angehende) Zahnärzte müssen folglich nicht selten auf Fragestellungen aus dem Bereich der Humanmedizin ausweichen; hier sind sie allerdings als Doktoranden selten erste Wahl. Erschwert ist die Promotion für Zahnmedizinstudierende aber auch insofern, als ihr Studium – im Unterschied zu den angehenden Medizinern – bislang keine festgeschriebene Ausbildung in den (für experimentelle, datengenerierende Arbeiten wichtigen) Fächern Medizinische Informatik und Medizinische Statistik sowie in den (für Literaturarbeiten hilfreichen) geisteswissenschaftlich orientierten Fächern Geschichte, Theorie und Ethik der Medizin, Medizinische Psychologie und Soziologie beinhaltet[31,57,58]. Die überfällige Revision der zahnärztlichen Approbationsordnung könnte zumindest in diesen Punkten Abhilfe schaffen.

Ein reines Berufsdoktorat dürfte im Übrigen die (zahn-)ärztliche Doktorwürde nicht nur entwerten, sondern letztlich erst recht zur Disposition stellen: Zweifellos würden kritische Vertreter anderer Fakultäten auf den Plan gerufen, die sich nun in ihrer Einschätzung, dass der „Dr. med. (dent.)" an keinerlei Forschungsleistung geknüpft sei, bestätigt sähen. Die Diskussion würde demnach wohl eher befeuert werden.

Zudem ist ein gewichtiges *historisches* Argument gegen die Abschaffung oder Aushöhlung der zahnärztlichen Doktorwürde – wie auch gegen den oben angesprochenen Transfer der zahnärztlichen Ausbildung an Fachhochschulen – anzubringen: Frühere Zahnärztegenerationen haben die Akademisierung und das Promotionsrecht in jahrzehntelangen Auseinandersetzungen mühsam erstritten; insofern gilt es auch ein historisches Erbe zu bewahren. Eine Rückstufung auf Fachhochschulniveau und eine Abschaffung des Dr. med. dent. würden eine Rückentwicklung bzw. Deprofessionalisierung des Zahnarztberufs bedeuten (vgl. Kapitel 5)[65].

Fest steht allerdings auch, dass die akademische Qualität des (zahn-)medizinischen Studiums und der Dissertationen verbessert werden muss, um den fortgesetzten Kritiken des Wissenschaftsrats und anderer Akteure langfristig Paroli bieten und den gegenwärtigen akademischen Standard absichern zu können[31].

Verändertes Tätigkeitsprofil und Berufsbild des niedergelassenen Zahnarztes

(5) Veränderungen innerhalb des Zahnärztestandes: Die „Feminisierung" und ihre Folgen

Wer sich mit der Entwicklung des zahnärztlichen Berufsbildes in Deutschland auseinandersetzt und hierzu die Fachliteratur konsultiert, sieht sich spätestens seit der Jahrtausendwende vermehrt mit dem Schlagwort „Feminisierung der Zahnheilkunde" konfrontiert: Tatsächlich wurden 1999 in der Bundesrepublik im Fach Zahnheilkunde erstmals mehr weibliche als männliche Studierende gezählt. 2004 überstieg auch der Anteil der weiblichen Promovierten im Fach Zahnheilkunde zum ersten Mal denjenigen der Männer. Gegenwärtig beträgt das Zahlenverhältnis zwischen weiblichen und männlichen Studierenden an vielen deutschen Fakultäten bereits 7 zu 3, und auch im Wintersemester 2017/18 waren von 1866 Studienanfängern 1228 (= 65,8 %) weiblichen Geschlechts[35,71,79]. Maßgebliche Faktoren hierfür sind die durchschnittlich besseren Leistungen weiblicher Abiturienten, aber auch die Tatsache, dass der Zahnarztberuf vergleichsweise gute Möglichkeiten für Tätigkeiten in (passagerer) Teilzeit bietet – ein Aspekt, dem vor allem junge Frauen bei der Studienwahl große Beachtung schenken[79].

In wenigen Jahren werden die Frauen unter den deutschen Zahnbehandlern die Mehrheit stellen. Die beschriebene Entwicklung ist umso frappanter, wenn man die historische Ausgangssitation bedenkt: Bis um 1900 waren in Deutschland überhaupt keine Frauen zum Studium der Zahnheilkunde zugelassen; dementsprechend war der Zahnarztberuf traditionell ausgesprochen männlich geprägt (vgl. Kapitel 7)[27,66].

Mit der „Feminisierung" vollzieht sich neuen Studien zufolge ein Wandel des Berufsbildes[20,51]. Die Vereinbarkeit von Beruf und Familie (work life balance) und die Flexibilisierung der Arbeitszeiten werden zu immer wichtigeren Zielgrößen[79]. Nach wie vor ist die weit überwiegende Zahl der Zahnärzte selbstständig, d. h. in Einzel- oder Gruppenpraxen niedergelassen. Allerdings sind Frauen unter den niedergelassenen Zahnärzten traditionell unterrepräsentiert[47,50]. Niedergelassene Zahnärztinnen zeigen zudem eine stärkere Tendenz zu Gemeinschaftspraxen und investieren durchschnittlich geringere Volumina in eine Praxissozietät bzw. -neugründung[47].

Auch unter den Lehrstuhlinhabern sowie in der nationalen Berufspolitik finden sich bislang vergleichsweise wenige Zahnärztinnen[26,39,63,64,69]. So wurde etwa Bärbel Kahl-Nieke 2013 zur ersten weiblichen Präsidentin in der (damals 154-jährigen) Geschichte der DGZMK gewählt[49]. Auch gelten bestimmte Fächer wie die Implantologie weiterhin als „Männerdomainen"; demgegenüber wird z. B. die Kinderzahnheilkunde traditionell als „weibliches" Fach wahrgenommen. Offenbar wirken hier einerseits unterschiedliche Interessenlagen, andererseits aber auch geschlechtsspezifische Stereotype fort. Dementsprechend gibt es Bestrebungen, diese alten Rollenmuster aufzubrechen[37,74].

Die vorgenannten Beispiele zeigen, dass sich das zahnärztliche Berufsprofil unter dem Einfluss der „Feminisierung" zunehmend diversifiziert und z. T. neu konfiguriert. Besagte Veränderungen stellen die organisierte Zahnärzteschaft zugleich vor die Herausforderung, „weibliche" Bedarfe stärker zu berücksichtigen, junge Kolleginnen optimal zu integrieren und das berufliche Profil des Zahnarztes so auszurichten, dass es Männern wie Frauen gleichermaßen attraktiv erscheint. Nicht zuletzt gilt es, den bestehenden Patientenbedarfen gerecht zu werden.

(6) Neue Patientengruppen: Migranten, Flüchtlinge und ihre Bedarfe

2000 konstituierte sich die „Bundesarbeitsgemeinschaft interkulturelle Zahnmedizin und Oralprophylaxe" (BAIZO); sie richtete ihren Blick verstärkt auf die zahnärztliche Versorgung von Einwanderern und Menschen mit Migrationshintergrund[68]. 2016 wurde dann im Bundeskanzleramt ein erstes gemeinsames Fachgespräch zwischen der Beauftragten der Bunderegierung für Migration, Flüchtlinge und Integration und zahnärztlichen Experten anberaumt. Ziel war und ist die Verbesserung der Mundgesundheit von Migranten sowie – als wesentliche Voraussetzung – die Etablierung einer validen Daten- und Forschungslage zum Themenfeld[14].

Die Gründe für die beschriebenen (und ähnliche weitere) Aktivitäten sind schnell ausgemacht: Menschen mit Migrationshintergrund stellen bereits heute mit 16 Millionen ca. 20 % der 81 Millionen Bewohner Deutschlands, jeder vierte in Deutschland geborene Säugling ist das Kind von Eltern mit ausländischer Staatsbürgerschaft und knapp ein Drittel aller hier lebenden Kinder unter 5 Jahren entstammt einer „Migrantenfamilie"[33,34]. Aktuelle Forschungsergebnisse zeigen, dass Menschen mit Migrationshintergrund ungleiche Zugänge zu Gesundheitsangeboten haben und teilweise auch andere Krankheitsbilder und -verteilungen zeigen als die deutschstämmige Bevölkerung[70]. Besondere fachlich-integrative Aufgaben stellen sich den Zahnärzten auch in Anbetracht der Flüchtlinge, die Deutschland erreichten bzw. erreichen und ebenfalls bedarfsgerecht zahnärztlich zu versorgen sind. So wurden hierzulande allein in den Jahren 2015 bis 2017 1444877 Anträge auf Asyl gestellt[10].

Die zunehmende Mobilisierung, anhaltende Globalisierungseffekte und die derzeitige humanitäre „Flüchtlingskrise" wirken nicht nur auf die Patientenstruktur und den Versorgungsbedarf zurück, sondern stellen an die zahnärztliche Profession auch neue Herausforderungen – in fachlicher, sprachlich-kommunikativer, logistischer, arbeitsökonomischer und administrativer Sicht. Sie erfordern überdies den Erwerb spezifischer interkultureller Kompetenzen – man denke an den patientengerechten Umgang mit kulturell überformten schambedingten Barrieren, mit unterschiedlichen Krankheitsverständnissen oder abweichenden Ernährungs- und Medikationsgewohnheiten, mit unterschiedlichen „kulturellen Codes" in der Äußerung von Schmerz, mit etwaigen erlittenen psychischen Traumata oder Überfremdungseffekten oder auch mit grundlegend anderen familiären Rollen- und Entscheidungsmodellen. Hierauf müssen sich nicht nur die Zahnärzte einstellen, sondern letztlich auch die Praxisteams.

(7) Demografischer Wandel: (Hoch-)Betagte und vulnerable Patienten als professionelle Herausforderung

Vor rund 30 Jahren begann sich die deutsche Zahnärzteschaft auf institutioneller Ebene mit der Alterszahnheilkunde auseinanderzusetzen: 1990 wurde der „Arbeitskreis für Gerostomatologie e. V." (AKG) initiiert, aus dem letztlich 2006 die „Deutsche Gesellschaft für AlterszahnMedizin e. V." (DGAZ) hervorging[38]. Heute ist der demografische Wandel in vollem Gange. Er ist als eine der zentralen professionellen Herausforderungen zu begreifen, denn er wirkt sich nachhaltig auf den Versorgungsbedarf und damit auf das Tätigkeitsprofil des deutschen Zahnarztes aus:

Bereits heute beträgt der „Altenquotient“ in einzelnen deutschen Bundesländern 43 Prozent (Sachsen, Sachsen-Anhalt) – bei insgesamt steigender Tendenz. Besagter Quotient bildet das Verhältnis der Personen im Rentenalter (Anzahl der derzeit 65-Jährigen und Älteren) zu 100 Personen im erwerbsfähigen Alter (20 bis 64 Jahre) ab. Der Anteil multimorbider, im Allgemeinzustand reduzierter und in der Nachsorgekapazität limitierter Patienten wird weiter zunehmen, was besondere Anforderungen an den Zahnarzt stellt und stellen wird[61]: Dies betrifft das erforderliche allgemeinmedizinische Fachwissen des zahnärztlichen Behandlers ebenso wie dessen Bereitschaft zur interprofessionellen Zusammenarbeit sowie zur Übernahme neuer sozialer Aufgaben (z. B. Bereitschaft zur aufsuchenden Versorgung, vertiefte Nachsorgeplanung, vermehrte bzw. systematische fachliche Einbindung von Fremdputzern bei pflegebedürftigen Patienten). Diese Aufgabenerweiterung wird umso wichtiger, als es bei dem Gros der künftigen (hoch-)betagten Patienten längst nicht mehr „nur“ darum geht, Totalprothesen anzufertigen oder zu reparieren. Vielmehr haben die heutigen und künftigen Senioren häufig noch eigene Zähne und partielle Prothesen, die es auch auf lange Sicht situationsadäquat zu versorgen gilt – von „einfachen“ herausnehmbaren prothetischen Konstruktionen bis hin zu implantatgestützten Varianten. Umso wichtiger wird der Blick auf die Nachsorgefähigkeit derartiger Versorgungen[36].

Dementsprechend sieht sich die DGAZ weitreichenden Aufgaben und Zielsetzungen gegenüber: Da das Fach in Deutschland in der Grundausbildung nur sehr eingeschränkt gelehrt wird, besteht gerade im Bereich Gerontostomatologie ein besonderer Schulungsbedarf. Notwendig ist darüber hinaus die Etablierung von Maßnahmen und Einrichtungen, um Pflegebedürftige in der aufsuchenden (ambulanten und stationären) Betreuung fachkompetent zu versorgen sowie ein verstärktes ethisches Problembewusstsein, denn (hoch-)betagte Patienten gehören häufiger als andere Personengruppen zu den sogenannten vulnerablen, sozial abhängigen bzw. nicht entscheidungsfähigen Patienten, die somit einer besonderen zahnärztlichen Achtsamkeit und Fürsorge bedürfen[61]. Schließlich geht es auch um einen gesonderten Anspruch betagter und pflegebedürftiger Menschen auf bestimmte vertragszahnärztliche Leistungen, um das bei diesem Personenkreis überdurchschnittlich hohe Risiko für Karies-, Parodontal- und Mundschleimhauterkrankungen zu senken. Besagter Anspruch wurde 2017 vom „Gemeinsamen Bundesausschuss“ (G-BA), unterstützt von der organisierten Zahnärzteschaft, in einer ersten Richtlinie beschlossen[24].

Zusammenfassend wird sich das Berufsprofil des Zahnarztes gerade auch unter dem Eindruck des demografischen Wandels erheblich wandeln bzw. weitereinwickeln.

(8) Herausforderung Interdisziplinarität: Der Zahnarzt als Arzt und Vertreter der „ZahnMedizin"

Gleiches gilt – wie oben bereits angedeutet – in ganz grundsätzlicher Weise für die ärztliche Grundkompetenz des modernen Zahnarztes und den Bereich der Interdisziplinarität: 2005 traten DGZMK, BZÄK und KZBV mit einer programmatischen Neubeschreibung der Zahnmedizin als „ZahnMedizin" an die Fachöffentlichkeit, um so die *ärztliche* Kernkompetenz der heutigen und künftigen Zahnärztegeneration zu betonen. Zur Begründung hieß es, neue wissenschaftliche Erkenntnisse belegten auf eindrucksvolle Weise die vielfältigen Wechselwirkungen von Mund- und Allgemeinkrankheiten, sodass mehr denn je eine „ganzheitlich biologische Sicht der ZahnMedizin" geboten sei, um Patienten adäquat zu versorgen[38].

Auch der geplante, oben skizzierte Entwurf einer neuen Approbationsordnung sieht in vielerlei Hinsicht eine solche Engführung von Medizin und Zahnheilkunde vor (vgl. Punkt 3). Dies bedeutet de facto, dass der Zahnarzt von heute und morgen immer mehr medizinische Kenntnisse erwerben, nachweisen und in die Versorgung einbringen muss. Das heißt auch, dass sich die Zahnärzteschaft künftig auch in weit höherem Maße an einem solchen Wissensniveau messen lassen muss – umso mehr, als besagter Anspruch von der organisierten Zahnärzteschaft selbst formuliert worden ist[13].

(9) Leitlinienkultur, Fortbildungspflicht und lebenslanges Lernen

Die zunehmend engere Verbindung von Medizin und Zahnmedizin korrespondiert mit weiteren Entwicklungen, die nicht nur in der allgemeinen Heilkunde, sondern – z. T. parallel, z. T. mit einer gewissen Latenzzeit – auch in der Zahnheilkunde Raum greifen. Sie sind mit den Schlagworten „Leitlinienkultur", „Zertifizierungsdruck" und „lebenslanges Lernen" zu umschreiben:

Bereits 1962 wurde die „Arbeitsgemeinschaft der Wissenschaftlichen Medizinischen Fachgesellschaften" (AWMF)[5] gegründet, und 1995 bat der „Sachverständigenrat für die Konzertierte Aktion im Gesundheitswesen" die AWMF, die Entwicklung von Standards, Richtlinien, Leitlinien und Empfehlungen der Wissenschaftlichen Medizinischen Fachgesellschaften voranzutreiben und zu koordinieren. Hieraus erwuchs eine „Leitlinienkultur", die längst zum integralen Bestandteil der ärztlichen Berufspraxis geworden ist und zunehmend auch die zahnärztliche Praxis prägt.

Medizinische Leitlinien sind systematisch entwickelte Feststellungen, die Ärzte, Zahnärzte und Angehörige anderer Gesundheitsberufe bei ihren fachlichen Entscheidungen helfen und so zugleich die Patientensicherheit erhöhen sollen, ohne jedoch *bindende* Wirkung zu haben. Das wichtige Programm für „Nationale VersorgungsLeitlinien" wird vom „Ärztlichen Zentrum für Qualität in der Medizin"

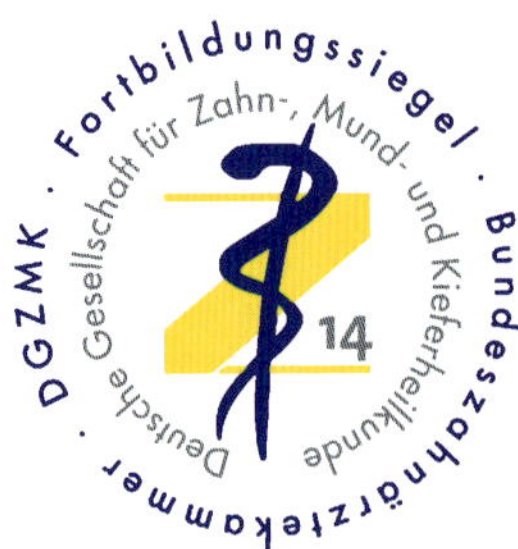

Abb. 16-1 Gemeinsames Forbildungssiegel von DGZMK und BZÄK (2014).

(ÄZQ) redaktionell betreut; daneben erstellt auch das im Jahr 2000 gegründete „Zentrum Zahnärztliche Qualität" (ZZQ) Leitlinien; Letzteres wird von BZÄK und KZBV getragen.

Leitlinien bieten den Zahnärzten mittlerweile wichtige professionelle Hilfestellungen, setzen jedoch zugleich eine fortgesetzte Informations- und Fortbildungsbereitschaft derselben voraus – denn nur wer um Leitlinien weiß, wird sie lesen, und nur wer sie studiert, kann sie anwenden. Mit anderen Worten: Ihr potenzieller Nutzen korreliert in hohem Maße mit ihrer Inanspruchnahme. Auch in diesem Bereich befindet sich die Zahnärzteschaft mitten in einem Umbruch – die hierfür erforderliche „Leitlinienkultur" beginnt sich mehr und mehr zu etablieren[18].

Ähnliches gilt für die zertifizierte Fortbildung: Bis weit in das 20. Jahrhundert hinein waren Ärzte und Zahnärzte für ihre Fort- und Weiterbildung selbst verantwortlich. Erst nach und nach wurden sie über das Berufsrecht zu entsprechenden Maßnahmen angehalten. Gleichzeitig wurden die betreffenden Angebote ausgeweitet und professionalisiert. So entstand etwa 1974 die „Akademie Praxis und Wissenschaft", die eine Ausgründung der DGZMK darstellt und sich als Fortbildungsakademie rasch bewährte (Abb. 16-1)[38].

2004 führte der Gesetzgeber dann im Zusammenhang mit dem Gesundheitsmodernisierungsgesetz (GMG) die (zahnärztlicherseits seinerzeit sehr umstrittene) Fortbildungspflicht der Vertragszahnärzte ein; sie ist im Sozialgesetzbuch geregelt (§ 95 d SGB V). Demnach *muss* jeder Vertragszahnarzt alle fünf Jahre der für ihn zuständigen „Kassenzahnärztlichen Vereinigung" (KZV) nachweisen, dass er dieser Pflicht in der zurückliegenden Zeitphase nachgekommen ist.

Die heutige Fortbildungspflicht hat das Berufsbild des Zahnarztes bereits maßgeblich verändert – und wird es weiter tun, denn aus der Einsicht in den Bedarf einer regelmäßigen Fortbildung ist längst ein gesamtgesellschaftliches Paradigma – das Diktum des „lebenslangen Lernens" – geworden. Insbesondere in der Medizin ist der Wissenszuwachs enorm, sodass gerade hier ein neues Denkmuster Einzug gehalten hat, das Heidemarie Lux, Vizepräsidentin der Bayerischen Landesärztekammer (BLÄK), folgendermaßen beschreibt: „Lebenslanges Lernen ist [...] für Ärztinnen und Ärzte nicht nur eine Phrase, sondern eine Grundvoraussetzung für die Berufsausübung"[55].

Die Verwissenschaftlichung der (Zahn-)Medizin und ihre Folgen

(10) „Evidenzbasierte Zahnheilkunde" (EbZ) und Qualitätssicherung – Diskurs um einen wissenschaftlichen Paradigmenwechsel

Die angesprochene Leitlinienkultur einerseits und die zunehmende Verwissenschaftlichung der Zahnmedizin andererseits haben der Zahnärzteschaft noch einen weiteren Paradigmenwechsel beschert: den Wandel von einer „Eminenzbasierten" zur „Evidenzbasierten Zahnheilkunde" (EbZ)[21]. Haben noch im frühen 20. Jahrhundert einflussreiche zahnärztliche Wortführer wie z. B. Edward H. Angle (1855–1930, Kieferorthopädie), Willoughby Dayton Miller (1853–1907, Kariologie) oder Otto Walkhoff (1860–1934, Zahnerhaltung) mit ihren fachlichen Entwicklungen und persönlichen Empfehlungen maßgeblichen Einfluss auf die Etablierung zahnärztlicher Diagnosen und Therapien genommen (vgl. Kapitel 12), so wird eine solche Rolle heute den klinischen Studien und ihren Ergebnissen zugedacht. Dabei versteht man „Evidenzbasierte Medizin" (EbM) und EbZ im engeren Sinne als eine Vorgehensweise, die darauf abzielt, jeden (zahn-)ärztlichen Patienten auf der Basis der besten verfügbaren (klinischen) Daten zu versorgen[2,41,76].

Seit ca. zwei Jahrzehnten sind die Begriffe EbM und EbZ ebenso wie die thematisch verwandten Termini „Qualität(ssicherung)" und „Transparenz" in aller Munde. Institutioneller Ausdruck dieser Entwicklung sind etwa das 2003 etablierte „Institut für Qualität und Wirtschaftlichkeit im Gesundheitswesen" (IQWiG) und das 2015 eingerichtete „Institut für Qualitätssicherung und Transparenz im Gesundheitswesen" (IQTIG), wobei sich das IQWiG insbesondere mit Evidenzfragen befasst.

Derzeit ist das Evidenzniveau in vielen Bereichen der klinischen *Zahn*heilkunde noch eher niedrig. Entsprechend kontrovers und bisweilen hitzig verläuft die Diskussion[41,76,78]: Die Befürworter sehen in der EbZ das Gütesiegel einer wissenschaftlich orientierten Zahnheilkunde und fordern dementsprechend baldige und flächendeckende Evidenznachweise für zahnmedizinische Verfahren durch systematische, möglichst qualitativ hochwertige klinische Studien, sogenannte „Randomized Clinical Trials" (RCTs). Letztere sollen dann wiederum in adäquate Leitlinien und so letztlich in neue Standards zahnärztlicher Versorgung einfließen. Die Gegner erblicken in der EbZ dagegen ein zweifelhaftes Dogma, welches das angestammte zahnärztliche Berufsbild auf den Kopf zu stellen und das zahnärztliche Selbstverständnis fundamental herauszufordern droht. Sie fürchten, dass viele empirisch erprobte, aber noch nicht evidenzbasierte Therapien – wie z. B. die Behandlung von Parodontopathien[48] – vorschnell diskreditiert werden, und weisen darauf hin, dass gerade RCTs in der Zahnheilkunde aus methodischen wie ethischen Gründen nicht leicht bzw. nicht in allen Fällen umzusetzen sind. Zudem sehen sie sich in ihrer diagnostischen und therapeutischen Urteilsfähigkeit eingeschränkt und gleichsam „entmündigt". Schließlich betrachten sie die Evidenz als Scheinargument in den Diskussionen zur Übernahme einer Leistungspflicht durch die jeweiligen Kostenträger.

Grundsätzlich ist festzustellen, dass die Evidenzbasierte Medizin bzw. Zahnmedizin eine zunehmende Bedeutung für eine „Gute Klinische Praxis" gemäß dem aktuellen Stand der Wissenschaft erlangt hat. Sie ist aus der Heilkunde schlicht nicht mehr wegzudenken. Gleichzeitig ist zu berücksichtigen, dass das Konzept der EbM in der Zahnheilkunde noch nicht so weit fortgeschritten ist wie etwa in der Kardiologie oder Onkologie. Insofern muss eine Orientierung an der *gegenwärtig besten* Evidenz erfolgen. Hierbei kann es sich „auch einmal um einen Expertenkonsens oder ein Ergebnis aus der Grundlagenforschung handeln, selbst wenn diese Form des Nachweises auf der untersten Stufe der wissenschaftlichen (externen) Evidenz steht"[2]. Ohnehin bedarf jede Behandlungsmaßnahme immer auch der individuellen klinischen Expertise und des Erfahrungsschatzes des behandelnden Arztes oder Zahnarztes, denn zahnärztliche Indikationsstellungen sind stets am Einzelfall zu orientieren. Dennoch kann kein Zweifel bestehen, dass der Zahnarzt der Zukunft keine Therapieentscheidungen mehr treffen wird, ohne nach der bestehenden Evidenzlage zu fragen und Gesichtspunkte der Evidenz in die diagnostische und therapeutische Entscheidungsfindung einfließen zu lassen. Auch dies unterscheidet ihn fundamental von früheren Zahnärztegenerationen.

(11) Exponentieller Wissenszuwachs, medizintechnische Innovationen und kürzere Entwicklungs- und Erneuerungszyklen

Der Einfluss der modernen Wissenschaften auf den Zahnarztberuf zeigt sich nicht nur im Bereich der Evidenzgewinnung und -sicherung. Eine weitere Herausforderung für den heutigen Zahnarzt besteht darin, mit dem weltweit generierten (zahn-)medizinischen Wissen Schritt zu halten. Der Zeitraum, in dem sich das Wissen der Menschheit verdoppelt, lag um die Mitte des 20. Jahrhunderts noch bei 50 Jahren. 1980 betrug diese Spanne nur noch sieben Jahre, 2010 noch knapp vier Jahre und gegenwärtig verdoppelt sich das verfügbare Wissen in weniger als zwölf Monaten. Gerade in der Heilkunde ist der Wissenszuwachs enorm, und hier ist die Verantwortung der Behandler besonders groß, schließlich geht es um die Gesundheit von Menschen. Pointiert ausgedrückt: „Die Lehrbuchmeinung von heute ist der Kunstfehler von morgen"[55].

Insofern haben Zahnärzte heute eine große Verantwortung, mit der Informationsflut adäquat umzugehen und das in immer mehr Büchern, Fachzeitschriften und E-Medien versammelte „neue" Wissen in ihr fachliches Handeln zu integrieren – dies umso mehr, als die gesellschaftlichen Ansprüche an den Zahnarzt und dessen Rechenschaftspflichten im Zeitalter der „Patientenermächtigung" („Patient empowerment") weiter gestiegen sind (vgl. Punkt 17).

Anders als in der „sprechenden" und „verschreibenden Medizin" betrifft der erforderliche Wissenserwerb in der manuell geprägten Zahnheilkunde nicht allein oder vorrangig das *anzulesende theoretische Wissen*, sondern ebenso auch die *Entwicklungszyklen* der zahlreichen Material- und Technikerfindungen - seien es neuartige schnelldrehende Bohrer, metallfreie Implantate oder innovative Bondings. Ähnlich herausfordernd sind die immer kürzeren *Erneuerungszyklen* technischer Werkstoffe und Systeme: Benutzten frühere Zahnärzte über Generationen hinweg in der Füllungstherapie Harvardzement und Amalgam, so müssen ihre heutigen Kollegen selbst bei komplexen Techniken fortgesetzt zum Umdenken und Umlernen bereit sein. So werden nicht selten gerade erst gestern als neuer „Goldstandard" gefeierte Implantatsysteme durch (noch verheißungsvollere) Nachfolgemodelle ersetzt, mit deren veränderter Handhabung und Materialeigenschaft sich Zahnärzte dann aufs Neue vertraut machen müssen. Mit anderen Worten: Fortgesetzter Wissenserwerb und -transfer, anhaltendes Technikinteresse und große Flexibilität im Umgang mit Werkstoffen und Gerätschaften sind zu unverzichtbaren Bestandteilen des zahnärztlichen Anforderungsprofils geworden - *beständig* ist heutzutage vor allem der *Wandel*.

(12) Die Anglisierung von Zahnheilkunde und Zahnarztberuf

Eine weitere Folge von Verwissenschaftlichung - und Globalisierung - ist die zunehmende Etablierung des Englischen als Wissenschaftssprache. Diese Entwicklung setzte in den 1980er Jahren vergleichsweise behutsam ein[53] und zeigt sich heutzutage in einer gleichsam exponentiell gewachsenen Zahl englischer Fachbegriffe, die längst in den zahnärztlichen Arbeitsalltag Einzug gehalten haben. Termini wie „abutment", „air flow", „attached gingiva", „baby bottle syndrome", „bonding", „brackets", „burning mouth syndrome", „caries decline", „chairside", „composite", „cover denture", „head gear", „inlay", „interlock", „nonokklusion", „overbite", „overjet", „pin", „primer", „root planing", „scaler", „set up" oder „tray" sind aus der deutschsprachigen Zahnheilkunde nicht mehr wegzudenken. Gleiches gilt für englischsprachige Akronyme wie „CAD/CAM", „CMD", „DMF-T", „LASER", „TMD" oder „UDA".

Noch bedeutsamer ist indessen die Tatsache, dass auch das Gros der relevanten klinisch-wissenschaftlichen Publikationen mittlerweile (zunächst) auf Englisch erscheint. Selbst deutschsprachige Dozenten offerieren in ihren zahnärztlichen Fortbildungen heutzutage nicht selten in Englisch betextete, auf ein internationales Zielpublikum ausgerichtete Folien. Ähnliches deutet sich neuerdings auch im Bereich der Lehrbuchliteratur an.

Der Trend zur Wissenschaftssprache Englisch stellt nicht nur die heutigen Studierenden und ihre Dozenten, sondern vor allem auch den älteren, mit *dental english* wenig vertrauten, aber lese- und fortbildungswilligen Praktiker vor zunehmende Herausforderungen. Es ist absehbar, dass die künftigen Zahnärztegenerationen die englische Sprache als festen Bestandteil ihres Berufes begreifen werden - eine Entwicklung, die unter Naturwissenschaftlern bereits weit fortgeschritten ist und bald wohl auch zum basalen Anforderungsprofil angehender Zahnärzte gehören wird. Hieran werden Gegeninitiativen wie der 2007 von Medizinern gegründete „Arbeitskreis Deutsch als Wissenschaftssprache" wenig ändern[83].

Veränderungen bei Assistenzberufen und Zahntechnikern und ihre Rückwirkungen auf die zahnärztliche Profession

(13) Die neue Rolle der Assistenzberufe

Aus der traditionellen „Zahnarzthelferin" – in der ehemaligen DDR zumeist „Stomatologische Schwester" genannt – ist 2001 offiziell die bzw. der „zahnärztliche Fachangestellte" geworden. Doch hierbei handelte es sich nicht um ein bloßes semantisches *upgrading*, bei dem der zunehmend als abwertend empfundene Terminus „Helfer/in" durch den mehr Eigenständigkeit verheißenden und zugleich zeitgemäßeren Begriff „Angestellte/r" ersetzt wurde. Tatsächlich hat sich auch die Rolle der Stuhlassistenz im Zeitalter der vierhändigen ergonomischen Zahnmedizin deutlich gewandelt und zu einer Erweiterung des Aufgabenbereichs zahnmedizinischer Fachangestellter geführt. Letztere haben einen deutlich größeren Anteil an einer erfolgreichen zahnärztlichen Behandlung, und auch ihre Kompetenzen sind in den vergangenen Jahrzehnten deutlich gewachsen. Besagte Entwicklung spiegelt sich wider in neuen, vielfältigen Qualifizierungsmöglichkeiten, welche die Assistenzberufe attraktiver machen sollen: So werden mittlerweile – je nach Kammerzuständigkeit – Weiterbildungen zur „Assistentin Zahnärztliches Praxismanagement" (AZP), „Zahnmedizinischen Prophylaxeassistentin" (ZMP), „Zahnmedizinischen Fachassistentin" (ZMF), „Zahnmedizinischen Verwaltungsassistentin" (ZMV), „Dentalhygienikerin" (DH) sowie „Fachwirtin für zahnärztliches Praxismanagement" bzw. „Betriebswirtin für Management im Gesundheitswesen" bzw. zu deren männlichen Pendants angeboten.

Die erwähnte „Aufstiegsfortbildung" hat jedoch ihren Preis: Die Fortgebildeten streben nicht nur nach höheren Gehältern, sondern auch nach Gestaltungsspielräumen und mehr Eigenständigkeit – eine Situation, auf welche die Zahnärzteschaft reagieren und für beide Seiten befriedigende Antworten finden muss, ohne das Prinzip der Delegation grundsätzlich in Frage zu stellen[7,16]. Dieser Prozess ist noch längst nicht abgeschlossen; doch bereits jetzt ist abzusehen, dass auch er auf das zahnärztliche Berufsbild zurückwirken wird.

(14) Der Beruf des Zahntechnikers im Wandel

Ähnlich weitreichende Rückwirkungen auf den Zahnarztberuf dürften vom rezenten Wandel im Berufsprofil des Zahntechnikers ausgehen. Der Zahntechniker – sei er in einem gewerblichen Dentallabor oder im Praxislabor tätig, sei er selbstständig oder angestellt – findet heutzutage deutlich veränderte Rahmenbedingungen vor: Die traditionell manuell geprägte Tätigkeit des Dentaltechnikers wird in wachsendem Maße von Computerisierung und automatisierten Prozessen beeinflusst bzw. überformt. So erfassen beispielsweise verschiedene CAD/CAM-Systeme heute die Situation in der Mundhöhle oder auf einem Modell durch optische Scans. Die so erzeugten Daten erlauben letztlich die „Konstruktion" des Zahnersatzes am Bildschirm und ihre nachfolgende Herstellung durch Produktionsmaschinen.

Derartige Entwicklungen verändern den Beruf des Zahntechnikers ebenso stark wie der rezente gesellschaftliche Trend zum finanziell „günstigeren", in osteuropäischen und asiatischen Ländern gefertigten „Auslandszahnersatz". Letzterer wirkt nicht nur auf die Auftragslage in den deutschen Labors zurück, sondern stellt auch den (nach-)behandelnden Zahnarzt vor potenzielle Probleme, die sich aus der unterschiedlichen Qualität und Passung des in der Ferne gefertigten Zahnersatzes, dem möglichen Nachsorgebedarf oder ggf. relevanten Nachbesserungsrechten bzw. -pflichten ergeben, aber auch in einer verschärften Konkurrenzsituation bestehen können[25].

Insofern betrifft der Wandel im Berufsbild des Zahntechnikers auch den Zahnarzt und dessen Tätigkeit – sei es, dass dieser selbst Betreiber eines Praxislabors ist und so direkt auf die beschriebenen Veränderungen reagieren muss, sei es, dass er bestimmte, ursprünglich ins Fremdlabor vergebene Arbeiten, etwa bei CAD/CAM-Systemen, chairside ausführt und damit in ein neues bzw. anders geartetes Arbeitsverhältnis mit „seinem" Dentallabor tritt, oder sei es, dass er sich als Nach- oder Zweitbehandler eines Patienten klinisch mit etwaigen Komplikationen nach der Eingliederung von „Auslandszahnersatz" auseinanderzusetzen hat.

Gesellschaftlich bedingte Veränderungen in der Zahnarzt-Patient-Beziehung

(15) Der Diskurs um die „Zweiklassenmedizin" und die Bürgerversicherung

Die Gesundheitsversorgung in Deutschland gilt im internationalen Vergleich als überdurchschnittlich gut und in vielen Bereichen auch als nicht überteuert. Allerdings werden immer wieder zwei Kritikpunkte geäußert: Die Existenz einer „Zwei-Klassen-Medizin" und die „Wartezeitenproblematik", wobei sich der erstgenannte Begriff auf das Nebeneinander von GKV und PKV und der Terminus „Wartezeitenproblematik" auf die geringere Versorgungsdichte mit ärztlichen Spezialisten auf dem Land bezieht.

Als mögliche gesundheitspolitische Abhilfen werden seit einigen Jahren einerseits die Einführung einer „Bürgerversicherung" mit einheitlichen Tarifen und andererseits die gesundheitspolitische Steuerung der medizinischen Versorgung in ländlichen Regionen diskutiert. Besonders virulent verläuft die besagte Diskussion im zeitlichen Umfeld von politischen Wahlkämpfen und Koalitionsverhandlungen.

Die „Bürgerversicherung" steht hierbei für ein System, bei dem alle Bürger unter Einbezug aller Einkunftsarten in das gesetzliche Krankenversicherungssystem einzahlen und dieses im Bedarfsfall in gleichem Umfang in Anspruch nehmen können. Sie zielt auf die Aufhebung des dualen Systems von gesetzlicher und privater Krankenversicherung in der Grundversorgung und die Einführung einer einheitlichen Gebührenordnung. Die Vorteile einer Bürgerversicherung liegen nach Ansicht ihrer Befürworter in einer einheitlichen, breiteren und solidarischer ausgerichteten Finanzierungsbasis. Besagte Neuordnung soll sich positiv auf die Beitragssatzentwicklung auswirken, da viele bisherige Privatversicherte mit guter Bildung und günstigem Gesundheitsverhalten in das Solidarsystem einzahlen müssten; zugleich hätte so die „Ungleichheit" von Privat- und Kassenpatienten ein Ende.

Kritiker dieses Modells – wie z. B. die organisierte Zahnärzteschaft[17] und weite Teile der Ärzteschaft – erblicken in dem geforderten Umbau des dualen Krankenversicherungssystems allerdings ein unverhältnismäßiges Risiko für die derzeit als solide eingestufte Versorgungssituation. Sie verweisen darauf, dass Privatpatienten mit den deutlich höheren (zahn-)ärztlichen Honoraren derzeit die Kassenpatienten „quersubventionieren", sodass gesetzlich Versicherte eine vergleichsweise gute Gesundheitsversorgung zu akzeptablen Preisen erhielten. Zudem betonen sie die positiven Markteffekte des anhaltenden Wettbewerbs zwischen gesetzlichen und privaten Krankenkassen um Versicherungsnehmer. Schließlich findet sich der Hinweis, dass speziell in der Zahnheilkunde auch auf dem Land keine „Wartezeitproblematik" besteht, sodass die betreffende Diskussion hier an den Realitäten vorbeigehe.

Die Tatsache, dass die besagte Kontroverse seit Jahren immer wieder aufflammt, hat für die Zahnärzteschaft erhebliche Implikationen: Sie zwingt diese nicht nur in eine dauerhafte Verteidigungssituation – eben weil sie den Vorwurf parieren muss, Protagonist und Verteidiger einer „Zwei-Klassen-Medizin" zu sein –, sondern bedeutet zudem eine fortgesetzte wirtschaftliche Verunsicherung: Nach wie vor wird die zahnärztliche Tätigkeit vorrangig freiberuflich ausgeübt. Sie birgt somit für den Einzelnen besondere ökonomische Risiken. Umso wichtiger ist ein verlässlicher, antizipierbarer Handlungsrahmen. Durch den immer wieder aufflammenden Diskurs über eine fundamentale Neuordnung des Versicherungssystems werden jedoch ebendiese Rahmenbedingungen der zahnärztlichen Tätigkeit fortgesetzt in Frage gestellt[43].

(16) Patientensicherheit und veränderte Fehlerkultur

„Patientenermächtigung" und die neudeutsche Entsprechung „Patient empowerment" – gehören zu vielzitierten Begrifflichkeiten, wenn es um die Beschreibung des „modernen" (Zahn-)Arzt-Patienten-Verhältnisses geht. Besagter Trend mündete nicht nur in die Verabschiedung eines „Patientenrechtegesetzes" (2013), sondern zeigte sich auch u. a. in dem 2005 in Deutschland gegründeten „Aktionsbündnis Patientensicherheit" (APS)[1] oder in der 2008 vom „Council of European Dentists" (CED) verabschiedeten „CED-Entschließung Patientensicherheit"[8].

Die genannten Initiativen können als beispielhafte Indikatoren für ein neues Fehlerbewusstsein in der Medizin gelten. So forderte der CED die europäische Zahnärzteschaft auf, das Thema „Patientensicherheit" in die zahnärztliche Aus- und Weiterbildung zu integrieren, gefahrengeneigte Bereiche der zahnärztlichen Tätigkeit stärker in den Blick zu nehmen und (als Praxisteams) Fort- und Weiterbildungsprogramme zur Patientensicherheit zu belegen.

Wie komplex und herausfordernd dieser traditionell eher tabuisierte Bereich der zahnärztlichen Tätigkeit geworden ist, lässt sich bereits anhand der Entwicklung der Begrifflichkeiten zeigen: War früher vor allem von einem „Behandlungs- oder Kunstfehler" die Rede, so werden heute verschiedenste Vorkommnisse differenziert und im Rahmen von Fehlermanagementseminaren vertieft behandelt – angefangen vom sogenannten „vermeidbaren" oder „nicht vermeidbaren unerwünschten Ereignis" über „kritisches Ereignis" und „Fehler" bis hin zu „Beinahe-Schaden" und „Schaden". Bei den Fehlern wird wiederum unterschieden zwischen Diagnosefehler, Behandlungsfehler, Organisationsverschulden, Übernahmeverschulden, fehlerhafte Sicherungsaufklärung, Nichtbehandlung und Schnittstellenfehler; Gleiches gilt für „Fehlerkonstellationen", worunter im Wesentlichen Medikationsfehler, Eingriffsverletzungen und Patientenverwechslungen fallen[1,33].

Parallel zu dem gestiegenen Bewusstsein für Fehlerquellen und -formen unterliegt auch das von Zahnärzten und Ärzten geforderte Fehlermanagement einem Paradigmenwechsel. So wird seit einigen Jahren neben dem Erwerb von Sicherheitswissen auch die Etablierung einer „positiven" Fehler- und Sicherheitskultur gefordert: Während Fehler früher v. a. als individuelles Fehlverhalten betrachtet und als solche sanktioniert wurden – mit der Folge, dass Fehlerereignisse tendenziell tabuisiert wurden, wird Zahnärzten heute nahegelegt, den eigenen (Beinahe-)Fehlern positiv zu begegnen – d. h. diese als potenziellen „Lernstoff" zu sehen – und sie entsprechend anders zu kommunizieren[9]. Initiativen wie „Critical Incident Reporting System" (CIRS) – hier z. B. „CIRS dent – Jeder Zahn zählt!", Fehlerkonferenzen und Qualitätszirkel sollen dieser neuen Fehlerkultur den Weg bereiten[15].

Viele Zahnärzte und Ärzte sehen in dieser Erwartungshaltung eine besondere Herausforderung – zumal jeder offen bekundete (Behandlungs-)Fehler nach wie vor zu persönlichen Sanktionen führen kann, das Risiko patientenbezogener Klagen fortbesteht und auch die haftungsrechtlichen Anforderungen an den Zahnarzt eher gestiegen sind[33,85].

(17) Autonomer Patient, veränderte Zahnarzt-Patient-Beziehung und zahnärztliches Leitbild

Die Zahnarzt-Patient-Beziehung hat sich in den vergangenen vier Jahrzehnten deutlich gewandelt[33,40]: In den 1970er Jahren brach das „Zeitalter der (Patienten-) Autonomie" an. Die Auswirkungen auf die Rolle des Zahnarztes waren und sind erheblich: Wo früher ein paternalistischer (Zahn-)Arzt kraft seiner fachlichen Autorität und seines Erfahrungswissens die Behandlungsentscheidung für „seinen" Patienten traf, findet sich heute das Ideal des „Shared decision making", der geteilten Entscheidungsfindung von (Zahn-)Arzt und Patient. Rund zwei Drittel aller Patienten haben den Wunsch, die sie betreffenden Entscheidungen allein oder gemeinsam mit einer fachkompetenten Person zu treffen[33,62]. Kennzeichen des neuen „Beziehungsstatus" autonomer Patienten ist der Informed consent: ohne diese „informierte Zustimmung" des vollständig aufgeklärten, entscheidungskompetenten Kranken darf im Regelfall keine zahnärztliche Maßnahme erfolgen[33].

Doch nicht nur die veränderte gesellschaftliche Erwartung an die zahnärztliche Rolle fordert die Profession heraus. Schwierigkeiten ergeben sich auch aus der Tatsache, dass nicht jeder Patient autonom agieren will bzw. kann[73]. Gerade ältere, schwächere, multimorbide oder sozial vulnerable Patienten hängen nicht selten einem traditionellen Rollenverständnis an und überantworten die Therapieentscheidungen gerne dem (zahn-)ärztlichen Experten[33,40]. In solchen Fällen geraten Patienten und ihre Behandler nicht selten in die sogenannte „Autonomiefalle": Damit ist gemeint, dass Patienten von ihren Behandlern gemäß den Geboten des Informed consent und der Forensik sehr umfassend und kleinteilig aufgeklärt – und ggf. hierdurch verängstigt – werden und dass ihnen Entscheidungen abverlangt werden, die sie de facto emotional bzw. kognitiv überfordern[59]. Fest steht: Die Pluralisierung der Patientenerwartungen fordert auch die zahnärztliche Tätigkeit heraus – umso mehr, als die Zahnärzte am gesellschaftlichen Primat der Patientenautonomie gemessen werden, dieses aber nicht jedem Patienten(bedarf) gerecht wird.

Im Zuge der veränderten Rolle und Erwartungshaltung der Patienten ist aber auch das moderne Selbstverständnis der Zahnärzteschaft reflektiert worden: In einem 2015 von der BZÄK, der DGZMK und der KZBV formulierten zahnärztlichen „Leitbild" bekennt sich die Zahnärzteschaft zur Freiberuflichkeit, zum dualen System der Krankenversicherung mit gesetzlicher und privater Krankenversicherung, zu wissenschaftlich fundierten Behandlungsmaximen, zur Förderung und Sicherung von Qualität, zu einer verstärkten medizinischen Orientierung, zu eigenverantwortlicher Fort- und Weiterbildung und zur „Selbstverwaltung als Ausdruck funktionierender Eigenverantwortung"[86].

(18) Der Geist, den ich rief: Wunscherfüllende Zahnmedizin

Das Zeitalter der Patientenautonomie zeigt sich nicht nur in veränderten Rollenverständnissen und Aufklärungsstandards, sondern auch in Form neuer zahnärztlicher Angebote, die außerhalb des eigentlichen Heilauftrags – d. h. jenseits von Prophylaxe, Diagnostik und Therapie – angesiedelt sind. Gemeint ist die sogenannte Wunscherfüllung[32,33,56].

Die „Wunscherfüllende Zahnmedizin" bezeichnet Eingriffe und Maßnahmen von Zahnärzten, die auf Verlangen des Patienten durchgeführt werden, ohne dass hierfür eine medizinische Indikation oder eine kurative Absicht besteht. Ihre Ziele sind die „Verbesserung" (enhancement) oder Veränderung (modification) von Strukturen des Zahn-, Mund- und Kieferbereichs. Sie firmieren häufig unter den Oberbegriffen „Kosmetische Zahnheilkunde" oder „Cosmetic Dentistry", teilweise aber auch unter dem Schlagwort „Ästhetische Zahnheilkunde". Charakteristische Beispiele sind das systematische „Dental bleaching", das Aufbringen von Zahnschmuck auf den Zahn, rein ästhetisch bedingte Frontzahnveneers oder sogenannte „Medical piercings", d. h. Piercing-Maßnahmen, die von medizinischen Fachpersonen wie z. B. Zahnärzten vorgenommen werden[32]. Unter „Wunscherfüllung" einzuordnen wäre aber z. B. auch ein Zahnarzt, der in seiner Praxis mit einer Heilpraktikererlaubnis Botolinumtoxin-Injektionen offeriert. Daneben ist auch der Bereich von „Dental Wellness" und „Dental SPA" (SPA: lat. Sanus Per Aquam = Gesundheit durch Wasser) dem Markt der Wunscherfüllung zuzurechnen: Hierunter werden „Wellness"-Anwendungen mit Wasser verstanden, die der Entspannung und dem Wohlbefinden des zahnärztlichen Patienten dienen sollen.

Die Wunscherfüllende Zahnmedizin richtet sich nicht (mehr) an einen Patienten (lat. homo patiens = der Leidende), sondern an einen selbstzahlenden Kunden (Klienten), und der Zahnarzt tritt hier schlussendlich nicht als Heiler, sondern als Dienstleister auf. Die beschriebene „Vergewerblichung" bedeutet nicht nur eine Veränderung des zahnärztlichen Tätigkeitsprofils, sondern wird von Teilen der organisierten Zahnärzteschaft zugleich als „Quelle möglicher Professionsgefährdung" gesehen. Besagte Entwicklung bedroht nach ihrer Einschätzung „den Wertekern des professionellen Berufsmodells" und unterlaufe „in der Klientenbeziehung langfristig die Vertrauensbasis"[60].

Tatsächlich besteht die Gefahr, dass sich das Selbstverständnis des Zahnarztes durch dieses neue Betätigungsfeld nachhaltig verändert; gleiches gilt für das Fremdbild, d. h. das Bild, das die Öffentlichkeit von Zahnärzten und ihrer Tätigkeit gewinnt.

Die Wunscherfüllende Zahnheilkunde gehört zu den wenigen Entwicklungen der letzten Jahrzehnte, die nicht von außen an den Zahnarztberuf herangetragen wurden, sondern zum genuinen Entscheidungs- und Handlungsspielraum der Zahnärzteschaft gehören. Letztere hat es in der Hand, ihre Tätigkeit entweder sukzessive in den außertherapeutischen Bereich auszuweiten oder sich explizit auf den eigentlichen Heilauftrag zu beschränken. Insofern scheint sich hier eine offene innerprofessionelle Diskussion über die Chancen und Gefahren beider Positionen und das künftige Leitbild der zahnärztlichen Berufsausübung zu lohnen[33,86].

Literatur

1. Aktionsbündnis Patientensicherheit. Patienteninformation Sicher in der Arztpraxis. Empfehlungen für Patientinnen, Patienten und ihre Angehörigen, 2015, http://www.aps-ev.de/wp-content/uploads/2016/09/150529_TippsArztpraxis_web.pdf [15.10.2018].
2. Antes G, Türp JC. Evidenzbasierte Zahnmedizin – aktueller Stand. Dt Zahnärztl Z 2013;68:72–75.
3. Approbationsordnung für Ärzte vom 27. Juni 2002 (BGBl. I S. 2405), zuletzt geändert durch Artikel 5 des Gesetzes vom 17. Juli 2017 (BGBl. I S. 2581).
4. Approbationsordnung für Zahnärzte vom 26. Januar 1955 in der im BGBl. III, Gliederungsnummer 2123-2, veröffentlichten bereinigten Fassung, zuletzt geändert durch Artikel 8 des Gesetzes vom 27. Juni 2017 (BGBl. I S. 1966).
5. Arbeitsgemeinschaft der Wissenschaftlichen Medizinischen Fachgesellschaften (AWMF). Kurzer Abriss der Geschichte der AWMF, 2018, http://www.awmf.org/die-awmf/geschichte-der-awmf.html [15.10.2018].
6. Banscherus U, Gulbins A, Himpele K, Staack S. Der Bologna-Prozess zwischen Anspruch und Wirklichkeit. Die europäischen Ziele und ihre Umsetzung in Deutschland. Eine Expertise im Auftrag der Max-Traeger-Stiftung (GEW). Frankfurt a. M.:GEW, 2009.
7. Benz C, Engel P, Oesterreich D. Leitartikel: Praxispersonal – Positionen auf den Punkt gebracht. Zahnärztl Mitt 2016;106(20):8.
8. Beyer J. Vollversammlung des Council of European Dentists. Patientensicherheit hat Priorität. Zahnärztl Mitt 2008;98(13):82f.
9. Borgwart J, Kolpatzik K. Aus Fehlern lernen. Fehlermanagement in Gesundheitsberufen. Berlin, Heidelberg: Springer, 2010.
10. Bundesamt für Migration und Flüchtlinge (BAMF). Aktuelle Zahlen zu Asyl (01/2018), 2018, http://www.bamf.de/SharedDocs/Anlagen/DE/Downloads/Infothek/Statistik/Asyl/aktuelle-zahlen-zu-asyl-januar-2018.html;jsessionid=5192FF66FE8ECF91EBF110F939DEE63E.2_cid359?nn=7952222 [15.10.2018].
11. Bundesverfassungsgericht. Urteil vom 18. Juli 1972, AZ: 1 BvL 32/70, 1 BvL 25/71.
12. Bundesverfassungsgericht. Urteil vom 19. Dezember 2017, AZ: 1 BvL 3/14, 1 BvL 4/14.
13. Bundeszahnärztekammer (BZÄK). Mundgesundheit und Allgemeingesundheit, Statement Prof. Dr. Dietmar Oesterreich, 2009, https://www.bzaek.de/fileadmin/PDFs/presse/tdz09/3_st_oesterreich_tdz09.pdf [15.10.2018].
14. Bundeszahnärztekammer (BZÄK). Fachgespräch im Bundeskanzleramt: Zahn- und Mundgesundheit in der Einwanderungsgesellschaft 2016, https://www.bzaek.de/index.php?id=61&tx_ttnews%5Btt_news%5D=748&cHash=f728d076f6955ea580811b68966a534b [15.10.2018].
15. Bundeszahnärztekammer (BZÄK). Kritische Ereignisse vermeiden – Mehr Sicherheit für Patienten, 2016, https://www.bzaek.de/fuer-medien/presseinformationen/presseinformation/bzaek/2016/05/11/kritische-ereignisse-vermeiden-mehr-sicherheit-fuer-patienten.html [15.10.2018].

16. Bundeszahnärztekammer (BZÄK). Memorandum Aus- und Fortbildung zahnärztliches Praxispersonal, 21. September 2016, https://www.bzaek.de/fileadmin/PDFs/b/1609_ZFA_Qualifizierung_Memorandum.pdf [15.10.2018].

17. Bundeszahnärztekammer (BZÄK). Neujahrsempfang der Zahnärzteschaft: Herausforderungen für die Gesundheitspolitik stehen an, 2018, https://www.bzaek.de/fuer-medien/presseinformationen/presseinformation/bzaek/2018/01/31/neujahrsempfang-der-zahnaerzteschaft-3.html [15.10.2018].

18. Chenot R, Schmidt J, Jordan AR. Informationsbedürfnisse und Stellenwert von Leitlinien im Praxisalltag: Eine qualitative Studie. Dt Zahnärztl Z 2017;72:390–397.

19. Dahl H. Doktorand und Doktorarbeit. Diss. med. Düsseldorf 1975.

20. Dohlus B. Spannend für die Zahnmedizin: Immer mehr Zahnärztinnen - und was sie verändern. Dt Zahnärztl Z 2008;63(9):590–595.

21. Evidenz und Nutzenbewertung in der Zahnmedizin (Themenheft). Zahnmedizin und Gesellschaft 2017;21(1):1–60.

22. Freidson E. Der Ärztestand. Berufs- und wissenschaftssoziologische Durchleuchtung einer Profession. Stuttgart: Enke, 1979.

23. Für Arztberuf Abitur nicht mehr Voraussetzung. Süddeutsche Zeitung, Nr. 240, 16./17.10.1999:5.

24. Gemeinsamer Bundesausschuss (G-BA). Zahnärztliche Behandlung. Verhütung von Zahnerkrankungen bei Pflegebedürftigen und Menschen mit Behinderungen: G-BA regelt Details in neuer Richtlinie. Pressemitteilung Nr. 37, 2017, https://www.g-ba.de/downloads/34-215-707/37_2017-10-19_Erstfassung%20Richtlinie%20nach%20§%2022a%20SGB%20V.pdf [15.10.2018].

25. Gesellschaft für Zahngesundheit, Funktion und Ästhetik (GZFA). Patiententourismus „Made in Germany", 2018, https://www.gzfa.de/service-beratung/zahntourismus/ [15.10.2018].

26. Grodecki A. Frauen in der Wissenschaft, gleich Frauen in wissenschaftlichen Spitzenpositionen? (Themenheft). un-plaqued 2008;13:80–107.

27. Groß D. Neue Einflüsse auf den Zahnarztberuf: Die Zulassung von Frauen zum Studium der Zahnheilkunde. In: Bleker J (Hrsg.). Der Eintritt der Frauen in die Gelehrtenpolitik. Zur Geschlechterfrage im akademischen Selbstverständnis und in der wissenschaftlichen Praxis am Anfang des 20. Jahrhunderts (= Abhandlungen zur Geschichte der Medizin und der Naturwissenschaften, 84). Husum: Matthiesen, 1998:123–144.

28. Groß D. Zahnarzt ohne Abitur. Die Heilkunde als bildungspolitisches Experimentierfeld? (Gasteditorial). Dt Zahnärztl Z 2000;55:379–380.

29. Groß D. Die Diskussion um den medizinischen Doktortitel in der Bundesrepublik Deutschland (1949–2001) oder wie beendet man eine unendliche Geschichte? Würzb Medizinhist Mitt 2001;20:425–441.

30. Groß D. ‚Doktor' ohne Dissertation? Zur aktuellen Diskussion um die medizinische Promotion (Gasteditorial). Dt Zahnärztl Z 2001;56(4):203–205.

31. Groß D. Titel ohne Wert? Zur Debatte um den Stellenwert des ‚Doctor medicinae dentariae' von den Anfängen bis zur Gegenwart. In: Groß D, Reininger M (Hrsg.). Medizin in Geschichte, Philologie und Ethnologie. Würzburg: Königshausen & Neumann, 2003:69–88.

32. Groß D. Aufbruch zu neuen Ufern? „Cosmetic Dentistry" und ihre professionellen und ethischen Implikationen. Dt Zahnärztl Z 2011;66(12):905–912.

33. Groß D. Ethik in der Zahnmedizin. Ein praxisorientiertes Lehrbuch mit 20 kommentierten klinischen Fällen. Berlin: Quintessenz, 2012.

34. Groß D. Für eine kultursensible Zahnmedizin. Interview. ZMK 2017;5:528–530.

35. Groß D. Karrierechancen und -wege von Frauen an deutschen medizinischen Fakultäten am Beispiel der RWTH Aachen (1966–2016). In: Schmidt M, Karenberg A, Groß D (Hrsg.). Medizingeschichte (= Schriften des Rheinischen Kreises der Medizinhistoriker, 5). Kassel: University Press, 2019, im Druck.
36. Groß D, Groß K, Schmidt M. Ethical dilemmas of dental implantology: ready for aftercare? Quintessence International 2018;49(5):367–375.
37. Groß D, Schäfer G. Die Entwicklung der zahnärztlichen Profession im wiedervereinigten Deutschland in genderspezifischer Perspektive (1990–2008). Teil 2: Erklärungsversuche, Initiativen und Perspektiven. In: Dominik Groß (Hrsg.). Gender schafft Wissen – Wissenschaft Gender? Gesellschaftsspezifische Unterscheidungen und Rollenzuschreibungen im Wandel der Zeit. Kassel: University Press, 2009:209–225.
38. Groß D, Schäfer G. Geschichte der DGZMK 1859–2009. Berlin: Quintessenz, 2009.
39. Groß D, Schäfer G. ‚Feminization' in German Dentistry. Career Paths and Opportunities – a Gender Comparison. Women's Studies International Forum 2011;34(2):130–139.
40. Groß D, Schäfer G. Das Verhältnis von Patient und Behandler im Zeitalter von Health 2.0 und Telemedizin. In: Groß D, Rosentreter M (Hrsg.). Der Patient und sein Behandler. Die Perspektive der Medical Humanities. Berlin, Münster: LIT Verlag, 2011:107–123.
41. Groß D, Vollmuth R. Möglichkeiten und Grenzen der Evidenzbasierten Zahnmedizin: Die Perspektive der Medizinethik. IGZ 2017;21(1):13–15.
42. Hanke S. Zahnmedizinstudium ohne Einser-Abitur? Dental Online Channel, 2017, https://pi.dental-online-channel.com/praxismanagement/zahnmedizinstudium-reform-zulassungsverfahren/ [15.10.2018].
43. Heuser UJ, Nienhaus L. Gesundheitssystem: Her mit der Bürgerversicherung? Zeit online, 2017, http://www.zeit.de/2017/49/buergerversicherung-gesundheitssystem-private-krankenversicherung [15.10.2018].
44. Hickel R. Bachelor/Master in Medizin und Zahnmedizin? Bayerisches Zahnärzteblatt 2009;48 (Juli/August):14f.
45. Holzapfel J. Der Stellenwert der Doktorarbeit in der Medizin. academics, 2017, https://www.academics.de/ratgeber/promotion-medizin [15.10.2018].
46. Huerkamp C. Der Aufstieg der Ärzte im 19. Jahrhundert. Vom gelehrten Stand zum professionellen Experten: Das Beispiel Preußens (= Kritische Studien zur Geschichtswissenschaft, 68). Göttingen: Vandenhoeck & Ruprecht, 1985.
47. Institut der Deutschen Zahnärzte (IDZ). Investitionen bei der zahnärztlichen Existenzgründung 2016 (InvestMonitor Zahnarztpraxis), 2017, https://www.idz.institute/fileadmin/Content/Publikationen-PDF/IDZ-Info_3_2017-Investitionen_bei_der_zahnaerztlichen_Existenzgruendung_2016.pdf [15.10.2018].
48. Institut für Qualität und Wirtschaftlichkeit im Gesundheitswesen (IQWiG). Systematische Behandlung von Parodontopathien: Vorbericht (vorläufige Nutzenbewertung), 2017, https://www.iqwig.de/download/N15-01_Vorbericht_Systematische-Behandlung-von-Parodontopathien.pdf [15.10.2018].
49. Interview mit DGZMK-Präsidentin Prof. Dr. Bärbel Kahl-Nieke: „Studierende und Lehrende müssen dieselbe Sprache sprechen!" Zahnärztl Mitt 2016;106(22):18–20.
50. Klingenberger D, Schwarte A. Zunehmend Existenzgründungen durch Frauen. Zahnärztl Mitt 2005;95(14):12f.
51. Kuhlmann E. Profession und Geschlechterdifferenz: Eine Studie über die Zahnmedizin (= Geschlecht und Gesellschaft, 20). Opladen: Leske + Budrich, 1999.
52. Labisch A. Aktuelle Perspektiven der universitären Medizin an der Heinrich-Heine-Universität Düsseldorf – die Sicht der Medizinischen Fakultät. Jahrbuch der Heinrich-Heine-Universität Düsseldorf 2002:37–51.

53. Lippert H. Englisch – neue Wissenschaftssprache der Medizin. In: Kalverkämper H, Weinrich H (Hrsg.). Deutsch als Wissenschaftssprache. Tübingen: Narr, 1986:38–44.

54. Luthardt R. „Der NC ist grundsätzlich in Ordnung!" Zahnärztl Mitt 2018;108(5):50f.

55. Lux H. Leitartikel: Regulierter Wissenstransfer in der Medizin. Bayerisches Ärzteblatt 2017;4:139.

56. Maio G. Die moderne Zahnheilkunde auf der gefährlichen Klippe zum Schönheitssalon. Zahnarzt & Praxis 2009;12(6):413–415.

57. Maiwald H-J. Promotionsverhalten von Zahnärzten: Immer weniger Zahnärzte machen ihren „Doktor". Zahnärztl Mitt 1998;88(19):2408–2412.

58. Maiwald H-J, Vogel D. Immer das Theater mit dem Doktortitel. Promovieren – ja, aber wie? Zahnärztl Mitt 2000;88:2452–2456.

59. Meran JG, Niedersüss-Bek D. Autonomiefalle in der Betreuung onkologischer Patienten. Der Onkologe 2009;15:964.

60. Micheelis W, Bergmann-Krauss B, Reich E. Rollenverständnisse von Zahnärztinnen und Zahnärzten in Deutschland zur eigenen Berufsausübung – Ergebnisse einer bundesweiten Befragungsstudie. IDZ-Information 2010;1, https://www.bzaek.de/fileadmin/PDFs/idz/IDZ-0110.pdf [15.10.2018].

61. Nitschke I, Nitschke S, Groß D. Senioren – eine vulnerable Patientengruppe in der zahnärztlichen Praxis. Zeitschrift für Senioren-Zahnmedizin 2017;5(3):135–142.

62. Pöppel K. Pflege und Betreuung: Auf eine Frage des Patientenbildes. In: Borgwart J, Kolpatzik K (Hrsg.). Aus Fehlern lernen. Fehlermanagement in Gesundheitsberufen. Berlin, Heidelberg: Springer, 2010:110–114.

63. Priehn-Küpper S. Laßt Euch auf die Listen setzen Kolleginnen. Zahnärztl Mitt 1994;84(22):2528f.

64. Schäfer G, Fischer T, Groß D. Die Entwicklung der zahnärztlichen Profession im wiedervereinigten Deutschland in genderspezifischer Perspektive (1990–2008). Teil 1: Chancen und Karrierewege im Geschlechtervergleich. In: Groß D (Hrsg.). Gender schafft Wissen – Wissenschaft Gender? Gesellschaftsspezifische Unterscheidungen und Rollenzuschreibungen im Wandel der Zeit. Kassel: University Press, 2009:187–208.

65. Schäfer G, Groß D. Zwischen Beruf und Profession: Die späte Professionalisierung der deutschen Zahnärzteschaft und ihre Hintergründe. Dt Zahnärztl Z 2007;62(11):725–732.

66. Schäfer G, Groß D. Die Entwicklung der zahnärztlichen Profession in der Bundesrepublik Deutschland (1949–1989) in genderspezifischer Perspektive. In: Groß D, Karenberg A (Hrsg.). Medizingeschichte im Rheinland (= Schriften des Rheinischen Kreises der Medizinhistoriker, 1). Kassel: University Press, 2009:174–198.

67. Schmidt S. Qualität medizinischer Promotionen. Kommt ein Doktor zum Arzt... Süddeutsche.de, 1.10.2015, http://www.sueddeutsche.de/bildung/2.220/qualitaet-medizinischer-promotionen-kommt-ein-doktor-zum-arzt--1.2673150 [15.10.2018].

68. Schneller T, Salman R, Goepel C (Hrsg.). Handbuch Oralprophylaxe und Mundgesundheit bei Migranten: Stand, Praxiskonzepte und interkulturelle Perspektiven in Deutschland und Europa (= Forum für Oralprophylaxe und Mundgesundheit, 1). Bonn: DAJ, 2001.

69. Schönberg U von. Versorgungswerke. Frauen ante portas. Zahnärztl Mitt 2005;95(14):12f.

70. Splieth CH, Takriti M, Alani A. Flüchtlinge in Deutschland – Mundgesundheit, Versorgungsbedarfe und deren Kosten. Abschlussbericht, 2017, http://www.dgzmk.de/uploads/media/Finaler_Bericht_orale_Morbiditaet_Fluechtlinge_final_01.pdf [15.10.2018].

71. Statistisches Bundesamt. Bildung und Kultur. Studierende an Hochschulen (Vorbericht), Wintersemester 2017/2018 (= Fachserie 11, Reihe 4.1), 28. Februar 2018, https://www.destatis.de/DE/Publikationen/Thematisch/BildungForschungKultur/Hochschulen/StudierendeHochschulenVorb2110410188004.pdf?__blob=publicationFile [15.10.2018].

72. Stellungnahme des Medizinischen Fakultätentages zur Verordnung des Bundesministeriums für Gesundheit zur Neuregelung der zahnärztlichen Ausbildung vom 02.08.2017, 2017, http://www.mft-online.de/files/stellungnahme_mft_zur_neuen_aoz_2017-08-17.pdf [15.10.2018].
73. Sternitzke A. Individualität und Selbstbestimmung durch elektronische Gesundheitsakten. In: Jähn K, Reiher M, Nagel E (Hrsg.). E-Health im Spannungsfeld zwischen Entwicklung und Anwendung. 2. Symposium der Arbeitsgruppe e-Health and Health Communication. Berlin 2007:97–108.
74. Strunz A. Die Zukunft der Zahnmedizin ist weiblich – Implantologie darf keine Männerdomäne bleiben! Quintessenz 2014;65(9):1143–1150.
75. Verordnung des Bundesministeriums für Gesundheit. Verordnung zur Neuregelung der zahnärztlichen Ausbildung, 2017, https://www.bundesgesundheitsministerium.de/fileadmin/Dateien/3_Downloads/Gesetze_und_Verordnungen/GuV/Z/VO_Neuregelung_zahnaerztliche_Ausbildung.pdf [15.10.2018].
76. Vollmuth R, Groß D. Zwischen Gütesiegel und Scheinargument: Der Diskurs um die Evidenzbasierte Zahnmedizin am Beispiel der Professionellen Zahnreinigung. Dt Zahnärztl Z 2017;72(5):382–388.
77. Walter T. Der Bologna-Prozess. Ein Wendepunkt europäischer Hochschulpolitik? Wiesbaden: VS Verlag für Sozialwissenschaften, 2006.
78. Wichert P von. Evidenzbasierte Medizin (EbM): Begriff entideologisieren. Dt Ärztebl 2005;102(22):A-1569.
79. Wilcke AJ, Buchmann M, Reißmann D, Pohontsch NJ, Aarabi G, Heydecke G. „Feminisierung" der Zahnmedizin: Herausforderungen an einen Wandel des Berufsbildes. Dt Zahnärztl Z 2016;71(3):217–224.
80. Wissenschaftsrat (WR). Empfehlungen zur Weiterentwicklung der Zahnmedizin an den Universitäten in Deutschland, 2005, https://www.wissenschaftsrat.de/download/archiv/6436-05.pdf [15.10.2018].
81. Wissenschaftsrat (WR). Empfehlungen zur Weiterentwicklung der ambulanten Universitätsmedizin in Deutschland, 2010, https://www.wissenschaftsrat.de/download/archiv/10052-10.pdf [15.10.2018].
82. Wissenschaftsrat (WR). Anforderungen an die Qualitätssicherung der Promotion. Positionspapier, 2011, https://www.wissenschaftsrat.de/download/archiv/1704-11.pdf [15.10.2018].
83. Wissenschaftssprache Englisch: Das ist doch absurd! Frankfurter allgemeine Zeitung, 25.04.2008, http://www.faz.net/aktuell/beruf-chance/campus/wissenschaftssprache-englisch-das-ist-doch-absurd-1538756.html0void [15.10.2018].
84. Zahl der Studierenden ohne Abitur so hoch wie noch nie. Stern, 5. April 2018, https://www.stern.de/panorama/wissen/zahl-der-studierenden-ohne-abitur-so-hoch-wie-noch-nie-7928222.html [15.10.2018].
85. Zentai S. Vorsicht bei der Aufklärung. Oralchirurgie Journal 2018;1:46f.
86. Zukunft der zahnärztlichen Berufsausübung. Ein Leitbild von Bundeszahnärztekammer, Deutscher Gesellschaft für Zahn-, Mund- und Kieferheilkunde und Kassenzahnärztlicher Bundesvereinigung, 2015, http://www.kzbv.de/zukunft-der-zahnaerztlichen-berufsausuebung.975.de.html [15.10.2018].

Zeitleiste: Etappen auf dem Weg zu einer modernen zahnärztlichen Profession

ab 14. Jh.	Vorzahnärztliche Zeit: Zahnbehandler treten als fahrende Operateure („Zahnbrecher", „Zahnreißer") in Erscheinung
15. Jh.	Erster namentlich bekannter deutscher Zahnbehandler („Ottinger")
1685	Erstes Medizinaledikt auf deutschem Boden, das die Ausübung der Zahnheilkunde von einer Prüfung vor einer staatlichen Kommission abhängig macht
1797	Erste Vorlesung über Zahnheilkunde (C. F. Closs, Tübingen)
1825	Erste explizite Benennung deutscher Zahnärzte als Medizinalpersonen im „Preußischen Medizinalreglement"
1835/36	Erlass eines „Zirkularreskripts" in Preußen, das die Ausübung der zahnärztlichen Tätigkeit an eine zweijährige Ausbildung (1835) und an die Tertiareife als schulische Mindestbildung (1836) bindet
1846	Etablierung der ersten zahnärztlichen Fachzeitschrift auf deutschem Boden („Der Zahnarzt", Redakteur: Carl Wilhelm Schmedicke)
1847	Gründung des ersten Zusammenschlusses approbierter Zahnbehandler in Deutschland („Verein der Zahnärzte in Berlin")
1855	Etablierung der ersten deutschen Klinik für Zahn- und Mundkrankheiten in Berlin durch den Arzt und Zahnarzt Eduard Albrecht (private, mit eigenen Mitteln unterhaltene Einrichtung)
1859	Konstituierung des ersten nationalen zahnärztlichen Vereins („Central-Verein deutscher Zahnärzte", CVdZ)
1869/1871ff.	Verabschiedung einer zahnärztlichen Prüfungsordnung: Zulassung zur zahnärztlichen Prüfung fortan an den Nachweis der Primareife, eines zweijährigen Universitätsbesuchs und zusätzlicher praktischer Übungen gebunden – zunächst im Norddeutschen Bund (1969), nachfolgend (ab 1871) in allen Staaten des neu gegründeten Deutschen Reiches rechtswirksam
1869/1872	Freigabe der (Zahn-)Heilkunde („Kurierfreiheit") für nichtapprobierte (Zahn-) Behandler (1869 im Norddeutschen Bund, 1872 im Deutschen Reich)
1880	Konstituierung des ersten nationalen Vereins nichtapprobierter Zahnbehandler („Verein deutscher Zahnkünstler", VdZ)
1883ff.	Etablierung eines „Krankenversicherungsgesetzes" (KVG) im Deutschen Reich (1883): Rechtsanspruch der Versicherten auf „freie ärztliche Behandlung" (jedoch keine explizite Berücksichtigung von Zahnbehandlungen); in den Folgejahren sukzessive Ausweitung des Kreises der Pflichtversicherten

1884	Gründung des ersten universitären zahnärztlichen Instituts in Berlin (Direktor: Friedrich Busch)
1887	Etablierung der Fachzeitschrift „Die Zahnkunst" als Organ des „Vereins deutscher Zahnkünstler" (Redakteur: Arthur Stolper, Zahnkünstler) (seit 1907: „Zahntechnische Wochenschrift, seit 1923: „Deutsche Dentistische Wochenschrift [und Dentistische Reform]")
1889	Verabschiedung einer neuen zahnärztlichen Prüfungsordnung im Deutschen Reich: Beibehaltung der Primareife als Studienvoraussetzung, aber Verlängerung der Ausbildungszeit von zwei auf drei Jahre
1891	Gründung des „Vereinsbundes Deutscher Zahnärzte" (VbDZ) als korporativer Zusammenschluss der existierenden zahnärztlichen Vereine (vorwiegend berufspolitische Zielsetzung)
1896	Erlass der ersten „Preußischen Gebührenordnung" (Preugo) mit wenigen und umstrittenen zahnärztlichen Gebührenpositionen (1924, 1953 und 1957 in einzelnen Punkten geändert)
1899ff.	Verabschiedung einer neuen „Prüfungsordnung für Ärzte, Zahnärzte und Apotheker": Öffnung der genannten Berufe für weibliche Studierende; sukzessive Umsetzung der Bestimmung an den deutschen Hochschulen in den Folgejahren (bis 1908)
1900	Erstes „Zahntechnisches Lehrinstitut" als Ausbildungseinrichtung der deutschen Zahnkünstler in Berlin (Leitung: Ernst Imming, Zahnkünstler)
1902	Eröffnung der ersten Schulzahnklinik im Oktober 1902 in Straßburg (Leitung: Ernst Jessen)
1904	Erstes Aufnahmegesuch einer Zahnärztin in den „Central-Verein deutscher Zahnärzte" – Vereinsbeschluss betreffs Gleichberechtigung von männlichen und weiblichen Mitgliedern
1906	Erste Zahnärztekammer auf deutschem Boden (Baden)
1908	Konstituierung des „Deutschen Zentralkomitees für Zahnpflege in den Schulen" unter Einbindung zahnärztlicher und politischer Entscheidungsträger
1908	Umbenennung des „Vereins deutscher Zahnkünstler" in „Verein der Dentisten im Deutschen Reich" (VDDR); schleichende Etablierung der Berufsbezeichnung „Dentist" trotz heftiger zahnärztlicher Proteste
1908	Konstituierung der „Deutschen Gesellschaft für Orthodontie" (DGO) (seit 1920: „Deutsche Gesellschaft für zahnärztliche Orthopädie" [DGfzO]; seit 1933: „Arbeitsgemeinschaft für zahnärztliche Orthopädie" mit Untertitel „Deutsche Gesellschaft für Kieferorthopädie" [DGKFO])
1909	Verabschiedung einer neuen zahnärztlichen Prüfungsordnung im Deutschen Reich: Einführung des Abiturs als Studienvoraussetzung, offizielle Übernahme der angehenden Zahnmediziner an die medizinische Fakultät als reguläre Studierende, Aufstockung der Studiendauer auf sieben Semester, Vorprüfung nach drei Semestern
1910	Gründung des „Wirtschaftlichen Verbandes deutscher Zahnärzte" (WVdZ) mit dem Ziel, die wirtschaftlichen Belange der Zahnärzte – insbesondere in der Frage der Kassenzulassung („Kassenfrage") – zu vertreten
1910	Gründung der „Zahnärztlichen Mitteilungen" als Presseorgan des WVdZ

1911/1914	Verkündigung (1911) und Inkraftsetzung (1914) der Reichsversicherungsordnung (RVO): Zulassung von Zahnärzten und Dentisten als Kassenbehandler
1914	Einführung der ersten staatlichen Prüfung für Dentisten (Elsaß-Lothringen)
1914	Einweihung des „Deutschen Zahnärztehauses" in Berlin als Stätte für zahnärztliche Versammlungen, Fortbildungen und persönliche Kontaktpflege (1930 erweitert, 1936 Neubau)
1919	Einführung des zahnärztlichen Promotionsrechts an den deutschen Universitäten („Dr. med. dent.")
1920–1923	Passagere Möglichkeit zur Promotion für bereits praktizierende Zahnärzte ohne Abitur
1920	Neue Zulassungsverordnung für Dentisten – von diesen als Grundlage einer „staatlichen Dentistenprüfung" gefeiert
1922	Gründung des „Reichsverbands Deutscher Dentisten"; explizite Abgrenzung des dentistischen Berufsstandes von den Laboratoriums-Zahntechnikern
1923	Einführung des Habilitationsrechts für zahnärztliche Dozenten an den Universitäten
1924	Umbenennung des WVdZ in „Reichsverband der Zahnärzte Deutschlands" (RV)
1924	Gründung der „Arbeitsgemeinschaft für Paradentosen-Forschung" (ARPA) (seit 1970: „Deutsche Gesellschaft für Parodontologie", DGParo)
1925–1927	Integration des VbDZ in den CVdZ; Umbenennung des CVdZ in „Zentralverein Deutscher Zahnärzte – Deutsche Gesellschaft für Zahn- und Kieferheilkunde" (1925/26); Wahl der „Deutschen Zahnärztlichen Wochenschrift" zum neuen Presseorgan des Zentralvereins (1927)
1930	Anerkennung des „Gewerbes der Zahntechniker, die sich nicht mit Heilbehandlung befassen" als selbstständiges Handwerk durch maßgebliche Organisationen des Deutschen Handwerks (unterstützt von der deutschen Zahnärzteschaft)
1933	Gleichschaltung des „Reichsverbands der Zahnärzte Deutschlands" (RV) (1933); Ernennung des „Reichszahnärzteführers" Ernst Stuck (1933)
1933	„Verordnung über die Kassenzahnärztliche Vereinigung Deutschlands" (KZVD): zwangsweise Erfassung aller Kassenzahnärzte in der neu gegründeten KZVD
1933	Gründung der „Deutschen Gesellschaft für Zahn-, Mund- und Kieferheilkunde" (DGZMK) als Nachfolgeorganisation des Zentralvereins
1933–1939	Zunehmend restriktive Gesetzgebung mit dem Ziel der Ausgrenzung und Entrechtung jüdischer und politisch missliebiger Zahnärzte bzw. Bürger – angefangen vom „Gesetz zur Wiederherstellung des Berufsbeamtentums" (1933) bis zur „Achten Verordnung zum Reichsbürgergesetz" (1939)
1935	Umbenennung des RV in „Deutsche Zahnärzteschaft" (DZ)
1935	Etablierung des „Fachzahnarztes für Kieferorthopädie"
1936	Gründung der „Arbeitsgemeinschaft für Prothetik und Werkstoffkunde" (1951: Rekonstituierung der „Arbeitsgemeinschaft für Prothetik und Werkstoffkunde"; seit 1990: „Deutsche Gesellschaft für Zahnärztliche Prothetik und Werkstoffkunde"; seit 2010: „Deutsche Gesellschaft für Prothetische Zahnmedizin und Biomaterialien", DGPro)

1946	Gründung des „Interzonenausschusses der Zahnärzte" aus jeweils drei Delegierten der drei westlichen Besatzungszonen und einem Vertreter aus Berlin
1946	Gründung der „Deutschen zahnärztlichen Zeitschrift" (DZZ) (Bundesrepublik)
1949	Gründung des „Deutschen Ausschusses für Jugendzahnpflege" (Bundesrepublik) (heute: „Deutsche Arbeitsgemeinschaft für Jugendzahnpflege", DAJ)
1949/1950	Rekonstituierung der DGZMK (1949) (Bundesrepublik); Übernahme der DZZ als Presseorgan der DGZMK (1950)
1949ff.	Etablierung des zahnärztlichen „Einheitsstandes" in Sowjetzone bzw. der späteren DDR (März 1949); Erlass von Durchführungsbestimmungen und Ausdehnung der Bestimmungen auf Ostberlin (1949/1950); Umsetzung der Bestimmungen (1950ff.)
1951	Gründung der Fachzeitschrift „Deutsche Stomatologie" (DDR) (von 1974 bis 1990: „Stomatologie der DDR") – von 1965 bis 1990 offizielles Organ der „Deutschen Gesellschaft für Stomatologie" bzw. der „Gesellschaft für Stomatologie der DDR"; 1991 eingestellt
1951	Gründung der „Deutschen Gesellschaft für Kiefer- und Gesichtschirurgie" (DGKG) (Bundesrepublik) (seit 1972: „Deutsche Gesellschaft für Mund-, Kiefer- und Gesichtschirurgie", DGMKG)
1951	Etablierung des „Facharztes für Kiefer- und Gesichtschirurgie" (Bundesrepublik) (seit 1976: „Facharzt für Mund-Kiefer-Gesichtschirurgie")
1952	Wiederaufnahme der deutschen Zahnärzteschaft in die internationale zahnärztliche Föderation (F.D.I.)
1952ff.	„Gesetz über die Ausübung der Zahnheilkunde" (1952) (Bundesrepublik): Etablierung des zahnärztlichen „Einheitsstandes" (1952ff.)
1953	Etablierung des „Bundesverbands der Deutschen Zahnärzte" (BDZ) (Bundesrepublik) als gemeinsame Nachfolgeorganisation des „Verbands der Deutschen Zahnärztlichen Berufsvertretungen" (VDZB) und des „Verbands Deutscher Dentisten" (VDD) (seit 1960: „BDZ – Arbeitsgemeinschaft der Zahnärztekammern"; seit 1993: Bundeszahnärztekammer)
1953	Gründung der „Arbeitsgemeinschaft für Zahnerhaltung(skunde)" (Bundesrepublik) (seit 1975: „Deutsche Gesellschaft für Zahnerhaltung", DGZ)
1954	Gründung der „Arbeitsgemeinschaft der Kassenzahnärztlichen Vereinigungen" (Bundesrepublik) (seit 1955: „Kassenzahnärztliche Bundesvereinigung", KZBV)
1955	Verabschiedung der „Prüfungsordnung für Zahnärzte" (Bundesrepublik) (seit 1987 „Approbationsordnung"): Bestätigung eines gesonderten Ausbildungsgangs für Zahnärzte (neben dem Studium der Medizin) und Verlängerung des zahnärztlichen Regelstudiums auf 10 Semester
1955	Gründung der „Notgemeinschaft Deutscher Zahnärzte" (Bundesrepublik) (seit 1957: „Freier Verband Deutscher Zahnärzte", FVDZ)
1958	„Hamburger Abkommen" (Bundesrepublik): Verzicht der Zahntechniker auf Eingliederung des Zahnersatzes am Patienten sowie Verpflichtung der Zahnärzte zur Förderung eines selbstständigen Zahntechnikerstandes

1958	Etablierung der „Monatsschrift Deutscher Zahnärzte" als Organ des „Freien Verbands Deutscher Zahnärzte" (FVDZ) (Bundesrepublik) (seit 1971: „Der Freie Zahnarzt")
1962	Erarbeitung des bundeseinheitlichen „Bewertungsmaßstabs für zahnärztliche Leistungen" (Bema-Z) (Bundesrepublik) – nachfolgend grundlegende Neugestaltung der kassenzahnärztlichen Gebührenordnung
1964	Konstituierung der „Deutschen Gesellschaft für Stomatologie" (DGfS) (DDR) (seit 1973: „Gesellschaft für Stomatologie der DDR", GfSt); 1990 aufgelöst
1965–1969	Gründung der „Gesellschaft für Kiefer-Gesichts-Chirurgie der DDR" (1965), der „Gesellschaft für Konservierende Stomatologie der DDR" (1966), der „Gesellschaft für Orthopädische Stomatologie der DDR" (1966), der „Gesellschaft für Periodontologie der DDR" (1967), der „Gesellschaft für Prothetische Stomatologie der DDR" (1969) und der „Gesellschaft für Kinderstomatologie der DDR" (1969); nach 1990 jeweils aufgelöst bzw. aufgegangen in den entsprechenden westlichen Fachgesellschaften
1970	Gründung der „Deutschen Gesellschaft für Zahnärztliche Implantologie" (DGZI) in der Bundesrepublik
1972	Urteil des Bundesverfassungsgerichts betreffs Numerus Clausus (NC) (Bundesrepublik): Weichenstellung für bundesweite Zulassungsbeschränkung zu einzelnen Studiengängen, so auch zum Studium der Zahnheilkunde
1972ff.	Sukzessive Leistungsausweitung der kassenzahnärztlichen Versorgung (Kieferorthopädie, Parodontopathien, Prothetikleistungen) (Bundesrepublik)
1973	Gründung der „Arbeitsgemeinschaft für Kinderzahnheilkunde und Prophylaxe" in der Bundesrepublik (seit 1994: „Gesellschaft für Kinderzahnheilkunde und Primärprophylaxe", GK; seit 2002: „Deutsche Gesellschaft für Kinderzahnheilkunde", DGKiZ)
1974	Gründung der „Akademie Praxis und Wissenschaft" (APW) als Tochterorganisation der DGZMK (Bundesrepublik)
1975	Etablierung des „Fachzahnarztes für Oralchirurgie" in der Bundesrepublik
1983	Etablierung des „Fachzahnarztes für Parodontologie" (nur im Geltungsbereich der Landeszahnärztekammer Westfalen-Lippe)
1987	Gründung des „Instituts der Deutschen Zahnärzte" (IDZ) durch BZÄK und KZBV (1989 1. Erhebung zur Mundgesundheit in Deutschland) (Bundesrepublik)
1990	Gründung des „Arbeitskreises für Gerostomatologie" (AKG) (seit 2006: „Deutsche Gesellschaft für Alterszahnmedizin", DGAZ)
1994	Gründung der „Deutschen Gesellschaft für Implantologie" (DGI) als Zusammenschluss der „Arbeitsgemeinschaft für Implantologie in der DGZMK" und der „Gesellschaft für Orale Implantologie"
2000	Gründung des „Zentrums Zahnärztliche Qualität" (ZZQ) durch BZÄK und KZBV
2001	„Verordnung über die Berufsausbildung zum Zahnmedizinischen Fachangestellten/zur Zahnmedizinischen Fachangestellten": Etablierung des Berufsbildes der/des „Zahnärztlichen Fachangestellten"; zugleich Abkehr von den Berufsbezeichnungen „Zahnarzthelfer/in" bzw. „stomatologische Schwester" (ehem. DDR)

2001ff.	Offizielle Beteiligung des „Fachbereichs Zahnmedizin“ an der Verbreitung der Prinzipien der „Evidenzbasierten Medizin“; seit 2001 Publikation von „EbM-Splittern“ sowie Originalarbeiten zum Thema in den DZZ und anderen Fachorganen
2004	Gesundheitsmodernisierungsgesetz (GMG): Einführung einer Fortbildungspflicht der Vertragszahnärzte, geregelt im Sozialgesetzbuch (§ 95d SGB V)
2005	„Empfehlungen zur Weiterentwicklung der Zahnmedizin an den Universitäten in Deutschland“ des Wissenschaftsrats: Forderung einer neuen zahnärztlichen Approbationsordnung und einer verstärkten wissenschaftlichen Orientierung des Zahnarztberufs
2013	Wahl der ersten weiblichen Präsidentin in der Geschichte der DGZMK (Bärbel Kahl-Nieke)
2015	Ausschreibung eines gemeinsam finanzierten Forschungsvorhabens zur Aufarbeitung der Rolle der deutschen Zahnärzteschaft im „Dritten Reich“ durch BZÄK, KZBV und DGZMK
2015	Veröffentlichung eines zahnärztlichen Leitbildes durch BZÄK, KZBV und DGZMK („Zukunft der zahnärztlichen Berufsausübung“)

Abkürzungsverzeichnis

ADPA	Australian Dental Prosthetists Association
ÄZQ	Ärztliches Zentrum für Qualität in der Medizin
AKG	Arbeitskreis für Gerostomatologie
AKZV	Arbeitsgemeinschaft der Kassenzahnärztlichen Vereinigungen
AO	Approbationsordnung
APS	Aktionsbündnis Patientensicherheit
ARPA	Arbeitsgemeinschaft für Paradentosen-Forschung
AWMF	Arbeitsgemeinschaft der Wissenschaftlichen Medizinischen Fachgesellschaften
AZP	AssistentIn Zahnärztliches Praxismanagement
BAIZO	Bundesarbeitsgemeinschaft interkulturelle Zahnmedizin und Oralprophylaxe
BDZ	Bundesverband der Deutschen Zahnärzte
Bema/Bema-Z	Bewertungsmaßstab für zahnärztliche Leistungen
BGZL	Bundesverband der rein gewerblichen zahntechnischen Laboratorien
BLÄK	Bayerische Landesärztekammer
BMBF	Bundesministerium für Bildung und Forschung
BMG	Berliner Medizinische Gesellschaft
BMG	Bundesministerium für Gesundheit
BSG	Bundessozialgericht
BZÄK	Bundeszahnärztekammer
CAD	Computer-Aided Design
CAM	Computer-Aided Manufacturing
CED	Council of European Dentists
CIRS	Critical Incident Reporting System
CMD	Craniomandibuläre Dysfunktion
CVdZ	Central-Verein deutscher Zahnärzte
DAC	Denturist Association of Canada
DAJ	Deutsche Arbeitsgemeinschaft für Jugendzahnpflege
DDR	Deutsche Demokratische Republik

D.D.S.	Doctor of Dental Surgery
D.D.S. h.c.	Doctor of Dental Surgery honoris causa
DGAZ	Deutsche Gesellschaft für Alterszahnmedizin
DGET	Deutsche Gesellschaft für Endodontologie und zahnärztliche Traumatologie
DGfS	Deutsche Gesellschaft für Stomatologie
DGfzO	Deutsche Gesellschaft für zahnärztliche Orthopädie
DGI	Deutsche Gesellschaft für Implantologie
DGKFO	Deutsche Gesellschaft für Kieferorthopädie
DGKiZ	Deutsche Gesellschaft für Kinderzahnheilkunde
DGMKG	Deutsche Gesellschaft für Mund-, Kiefer- und Gesichtschirurgie
DGO	Deutsche Gesellschaft für Orthodontie
DGParo	Deutsche Gesellschaft für Parodontologie
DGPro	Deutsche Gesellschaft für Zahnärztliche Prothetik und Werkstoffkunde
DGPZM	Deutsche Gesellschaft für Präventivzahnmedizin
DGR^2Z	Deutsche Gesellschaft für Restaurative und Regenerative Zahnerhaltung
DGZ	Deutsche Gesellschaft für Zahnerhaltung
DGZI	Deutsche Gesellschaft für Zahnärztliche Implantologie
DGZK	Zentralverein Deutscher Zahnärzte – Deutsche Gesellschaft für Zahn- und Kieferheilkunde
DGZMK	Deutsche Gesellschaft für Zahn-, Mund- und Kieferheilkunde
DH	DentalhygienikerIn
D.M.D.	Doctor of Medicine in Dentistry
DMF(T)-Index	Karies-Index – Decayed, Missing, Filled, (Tooth)
DVT	Digitale Volumentomografie
DZ	Deutsche Zahnärzteschaft
DZW	Deutsche Zahnärztliche Wochenschrift
DZZ	Deutsche Zahnärztliche Zeitung
EbM	Evidenzbasierte Medizin
EbZ	Evidenzbasierte Zahnheilkunde
EGG	Erbgesundheitsgericht
EOG	Erbgesundheitsobergericht
EU	Europäische Union
FDI	Fédération Dentaire Internationale
FVDZ	Freier Verband Deutscher Zahnärzte
G-BA	Gemeinsamer Bundesausschuss
GfSt	Gesellschaft für Stomatologie der DDR
GK	Gesellschaft für Kinderzahnheilkunde und Primärprophylaxe
GKV	Gesetzliche Krankenversicherung
GMG	Gesundheitsmodernisierungsgesetz

GO	Gewerbeordnung
GTR	Guided Tissue Regeneration
GzVeN	Gesetz zur Verhütung erbkranken Nachwuchses
HNO	Hals-Nasen-Ohren-Heilkunde
IDZ	Institut der Deutschen Zahnärzte
IFD	International Federation of Denturists
IQTIG	Institut für Qualitätssicherung und Transparenz im Gesundheitswesen
IQWiG	Institut für Qualität und Wirtschaftlichkeit im Gesundheitswesen
ITI	International Team for Implantology
ITN	Intubationsnarkose
KFO	Kieferorthopädie
KVG	Krankenversicherungsgesetz
KZ	Konzentrationslager
KZBV	Kassenzahnärztliche Bundesvereinigung
KZV	Kassenzahnärztliche Vereinigung
KZVD	Kassenzahnärztliche Vereinigung Deutschland
LAGen	Landesarbeitsgemeinschaften für Jugendzahnpflege
LKG	Lippen-Kiefer-Gaumenspalte
MKG-Chirurgie	Mund-, Kiefer- und Gesichtschirurgie
NDZH	Neue deutsche Zahnheilkunde
NS	Nationalsozialismus
NSDAP	Nationalsozialistische Deutsche Arbeiterpartei
PA-Status	Parodontalstatus
PKV	Private Krankenversicherung
Preugo	Preußische Gebührenordnung
RCT	Randomized Clinical Trials
RM	Reichsmark
RVDD	Reichsverband Deutscher Dentisten
RVO	Reichsversicherungsordnung
RV(ZD)	Reichsverband der Zahnärzte Deutschlands
SAM	Schul-Artikulator-München
SBZ	Sowjetische Besatzungszone
SGB	Sozialgesetzbuch
SHF	Staatssekretariat für Hoch- und Fachschulwesen
SPA	Sanus Per Aquam (Gesundheit durch Wasser)
SPD	Sozialdemokratische Partei Deutschlands
SS	Schutzstaffel
SSO	Societé Suisse d'Odontostomatologie
TMD	Temporomandibular Disorders
UDA	Units of Dental Activities

USA	United States of America
VbDZ	Vereinsbund Deutscher Zahnärzte
VDD	Verband Deutscher Dentisten
VDDR	Verein der Dentisten im Deutschen Reich
VdZ	Verein deutscher Zahnkünstler
VDZB	Verband der Deutschen Zahnärztlichen Berufsvertretungen
VDZM	Vereinigung Demokratische Zahnmedizin
WR	Wissenschaftsrat
WVdZ	Wirtschaftlicher Verband deutscher Zahnärzte
ZM	Zahnärztliche Mitteilungen
ZMF	Zahnmedizinische(r) FachassistentIn
ZMK	Zahn-, Mund- und Kieferheilkunde
ZMP	Zahnmedizinische(r) ProphylaxeassistentIn
ZMV	Zahnmedizinische(r) VerwaltungsassistentIn
ZZQ	Zentrum Zahnärztliche Qualität

Personenverzeichnis

Orts- und Länderverzeichnis

Abbildungsverzeichnis und -nachweis

Abgekürzte Literatur:

Hoffmann-Axthelm 1985 = Hoffmann-Axthelm W. Die Geschichte der Zahnheilkunde. 2. Auflage. Berlin: Quintessenz, 1985.
Groß, Schäfer 2009 = Groß D, Schäfer G. Geschichte der DGZMK 1859-2009. Berlin: Quintessenz, 2009.